Wilberg / Brüser · Zeit für uns

Gerlinde M. Wilberg / Elke Brüser

Zeit für uns

*Ein Buch über Schwangerschaft,
Geburt und Kind*

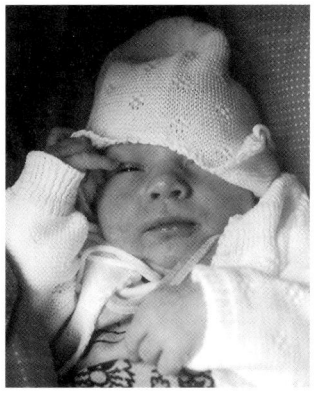

Verlag Antje Kunstmann

Herzlichen Dank   *Anna und Ulla aus Unna,*
und Birgit, die bereit waren,
ihre Erfahrungen mit in das Buch
einzubringen.
Rainer, der mit viel Liebe mein Leben
begleitet.
Unseren Söhnen, jeder besonders auf
seine Art,
Ruben, Jaral, René, Dylan und Julian
und Julians Sohn, dessen Geburt wir
zur Zeit erwarten.
Meiner Patentochter für ihre Lebens-
freude, Kraft und Weisheit.

Inhaltsverzeichnis

Schwangerschaft

Nach der Geburt

Anhang

Vorwort

Seit der ersten Auflage dieses Buches ist viel über natürliche Geburt geschrieben worden. Dabei wird »natürlich« oft mit »zurück zur Natur« gleichgesetzt, einer Geburt ohne Medikamente und ohne geburtshilfliche Interventionen.

Für mich ist jedoch »natürlich«, was uns individuell im Rahmen unserer heutigen Kultur und unserer persönlichen Lebenserfahrung entspricht.

Gebären läßt sich mit Bergsteigen oder Langstreckenlauf vergleichen – sowohl von der körperlichen Anstrengung, Atmung und Ausdauer, die sie beanspruchen, als auch der tiefen Befriedigung, die sie beinhalten können.

Bergsteigen und Langstreckenlauf sind jedoch nicht »jederfraus« Sache. Manche wollen es gerne tun, entscheiden sich aber nach einer Weile, doch lieber mit Seilbahn oder Bus ans Ziel zu kommen. Manche beschließen vielleicht von vornherein, daß sie nicht bergsteigen wollen.

Sicherlich kann die Frau, die per Seilbahn die Bergspitze erreicht, die Aussicht genausogut genießen und als erfüllendes Erlebnis empfinden. Doch bleibt die Frage, wie wichtig uns der Weg ist, der zum gewünschten Ziel führt.

Es ist eine ganz persönliche Entscheidung, wie stark wir am Geburtsgeschehen beteiligt sein wollen. Zu dem Entscheidungsprozeß gehört allerdings Information über die Vor- und Nachteile der routinemäßig angebotenen Schwangerschaftsvorsorge, der möglichen geburtshilflichen Maßnahmen und Interventionen.

An und für sich ist Gebären ein natürlicher Vorgang, so wie Atmen und Verdauen. Unser Körper ist darauf vorbereitet und macht das im Prinzip von selbst. Welcher Arzt würde einen gesunden Kreislauf, Atem- und Verdauungsvorgang überwachen, beschleunigen oder verlangsamen?

Wenn in einen natürlichen Prozeß von außen eingegriffen wird, ist es eher wahrscheinlich, daß Komplikationen auftreten. Und doch wird in der Geburtshilfe gerade das häufig gemacht.

Sicher ist manchmal medizinische Hilfe norwendig, nämlich dann, wenn die Geburt nicht normal verläuft und Störungen auftreten, die körperliche Ursachen haben. Oft sind diese Störungen durch die Lebensweise bedingt, und deshalb sind Informationen über Ernährung, Bewegungs- und Atemübungen Teil dieses Buches.

Seine Inhalte sollen Entscheidungshilfen geben, sie sind keineswegs als Regeln gedacht, die zu befolgen sind.

Es kommt letztlich nicht so sehr darauf an, ob werdende Eltern sich für eine Haus- oder Klinikgeburt entscheiden, ob eine Frau stehen, hocken oder liegen will, ob das Kind im Bett oder Bad geboren wird, ob medizinische Erleichterung oder Intervention willkommen sind.

Für mich ist wichtig, daß Sie die Geburt Ihres Kindes so ungestört wie möglich erleben können. Lassen Sie sich selbst und andere wissen, was Sie am meisten stört: Angst, Ungeduld, Überfürsorglichkeit, bestimmte Maßnahmen ...

Ganz wesentlich für das Geburtserlebnis ist schließlich, daß Sie sich darauf freuen können und daß Sie die Geburt gemeinsam mit den Geburtshelfern so gestalten können, wie es Ihrer Situation am besten entspricht.

Ich hoffe, daß dieses Buch Ihnen dabei hilft, die körperlichen und seelischen Veränderungen vor, während und nach der Geburt besser zu verstehen und sich Ihrem individuellen Geburtsgeschehen zu öffnen, und daß es in Ihnen die Neugier und Bereitschaft weckt, Ihrem Kind, Partner und der Elternschaft gegenüber offen zu sein.

Canterbury, im März 1996
Gerlinde M. Wilberg

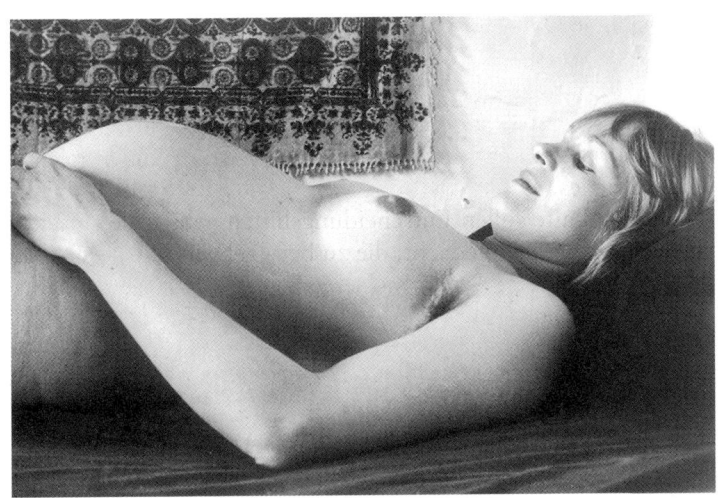

Schwangerschaft

*Die Zeit der Schwangerschaft
ist nicht nur wichtig zur körperlichen Vorbereitung auf die
Geburt, sondern ebenso wichtig
zur seelischen Vorbereitung aufs
spätere Elterndasein. Genauso
wie das Kind hilflos zur Welt
kommt, angewiesen auf unsere
Zuwendung und Geduld, so
sind auch wir zunächst hilflos.
Die kommenden Monate
können Sie nutzen, um sich auf
die Geburt und das Leben mit
dem Kind vorzubereiten.*

Schwangerschaftsvorsorge

»Bevor ich zur ersten Untersuchung ging, dachte ich, Schwangerschaft sei etwas ganz Normales. Jetzt bin ich nicht mehr so sicher, es gibt so viele medizinische Probleme zu bedenken.«

Was die Ärzte wissen wollen (Mutterpaß)

Wenn Sie zur ersten Untersuchung gehen, fragt der Arzt oder die Ärztin zunächst nach dem ersten Tag Ihrer letzten Periode, um den voraussichtlichen Geburtstermin zu errechnen. Danach folgt sicher eine gründliche Untersuchung, um die Größe der Gebärmutter zu ermitteln und Veränderungen der Scheidenschleimhäute und des Muttermundes festzustellen. Dazu wird meist eine kleine Ultraschallsonde in die Scheide eingeführt (Vaginalsonde). Außerdem wird der Blutdruck gemessen, und Sie müssen eine Urinprobe abgeben (s.u.). Außer Ihrem Alter notiert der Arzt noch Ihre Körpergröße und Ihr Gewicht. Schließlich fragt er ausführlich nach den vorherigen – auch abgebrochenen – Schwangerschaften und dem bisherigen Verlauf der bestehenden. Frühere Krankheiten und Operationen sind ebenfalls wichtig. Zur Routine gehört dann noch eine Blutabnahme, damit ein Labor unter anderem Ihre Blutgruppe sowie den Rhesusfaktor bestimmen kann. Parallel fahndet man dort nach den Abwehrstoffen gegen bestimmte Infektionen oder den Erregern. Immer wird auf Lues – besser bekannt als Syphilis – und Röteln geprüft, in der Regel – aber nur mit Ihrer Zustimmung – auch auf HIV, und manchmal sind noch andere Tests (Toxoplasmose, Hepatiserkrankungen usw.) sinnvoll.

Arzt oder Ärztin werden schon bei diesem Vorsorgetermin mit Ihnen besprechen, ob in Ihrer Familie oder der Ihres Partners besondere vererbbare Krankheiten vorgekommen sind (Tests S. 20).

Ein Teil dieser Daten wird in Deutschland in den Mutterpaß eingetragen. Es ist gut, ihn immer bei sich zu haben – und sei es nur, um in Bus oder Bahn einen Sitzplatz zu beanspruchen.

Und falls Sie wirklich mal im Kaufhaus umkippen (weil der
Blutdruck absackte) oder auf einer Reise vorzeitige Wehen auftreten, dokumentiert der Paß den Verlauf Ihrer Schwangerschaft.

Nach der ersten Vorsorgeuntersuchung sind wir meistens so
schlau wie vorher und wundern uns nur, was mit all den ge-
sammelten Fakten passieren soll.

Ich will in diesem Kapitel nur einige besondere Aspekte der
Schwangerschaftsvorsorge besprechen und vor allem die Fragen aufgreifen, die von Frauen am häufigsten gestellt werden.

Warum wird der Blutdruck gemessen?

In den ersten Schwangerschaftsmonaten neigen die meisten
Frauen zu niedrigem Blutdruck. Das Hormon Progesteron
sorgt offenbar dafür, daß sich die unwillkürlichen Muskeln gerade in der Gebärmutter nicht so stark zusammenziehen können, und verhindert dadurch, daß es zu vorzeitigen Wehen und
einer Fehlgeburt kommt. Progesteron entspannt aber auch andere Muskeln, die wir nicht bewußt kontrollieren können, –
beispielsweise des Darms, so daß Schwangere eher zu Verstopfungen neigen, und der Blutgefäße. Da das Blut in den ent-
spannten und daher erweiterten Adern nicht mehr so kräftig
weitergepumpt wird, verlangsamt sich die Blutzirkulation, und
das kann bedeuten: niedriger Blutdruck.

Niedriger Blutdruck führt leicht zu Schwindelgefühlen und
Übelkeit. Bei den meisten Frauen löst er zumindest Müdigkeit
aus. Bewegung, vor allem der Beine, bringt den Kreislauf in
Schwung. – Wenn Sie sich wenig bewegen, weil Sie müde sind,
sinkt der Blutdruck noch mehr, und die Müdigkeit verstärkt
sich.

Vielleicht hat diese Müdigkeit sogar einen tieferen Sinn, läßt
uns zur Ruhe und Besinnung kommen. Gerade in den ersten
Monaten spüren wir sonst noch nicht viel von der Schwangerschaft. Später ist der Bauch da, und das Baby bewegt sich –
aber am Anfang läßt sich durchaus mal vergessen, daß da ein
Mensch in uns entsteht und wächst. Nehmen Sie sich Zeit,

schon jetzt, für sich selbst und für die kleine Person, die in Ihrem Körper heranwächst.

Natürlich kann dauernde Müdigkeit entmutigend sein. Doch denken Sie daran: Es geht vorbei! Keine Frau braucht zu verzweifeln, wenn sie in den ersten Monaten wenig Energie für andere Aktivitäten in sich fühlt. Der ganze Körper muß sich erstmal umstellen. Keine Zelle, keine Funktion des mütterlichen Organismus bleibt von der Schwangerschaft unbeeinflußt.

Das neue Wesen entzieht Ihrem Körper Energie. (So wie der Magen, der nach einer reichen Mahlzeit zusätzliche Energie beansprucht, um die Verdauungsarbeit leisten zu können, so daß Sie sich müde fühlen.) – Ungefähr im 3. bis 4. Schwangerschaftsmonat hat sich der Körper dann an die Umstellung gewöhnt. Die meisten Frauen fühlen sich jetzt »pudelwohl«.

Ab der 14. Woche steigt das Blutvolumen beträchtlich, um beide Kreisläufe, den mütterlichen und den kindlichen, versorgen zu können. Da mehr Blut durch die Adern transportiert werden muß, erhöht sich der Blutdruck wieder, und im letzten Schwangerschaftsdrittel neigen einige Frauen zu erhöhtem Blutdruck.

Bei den Vorsorgeuntersuchungen wird jedesmal der Blutdruck kontrolliert, denn wenn er konstant zu hoch ist, können Ernährung und Sauerstoffzufuhr des Babys gefährdet sein. Nach dem Blutdruckmessen werden immer zwei Zahlen notiert, zum Beispiel 120:80 (und als Maßeinheit mm Hg = Millimeter Quecksilbersäule). Die erste Zahl zeigt den Blutdruck an, während das Herz gerade pumpt (systolischer Wert), die zweite gibt den Blutdruck in der Pause zwischen zwei Herzschlägen wieder (diastolischer Wert).

Der zweite Wert ist für die Einschätzung des Arztes wichtig, denn er ist nur bei schwerwiegenden Veränderungen des Kreislaufs erhöht beziehungsweise erniedrigt. Für die erste Zahl ist der Spielraum größer, und sie kann aufgrund körperlicher Anstrengungen und psychischer Erregung stärker schwanken, etwa bei Ärger über eine lange Wartezeit oder bei Hetze, um pünktlich zu erscheinen. Der erste Wert kann bedenkenlos auf

140 oder 150 ansteigen. Der zweite ist ab 85 oder 90 Zeichen einer Gefährdung (Spätgestose, S. 17). – Doch solange keine anderen Symptome dazukommen, ist ein diastolischer Wert von 85 oder 90 kein Grund, Sie in eine Klinik einzuweisen oder die Geburt einzuleiten. Erlauben Sie sich nur etwas mehr Ruhe und Entspannung.

Weshalb wird der Urin untersucht?

Bei jeder Vorsorgeuntersuchung wird auch eine Urinprobe genommen und nach Spuren von Zucker (als Hinweis auf Diabetes), Bakterien (als Anzeichen einer Infektion der Harnwege) oder Eiweiß (als Zeichen einer Spätgestose, S. 17) gesucht. Solche Eiweißspuren im Urin können auch an einer (noch) nicht entdeckten Entzündung des Nierenbeckens liegen. Sie ist ernst zu nehmen und kann unter Umständen Wehen auslösen.

Der Urin vermischt sich manchmal mit dem Ausfluß aus der Scheide, so daß es zu »falschen« Spuren kommt. Um das zu vermeiden, wird man Sie bitten, »Mittelstrahlurin« aufzufangen – also nicht gerade die ersten und nicht die letzten Tröpfchen.

Wenn man im Urin Eiweiß (Protein) oder Stoffwechselprodukte von Bakterien findet, weist das eigentlich auf eine Entzündung hin. Aber oft sind in der Schwangerschaft damit keine Beschwerden verbunden, und die Eiweißspuren verschwinden – auch ohne Behandlung – wie von selbst. (Die Veränderung des Urins hat wahrscheinlich mit hormonellen Einflüssen auf das Nierengewebe zu tun.)

»Um den Geburtstermin hatte ich starke Schmerzen beim Wasserlassen, ich vermutete eine Harnblasenentzündung. Kein Wunder, dachte ich, bei dem konstanten Druck, den das Kind in mir auf die Blase ausübt. Mein Urin wurde untersucht, jedoch keine Infektion festgestellt, aber es waren Proteinspuren da. Meine Hebamme gab mir ein paar Stäbchen, so daß ich täglich selbst den Urin untersuchen konnte. Für etwa eine Woche waren die Proteinspuren da, dann verschwanden sie von

selbst wieder. Für mich war es klar, daß die Proteinspuren auf Grund einer Entzündung vorhanden waren – schließlich hatte ich sie gespürt, auch wenn im Labor nichts auf eine Entzündung hinwies. Glücklicherweise widerstand ich den Bestrebungen meiner Ärztin, mich wegen der Proteinspuren ins Krankenhaus einzuweisen und die Geburt einleiten zu lassen. Vierzehn Tage später wurde mein Kind gesund zu Hause geboren.«

Was bedeutet Wasseransammlung im Gewebe?

Schwangere trinken mehr, denn ihr Körper verlangt zusätzliche Flüssigkeit, um das Ungeborene gut zu versorgen. (Die Blutmenge der Frau steigt um 30 bis 40 Prozent an.) Ein Teil sammelt sich als »Wasser« im Gewebe an, genauer gesagt, zwischen den Zellen. Das ist normal.

Auf dieser Wassereinlagerung beruht auch ein großer Teil der Gewichtszunahme. Und wenn nach der Geburt überzählige Pfunde nur allmählich verlorengehen, liegt das ebenfalls meist an dieser stillen Reserve. Der Organismus kann sich nicht von heute auf morgen auf »nicht schwanger« umstellen. (In der Stillzeit wird außerdem zusätzliche Flüssigkeit für die Milchproduktion gebraucht.)

Sichtbare Schwellungen – oder Ödeme – entstehen hauptsächlich, weil die Blutgefäße einer Schwangeren stärker gedehnt und belastet sind. Wenn sich dann bei aufrechter Haltung mehr Blut in den Beinen und Füßen sammelt, schwellen sie leicht an. Das kommt daher, daß durch den Druck in den Adern Flüssigkeit in das umgebende Gewebe übertritt. Ödeme können Anzeichen einer Erkrankung sein, müssen es aber nicht (Spätgestose, s. u.).

Ödeme lassen sich gut erkennen: Wenn man einen Finger für ein paar Sekunden auf die Haut drückt und anschließend dort eine sichtbare und fühlbare Vertiefung entsteht, dann ist an dieser Stelle Flüssigkeit ins umliegende Gewebe entwichen. Drückt man zum Beispiel in ein Fettpolster, bleibt keine Vertiefung zurück.

Eine auffällige Wasseransammlung kann durch eine Ernährung mit zu wenig Eiweiß entstehen, ebenso durch eine mangelhafte Nierentätigkeit oder durch Krankheiten, welche die Flüssigkeitsmenge sowohl im Gewebe als auch im Blutstrom vergrößern. Erkrankungen müssen natürlich behandelt werden. Keine bleibende Abhilfe bringen jedoch die früher oft verordneten harntreibenden Mittel (Diuretika), da mit dem zusätzlich ausgeschiedenen Wasser wichtige Salze und Mineralstoffe verlorengehen.

Nicht krankhafte Wasseransammlungen in den Beinen lassen sich gut lindern – oder auch verhindern –, wenn Sie mehrmals am Tag die Beine hochlegen. Die Füße in dieser Lage kreisen zu lassen oder die Fußspitzen abwechselnd hochzuziehen und zu strecken, bringt besonders viel Erleichterung. Nachts können Sie die Füße zusätzlich etwas höher lagern. Überprüfen Sie auch Ihre Ernährung in bezug auf Eiweiß, Mineralstoffe, Salz, Vitamine und die Flüssigkeitsaufnahme (S. 39).

Was ist eine Spätgestose (EPH-Gestose, Präeklampsie, Eklampsie, HELLP-Syndrom)?

Die *Spätgestose* ist eine Stoffwechselerkrankung, die typischerweise erst in der zweiten Hälfte der Schwangerschaft – manchmal erst bei oder nach der Geburt – auftritt (daher »spät«, »gestose« ist der medizinische Oberbegriff für Erkrankungen in der Schwangerschaft). Sie kann sich durch unterschiedliche Symptome ankündigen. Zu den wichtigen frühen Warnhinweisen gehören eine schnelle und starke Gewichtszunahme, Ödeme sowie Schwindel, Bluthochdruck, Kopfschmerzen, Augenflimmern oder Oberbauchschmerzen in bestimmten Situationen.

Die Spätgestose hat je nach Krankheitsbild mehrere Namen. Sie heißt auch *EPH-Gestose* oder wird als »*hypertensive Erkrankungen*« bezeichnet. Besondere Bedeutung haben die *Eklampsie*, bei der die Frau von heftigen und lebensbedrohlichen Krämpfen geschüttelt wird, die *Präeklampsie* als Vorstufe der Eklampsie und das *HELLP-Syndrom*, das mit Störungen der Blutplättchen (Thrombozyten) und der Leberfunktion einhergeht und oft an starken Oberbauchschmerzen zu erkennen ist.

Bisher ist unklar, wie es zu den verschiedenen Formen der Stoffwechselentgleisung kommt, obwohl schon vielerlei Theorien aufgestellt wurden. Doch es gibt Behandlungsmöglichkeiten, die die Risiken für die Mutter (z.B. epileptische Krampfanfälle) und das Ungeborene (z.B. Mangelversorgung, vorzeitige Ablösung der Plazenta) mindern. Meist verordnen die Ärzte, daß die Schwangere

• sich schont und eventuell Bettruhe einhält,
• mit eiweißreicher Ernährung versucht, den Blutdruck zu regulieren,
• und ausreichend trinkt.

Von Medikamenten, die den Blutdruck senken, rät man heute ab – außer bei schweren Krankheitsbildern. Besonders wichtig ist es, Krampfanfälle zu verhindern. Daher wird in bestimmten Situationen Magnesium gespritzt, da es die Muskeln entspannt und beruhigend wirkt. Eventuell verordnen die Ärzte auch Beruhigungsmittel. Nur wenn der Zustand kritisch ist und sich selbst in einer Klinik nicht bessert, ist es nötig, die Geburt einzuleiten beziehungsweise einen Kaiserschnitt vorzunehmen.

Welche Behandlung im Einzelfall richtig ist, hängt vom Schweregrad und der Form der Erkrankung ab. Bei einer Spätgestose müssen Sie nicht unbedingt das Bett hüten. Untersuchungen zeigen, daß sich die Symptome eher verbessern, wenn die Frau zwar nicht arbeitet und sich viel ausruht und entspannt, sich aber trotzdem bewegt und umhergeht. Sollten Sie sich aber so elend fühlen, daß Sie lieber liegen wollen, dann achten Sie möglichst darauf, nicht nur auf dem Rücken zu liegen. Die Blutzufuhr zum Kind kann in der Rückenlage vermindert sein.

Beruhigungsmittel sind am ehesten bei einer schweren Präeklampsie und wenn Krämpfe drohen angebracht. Sedativa entspannen nicht nur, sondern können helfen, den Blutdruck zu senken. Andererseits machen sie die Frau unter Umständen so benommen, daß sie Warnzeichen wie Augenflimmern und Kopfschmerzen nicht mitteilt. Zudem gehen die Medikamente auf das Kind über. Wegen einer Spätgestose brauchen Sie nicht salzarm oder salzlos zu essen. Diese Empfehlung ist ebenso passé wie die Verordnung von harntreibenden Medikamenten, da sie die Grunderkrankung eher verschlimmern. Wichtig ist, ausreichend zu trinken und sich eiweißreich zu ernähren.

Wie kommt es zu einem Eisenmangel (»Anämie«)?

Im dritten Monat der Schwangerschaft steigt die Blutmenge der Frau um bis zu 40 Prozent – das sind eineinhalb Liter! Die Zahl der roten Blutkörperchen (Erythrozyten) verteilt sich dann auf das vermehrte Blutvolumen und ist daher »verdünnt«.

Normalerweise befinden sich im Körper eines Erwachsenen vier bis fünf Gramm Eisen (Fe). Es wird mit der Nahrung aufgenommen. Um zusätzliche rote Blutkörperchen zu produzieren, braucht die Frau während der gesamten Schwangerschaft etwa 750 Milligramm zusätzliches Eisen. (Das Element ist wesentlicher Bestandteil des roten Blutfarbstoffs Hämoglobin, dem Sauerstoffträger des Blutes.) Allein 400 Milligramm Eisen gibt eine Schwangere an das Baby ab, 125 Milligramm stecken in der Plazenta, und weitere 125 Milligramm gehen bei der Entbindung durch die Nachgeburtsblutung verloren.

Der »Eisensog« des Ungeborenen verläuft parallel zur Gewichtszunahme. Deshalb braucht die Mutter im letzten Schwangerschaftsdrittel besonders viel Eisen. (Oft fehlt übrigens nicht Eisen, sondern Folsäure, um die roten Blutkörperchen zu bilden. – S. 43)

Wenn die Nahrung den Bedarf nicht deckt, führt das zu Müdigkeit und Schlappheit. Der »gesunde« Hämoglobinwert von 12 ist erniedrigt, und der Arzt wird Ihnen wahrscheinlich vorschlagen, das Defizit durch Eisenpräparate auszugleichen. Da diese leicht Magenschmerzen und Verstopfung verursachen, können Sie versuchen, geringe Abweichungen durch die

Ernährung oder »eisenreiche« Säfte aus dem Reformhaus zu kompensieren (S. 44). Sinkt der Wert unter 10, dann wirken Medikamente mit zweiwertigem Eisen (Fe, Fe^{++}) allerdings am besten.

Was bringen genetische Untersuchungen vor der Geburt (Amniozentese, Chorionzottenbiopsie)?

Jedes Jahr werden in Deutschland mehrere tausend genetische Tests gemacht, um bestimmte angeborene Erkrankungen bereits vor der Geburt zu erkennen. Glücklicherweise sind die Ergebnisse fast immer beruhigend, obwohl die Untersuchungen sowieso nur bei besonderen Risiken in Frage kommen (sollten). Zum Beispiel wenn Sie

• von bestimmten angeborenen oder genetisch bedingten Erkrankungen in Ihrer Familie beziehungsweise der Ihres Mannes wissen,
• ein Kind mit einer Chromosomenabweichung oder einer Stoffwechselstörung haben beziehungsweise hatten,
• älter als 35 Jahre sind.

Um kindliche Zellen zu gewinnen und zu testen, wird meist eine Amniozentese oder Chorionzottenbiopsie gemacht.

Bei der **Amniozentese** (*Amnion* = Frucht- oder Eihülle, *zentese* = stechen) wird das Fruchtwasser punktiert und anschließend untersucht. Dazu sticht der Arzt nach einer örtlichen Betäubung eine lange Nadel durch Bauchdecke und Gebärmutterwand in die Fruchtblase, um 10 bis 20 Milliliter Flüssigkeit herauszusaugen. Die darin enthaltenen kindlichen Zellen werden in einem Labor genetisch untersucht. Außerdem lassen sich manche Stoffwechselerkrankungen, Blutunverträglichkeiten zwischen Mutter und Kind, eine unzureichend arbeitende Plazenta und ein »offener Rücken« (Spina bifida) am Fruchtwasser erkennen.

Der günstigste Zeitpunkt für eine Amniozentese liegt zwischen der 15. und 18. Schwangerschaftswoche. Dann ist eine ausreichende Menge Fruchtwasser vorhanden und ein Schwangerschaftsabbruch – wenn nötig und gewünscht – noch relativ komplikationsarm. Der Eingriff ist normalerweise nicht schmerzhaft. Um Baby und Plazenta nicht zu verletzen, beobachtet der Arzt die Punktion über Ultraschall. Die Amniozentese gilt als ungefährlich. Zu Wehen und Infektionen kommt es selten, und auch die Fehlgeburtenrate ist nach dem Eingriff nur sehr leicht erhöht .

Eine Mutter berichtet: *»Ich hatte mir für die Amniozentese einen Experten ausgesucht, und tatsächlich verlief alles sehr routinemäßig und war nicht belastend.*

Ich ruhte an diesem und dem folgenden Tag soviel wie möglich – bei einer quirligen kleinen Tochter nicht immer so einfach. Aber ich fühlte mich gar nicht wohl in meiner Haut. Bisher war ich mehrmals die Woche Schwimmen gegangen und hatte mich topfit gefühlt – das war vorbei. Ich fühlte mich beschädigt, verwundet, war plötzlich nicht mehr die starke Schwangere: Der Einstich war ein Einschnitt.

Zwar bekam ich keine Wehen, und wir traten auch zwei Wochen später eine geplante Reise an, aber besser ging es mir erst von dem Zeitpunkt an, als ich am Urlaubsort das Testergebnis erfuhr: Alles in Ordnung, ein Junge. – Die »alte« wurde ich jedoch erst ganz allmählich wieder. Allerdings war die Entscheidung für den Eingriff (ich war bereits Vierzig) in meinem Fall richtig.«

Wenn die Angst Sie nicht losläßt, daß Ihr Kind vielleicht mit einer Behinderung auf die Welt kommt, können Sie eine Amniozentese durchführen lassen. Möglich ist auch eine sehr genaue Ultraschalluntersuchung bei einem Fachmann.

Bei einem negativen Befund – das heißt, es liegt nichts vor – sind Sie dann vielleicht für den Rest der Schwangerschaft erleichtert.

Doch ist die Entscheidung für den Eingriff meist schwierig, weil damit eigentlich auch entschieden wird, die Schwangerschaft abbrechen zu lassen, falls das Ergebnis ungünstig (»positiv«) ist. Sonst braucht man den Test nicht machen zu lassen!

Kompliziert ist natürlich auch die Zeit, in der Sie auf die Test-
ergebnisse warten müssen. Das sind bei der Amniozentese zwei
bis drei Wochen.

Bei der **Chorionzottenbiopsie** *(Chorionzotten* = Gewebe in
der Gebärmutter, *Biopsie* = genaue Betrachtung, Untersuchung) haben Sie das Ergebnis schneller. Schon wenige Tage
nach dem Eingriff liegt ein erstes – nicht das endgültige – Resultat vor. Manche Frauen sehen es als Vorteil, daß die Untersuchung schon zwischen der 10. und 13. Schwangerschaftswoche gemacht wird. Dann ist die Bindung an das Kind noch
nicht so fest, ein eventueller Schwangerschaftsabbruch nicht so
belastend.

Allerdings liegt die Fehlgeburtenrate bei dieser neueren
Technik etwas höher, und unter ungünstigen Bedingungen
kann der Eingriff eventuell die Entwicklung des Embryos
stören (Mißbildungen der Gliedmaßen). Da anders als bei der
Amniozentese kein Fruchtwasser gewonnen wird, sind bestimmte Tests nicht möglich.

Bei dem Eingriff werden durch die Vagina oder die Bauchdecke aus dem Chorion Zellen entnommen. Das ist derjenige
Teil der Plazenta, der vom Kind – besser gesagt dem Keim – gebildet wird und durch Ausstülpungen (Zotten) mit dem mütterlichen Anteil zusammenwächst.

Die Ultraschalldiagnose

Ultraschallwellen sind mechanische Schwingungen jenseits des
hörbaren Bereichs. In der Geburtshilfe nutzt man heute zur
Diagnose Schallwellen mit Frequenzen zwischen 2 und 3,5
Millionen Hertz (Megahertz, MHz).

Die Ultraschalldiagnostik beruht darauf, daß Schallwellen
sich in verschieden dichten Medien mit unterschiedlicher Geschwindigkeit ausbreiten. An Grenzflächen zwischen zwei Medien entstehen zudem Echos, die um so stärker sind, je größer
der Dichteunterschied ist.

Auf diesem Wege ermitteln die Geräte zum Beispiel die
Grenze zwischen Fruchtwasser und Schädelknochen oder

Fruchtwasser und Weichteilen – und machen sie gut sichtbar.
Treffen Ultraschallwellen auf gasförmige Medien, so kommt es
zur Totalreflexion der Schallwellen. Da auch der Luftraum, der
fast immer zwischen dem Schallkopf des Gerätes und dem
Bauch der Mutter entsteht, eine solche Totalreflexion auslöst,
wird man Ihnen vor dem Ultraschall eine (kühle) geleeartige
Masse auf den Bauch streichen. Sie verhindert die Entstehung
dieser Luftkammer. Daß Sie (in den ersten Schwangerschaftswochen) vor der Untersuchung viel trinken sollen, um Ihre Blase zu füllen, hat einen einfachen physikalischen Grund: Hinter
mit Flüssigkeit gefüllten Räumen kommt es zu einer Verstär-
kung des Echos.
    Der wichtigste Teil eines Ultraschallgerätes ist der Schall-
kopf, der hochfrequente Impulse oder Dauerschall sowohl sendet als auch empfängt. Mit dem Dauerschall lassen sich sogar
kindliche Bewegungen – wie der Herzschlag – registrieren
(S. 161).

Wann wird routinemäßig eine
Ultraschalluntersuchung gemacht?
Nachdem in den achtziger Jahren häufig Ultraschallkontrollen
gemacht wurden, sind heute für die gesamte Schwangerschaft
nur noch zwei Routineuntersuchungen vorgesehen. Zwei weitere sind gerechtfertigt (und abrechenbar), wenn ein bestimmter Befund durch andere Untersuchungen nicht zu klären ist –
etwa bei Blutungen aus der Gebärmutter – oder wenn eine
Amniozentese ansteht. (Wie viele Ultraschallkontrollen die
Mediziner für sinnvoll halten und die Krankenkassen bezahlen, scheint sich derzeit allerdings ständig zu ändern.)
    Bei der ersten Untersuchung in der 16. bis 20. Schwanger-
schaftswoche geht es vornehmlich darum,

• den errechneten Geburtstermin zu überprüfen, indem der
  kindliche Schädel und der Brustkorb ausgemessen werden,
• Mehrlingsschwangerschaften sicher zu erkennen,
• eventuelle Fehlbildungen festzustellen.

Bei der zweiten Ultraschalluntersuchung in der 32. bis 36. Schwangerschaftswoche sollen vor allem

- die Entwicklung des Kindes
- und der Sitz der Plazenta ermittelt werden.

Neuerdings wird oft schon beim ersten Untersuchungstermin ein »kleiner« Ultraschall mit einer Vaginalsonde gemacht, die durch die Scheide eingeführt und sehr dicht an den Embryo herangeführt werden kann. Mit ihr kann ab der 5. Schwangerschaftswoche festgestellt werden, ob Plazenta und Kind korrekt sitzen und ob Ein- oder Mehrlinge zu erwarten sind. Auch der Geburtstermin läßt sich so genauer bestimmen.

Zusätzliche Ultraschalldiagnosen können notwendig sein, wenn zum Beispiel mit dem Hörrohr keine Herztöne wahrnehmbar sind, bei vorzeitigen Wehen, einer ungewöhnlichen Lage des Kindes und wenn Diabetes oder eine andere Erkrankung der Mutter das kindliche Wachstum beeinträchtigen könnten.

Sind Ultraschalluntersuchungen schädlich?
Ultraschallwellen können das Gewebe, das sie durchdringen, erwärmen und dadurch Zellen schädigen beziehungsweise Blutungen auslösen. Wenn sich nämlich als Folge der Beschallung feinste Gasbläschen bilden, entstehen im Gewebe Spannungen, durch die es zerreißt.

Solche Effekte sind jedoch bisher nur in speziellen Experimenten beobachtet worden, in denen man hohe Intensitäten (z.B. 15 Watt pro Zentimeter) und diese über Stunden oder Tage hinweg verwendet hat. Zur geburtshilflichen Diagnostik benutzt man demgegenüber Intensitäten, die nur wenige Milliwatt pro Zentimeter ausmachen – also um den Faktor 1000 geringer sind –, und man hält die Beschallungszeit so kurz wie möglich.

Es kann sein, daß das Kind bei der Untersuchung eine Druckwelle spürt, und häufig wird berichtet, daß es mit Bewegungen reagiert. Wie harmlos und sicher die heute üblichen Geräte, die mit sehr geringer Energieleistung arbeiten, tatsäch-

lich sind, kann noch niemand sagen. Sie gelten als ungefährlich. Fragen Sie aber, wenn ein zusätzlicher Ultraschall geplant
ist, ob er wirklich nötig ist.

Ultraschall ist kein »Baby-Fernsehen«, insbesondere die
Knochen des Kindes sollten nur kurz beschallt werden. Das
heißt nun wiederum nicht, daß Sie sich über das Bild Ihres Babys auf dem Bildschirm nicht freuen können. Das Ungeborene
zu sehen, ist ein aufregendes Erlebnis und gerade für Männer,
die das Kind ja nicht in sich spüren können, sehr eindrucks-
voll.

Selbst wenn Ultraschall nicht direkt schädlich ist, kann die
Untersuchung indirekt schädlich sein: Wie oft höre ich von
Schwangeren, daß der Arzt am Bildschirm einen zu großen
oder zu kleinen Kopf, ein falsches Schwangerschaftsalter, eine
tiefliegende Plazenta oder sonstiges diagnostiziert hatte, obwohl in Wirklichkeit alles normal war. Wieviel überflüssige
Angst und Unsicherheit verursachen diese Fehldiagnosen? Wie
groß ist die Zahl unnötiger und falscher Maßnahmen – etwa
Fruchtwasseruntersuchungen oder Geburtseinleitungen – aufgrund falscher Diagnosen?

Was heißt hier »alte« Erstgebärende?

Es ist ein ziemlich starkes Stück, wenn Sie so bezeichnet werden – egal wie alt Sie bei der Geburt Ihres ersten Kindes sind.
Manchmal wird schon bei Frauen ab 27 Jahren unterstellt, daß
sie eine problematische Schwangerschaft und Geburt haben
werden.

Dabei liegt das Durchschnittsalter der Frauen in meinen
Vorbereitungskursen bei 27 Jahren. Unterschiede im Schwan-
gerschafts- und Geburtsverlauf haben nach meiner Erfahrung
viel mehr mit dem körperlichen und seelischen Allgemeinbefin-
den zu tun als mit dem Alter.

Eine erfahrene Hebamme hat das so erklärt: *»Früher heirate-
ten Frauen mit 18 bis 20 und hatten ihre Kinder mit 20 bis 24
Jahren. Frauen, die mit 30 noch keine hatten, waren nicht*

›normal‹. Meist hatten sie versucht, Kinder zu bekommen. Doch oft waren ihre Eileiter oder die Gebärmutter nicht gesund, so daß man annehmen konnte, wenn diese Frauen mit 30 ihr erstes Kind bekamen, daß ihre Fortpflanzungsorgane nicht richtig funktionierten. Deshalb war es berechtigt, bei diesen Frauen Bedenken in bezug auf einen normalen Geburtsverlauf zu äußern.

Heute ist es jedoch völlig normal, daß Frauen erst mit 30 ihr erstes Kind bekommen. Das sagt nichts über die Funktionsfähigkeit ihrer Geschlechtsorgane aus. Deshalb darf nicht generalisiert werden, daß ältere Erstgebärende mit Schwierigkeiten zu rechnen haben.«

Es gibt kränkelnde Zwanzigjährige und sehr aktive, gesunde Fünfunddreißigjährige. Ich habe festgestellt, daß gerade die Frauen um 30 oft besser mit ihrer Schwangerschaft umgehen können: Sie haben sich bewußt für ein Kind entschieden, sich intensiv darauf eingestellt und sind gut vorbereitet.

Nur weil Sie über 30 sind, brauchen Sie noch längst keine »künstliche Geburtshilfe«, also Wehentropf, eine Herzton- und Wehenüberwachung am Monitor (CTG, S. 161) oder besondere Schmerzmittel. Sie können einen ganz normalen Geburtsverlauf erwarten und Ihrem Körper vertrauen.

Falls Ihnen besondere Aufmerksamkeit zuteil wird, dann genießen Sie die. Lassen Sie sich nicht verängstigen – wer sorgsam mit Ihnen umgeht, manipuliert Sie ja nicht unbedingt. Eine besondere Geburtshilfe ist nur gerechtfertigt, wenn bestimmte Symptome vorhanden sind. Alter aber ist kein Symptom!

Was darf eine Schwangere nicht mehr?

Manchmal liest und hört frau von Regeln, was Schwangere tun oder lieber lassen sollten: Nicht mehr reisen – ab dem soundsovielten Monat – auch nicht mehr radfahren, schwimmen usw. Das meiste davon können Sie getrost vergessen. Vertrauen Sie Ihrem eigenen Instinkt und den Signalen Ihres Körpers.

Folgen Sie eher den eigenen Bedürfnissen als den Regeln anderer.

Welche Medikamente sind schädlich?

Es gibt so vielerlei Medikamente – unmöglich, hier zu beschreiben, welche davon in der Schwangerschaft akzeptabel und welche schädlich sind. Die Gefährlichkeit einiger weniger Medikamente ist sicher. Das bekannteste ist das früher beliebte Schlafmittel Thalidomid *(Contergan)*. Ähnlich schädlich sind Retinoide, mit denen schwere Formen von Akne und Schuppenflechte behandelt werden.

Doch bei den meisten Arzneien wissen wir zu wenig, da sich spezielle Untersuchungen über die Schädlichkeit für den menschlichen Embryo/Fetus verbieten und die Ergebnisse aus Tierversuchen nur bedingt auf den Menschen übertragbar sind. Zudem fehlen oft langjährige Erfahrungen mit dem Wirkstoff.

Allerdings gibt es eine Reihe von Medikamenten, von deren Unbedenklichkeit man ausgeht, da sie – wie das Antibiotikum Penizillin – schon seit Jahrzehnten auch bei Schwangeren angewendet werden, ohne daß Schäden auftraten.

Wichtig zu wissen ist, daß ein Stoff, der in einer bestimmten Phase der Schwangerschaft schädlich wirkt, zu einem anderen Zeitpunkt eventuell harmlos ist.

Verallgemeinernd läßt sich sagen, daß viele Medikamente, die während der ersten zwei Wochen einer Schwangerschaft eingenommen werden, entweder nicht schaden oder so sehr schaden, daß der Embryo ausgestoßen wird – also eine Fehlgeburt erfolgt.

In den ersten 14 Schwangerschaftswochen entwickeln sich Organe und Gliedmaßen des Kindes. Medikamente können in dieser Zeit Verformungen auslösen oder später die Funktion stören.

Im Verlauf der 14. bis 28. Woche wachsen die bereits entwickelten Organe und Gliedmaßen weiter, die Zähne werden angelegt und das Gehirn differenziert sich aus. Zugleich entstehen die Drüsen und das komplizierte Hormonsystem. Werden diese Prozesse beeinträchtigt, dann läßt sich das zum Zeitpunkt der Geburt eventuell noch gar nicht erkennen, obwohl bereits ein Schaden entstanden ist.

Solche Folgen kann ein Teil der Antibiotika haben, zum Beispiel Tetrazykline, die die Entwicklung der Knochen und des Gebisses stören können und oft eine Gelbfärbung der Zähne auslösen. (Wie bereits erwähnt, ist Penizillin in allen Phasen der Schwangerschaft erlaubt.) Zahlreiche Medikamente können noch nach der 28. Woche problematisch sein, obwohl das Kind nun vollständig entwickelt ist. Beispielsweise kann das bekannte Schmerzmittel Azetylsalizylsäure *(Aspirin, Ass* u.a.), das die Prostaglandinsynthese hemmt, das Zusammenziehen der Gebärmutter behindern (Prostaglandine, S. 89). Wird Azetylsalizylsäure in den letzten Tagen der Schwangerschaft eingenommen, verlängert sich dadurch unter Umständen die Schwangerschaft oder der Geburtsprozeß. Außerdem kann es zu verstärkten Blutungen während und nach der Geburt kommen.

Frauen, die wegen einer chronischen oder sonstigen Erkrankung besondere Medikamente brauchen, sollten unbedingt mit ihrem Arzt darüber reden, ob und in welcher Dosis diese zu welchem Schwangerschaftszeitpunkt notwendig sind. Zum Beispiel können Präparate, die gegen eine Über- oder Unterfunktion der Schilddrüse eingenommen werden, in den letzten Schwangerschaftsmonaten und während der Stillzeit die normale Schilddrüsenfunktion des Kindes stören. Die Mittel sollten deshalb sehr genau dosiert sein. Dasselbe gilt für Kortikosteroide (»Kortisonpräparate« wie *Prednisolon* u.a.), die manchmal über einen längeren Zeitraum nötig sind, etwa bei schweren rheumatischen Erkrankungen. Zwar rufen Kortikosteroide keine Mißbildungen hervor, sie können aber Stoffwechselprozesse stören, weil sie den Hormonhaushalt – insbesondere der Nebennierenrinde – von Mutter und Kind beeinträchtigen.

Für die ganze Schwangerschaft gilt: Nehmen Sie so wenig Medikamente wie möglich ein. Auch Eisen, Kalzium und Vitamine in Tablettenform sind Arzneimittel und als solche mit

Vorsicht zu verwenden. Machen Sie Ärzte, die Ihnen ein Medikament verordnen, und Apotheker, bei denen Sie Arzneimittel ohne Rezept kaufen, unbedingt darauf aufmerksam, daß Sie schwanger sind. Und nehmen Sie nicht einfach Medikamente ein, die Ihnen mal verordnet wurden, als Sie noch nicht schwanger waren.

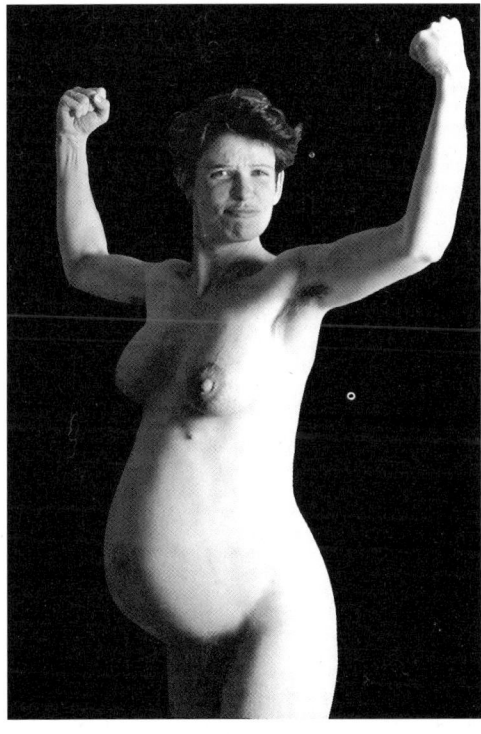

Sport und Bewegung während der Schwangerschaft

Frauen, die körperlich arbeiten und viel Bewegung haben, erleben eher eine leichtere Schwangerschaft und Geburt. Blutkreislauf, Herz und Atemtätigkeit sind daran gewöhnt, mit einem arbeitenden Körper umzugehen. Es kommt seltener zu Kreislaufstörungen, zu einem niedrigen oder erhöhten Blutdruck, und der Geburtsprozeß ist weniger erschöpfend.

Es ist völlig verkehrt, wenn Frauen meinen, sobald sie schwanger sind, müßten sie sämtliche Sportarten aufgeben und ihre Bewegung einschränken. Je »normaler« sie mit sich selbst umgehen, desto unkomplizierter wird auch die Geburt sein.

Sport: Pro und Contra

Wandern, Radfahren, Schwimmen, Tanzen gehören zu den besten Vorbereitungen auf eine Geburt. Es heißt, daß Sportarten, die mit ruckartigen Bewegungen verbunden sind, zu Fehlgeburten führen können. Doch auch Reiten, Joggen, Skifahren oder Tennis dürfen zunächst fortgesetzt werden, wenn der Körper daran gewöhnt ist.

Hat sich ein gesunder Embryo in der Gebärmutter eingenistet, dann läßt er sich so leicht nicht »herausschütteln«. Das mußten schon viele Frauen feststellen, die vergeblich versuchten, durch Kistenschleppen oder »vom Tisch springen« eine Fehlgeburt auszulösen. Falls es wirklich dazu kommt, dann eher deswegen, weil ein »schwacher« Embryo ungünstig in der Gebärmutter lag.

Generell ist wichtig, daß Sie sich wohl fühlen. Das ist sozusagen das Maß dessen, was Sie tun – oder lieber lassen sollten.

Als riskante Sportarten gelten Tauchen, Fallschirmspringen, Geräteturnen, Krafttraining und jeglicher Leistungssport. Auch Ballspiele im Team können, weil man sich mitreißen läßt, zu anstrengend sein.

In einer störungsfreien Frühschwangerschaft gibt es ansonsten kaum Einschränkungen. Anders sieht die Sache in den letzten Wochen vor der Geburt aus oder wenn etwa Wehen spürbar sind beziehungsweise der innere Muttermund nicht völlig geschlossen ist. Um ein Kind zu gebären, muß frau andererseits nicht »sportlich« sein. Vielmehr kommt es darauf an, sich entspannen zu können. – Lassen Sie sich von Ihren Bedürfnissen leiten. Ist Ihnen mehr nach Aktivität und Bewegung? Oder mehr nach Ruhe? Manche Frauen haben genug Bewegung durch ihre tägliche Arbeit zu Hause oder im Beruf. Die meisten von uns beanspruchen ihren Körper jedoch zu einseitig und vernachlässigen gerade bei sitzenden und stehenden Tätigkeiten jene Körperteile, die bei der Geburt mitarbeiten.

Übungen zur Geburtsvorbereitung

Ganz wichtig ist es, richtig zu stehen und zu gehen. Beobachten Sie sich im Spiegel, ab und zu auch unterwegs, wenn Sie an einer spiegelnden Schaufensterscheibe vorbeikommen, und fragen Sie sich: Mache ich wie die meisten Schwangeren ein Hohlkreuz? Gehe ich überaufrecht? Sind Brust und Po und auch der Bauch herausgestreckt? – Diese ungünstige Haltung (Abb. unten links) belastet und dehnt die Bauchdeckenmuskulatur, zugleich strapaziert sie den Rücken, der das Baby und das eigene Körpergewicht im durchgebogenen Zustand tragen muß.

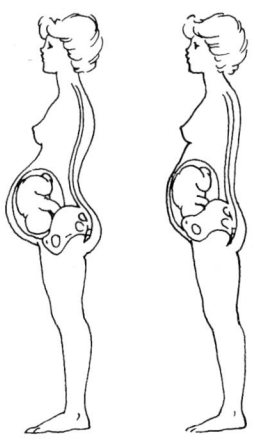

Wie das Gewicht des Kindes von den Beckenknochen getragen wird, erkennt man auf der Abbildung daneben. Der Bauch hängt dabei nicht so stark vornüber. Sie erreichen diese Haltung, wenn Sie den Rücken gerade halten und das Becken nach vorn statt nach hinten kippen. Zur Linderung und Vorbeugung von Rückenschmerzen gibt es noch weitere Übungen. Sie helfen, die Position zu finden, in der das Becken nach vorn gekippt und zugleich der Rücken gerade ist.

Übung 1: Legen Sie sich auf den Rücken. Die Knie sind angezogen und die Füße auf dem Boden. Man kann die Knie aneinanderlehnen oder – wenn es bequemer ist – sie leicht auseinanderfallen lassen. Nun pressen Sie abwechselnd Taille und Steißbein auf den Boden. Es ist einfacher, die Übung mit einem Partner zu machen. Er kann die Hände unter die bezeichneten Stellen des Rückens schieben, so daß Sie jeweils gegen die eine oder andere Hand pressen. Jedesmal, wenn Sie Ihre Taille auf den Boden drücken, ist Ihr Becken nach vorn gekippt.

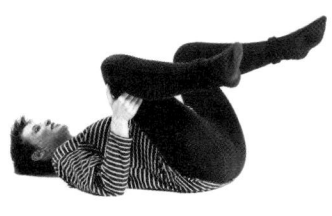

Übung 2: Suchen Sie sich eine bequeme Rückenlage, mit oder ohne Kissen unter Oberkörper und Kopf. Ziehen Sie die Beine an und heben Sie die Füße in die Luft. Nun lassen Sie die Beine einfach leicht auseinanderfallen. Dabei können die Hände entspannt an der Seite oder auf dem Bauch liegen, sie können aber auch die Oberschenkel stützen.

Wenn man mit den Beinen kreisende Bewegungen macht, rollt die Hüfte auf dem Boden, so daß der Rücken vom eigenen Körpergewicht massiert wird. Die Bewegungen können auch hin und her, vorwärts und rückwärts gehen. Hauptsache, es ist angenehm.

Die Übung lockert und weitet gleichzeitig den Beckenausgang. Denn wenn man die Beine auseinanderfallen läßt – so weit, daß es noch bequem ist –, werden die Verbindungen zwischen den Beckenknochen gedehnt.

Falls Sie sich zum Beispiel wegen Sodbrennen oder aus Zeitmangel nicht hinlegen wollen, können Sie dieselbe Übung (ohne Partner) auch im Stehen machen: Lehnen Sie sich dazu mit dem Rücken an eine Wand. Die Füße sind ungefähr 30 Zentimeter von der Wand entfernt. Stellen Sie sich das Zifferblatt einer Uhr vor: 12 Uhr ist Taille, 3 Uhr linke Hüfte, 6 Uhr Steißbein und 9 Uhr rechte Hüfte. Kreisen Sie nun im Uhrzeigersinn mit Ihrem Becken oder pressen Sie abwechselnd Taille und Steißbein gegen die Wand.

Oft ist es schwierig, sich täglich Zeit für Geburtsvorbereitungsübungen zu nehmen. Einige lassen sich aber gut in den Alltag einbauen:

• Während Sie telefonieren, können Sie diese Beckenlockerungsübungen an der Wand machen.
• Immer wenn Sie lesen, fernsehen oder Musik hören, können Sie in den Schmetterlingssitz (s.u.) oder in die Hockstellung gehen.
• Beim Warten auf den Bus, am Bankschalter oder bei vielen anderen täglichen Beschäftigungen läßt sich der Beckenboden (S. 37) trainieren.

Finden Sie Ihre eigene Routine, bei der die Übungen automatisch nebenherlaufen. Und wenn Sie sich in der Rückenlage besonders gut entspannen können, dann machen Sie es sich zur Gewohnheit, nach einem einfachen Schema aufzustehen: zunächst auf die Seite rollen, dann auf die Knie gehen und schließlich aufrichten. Lassen Sie sich dabei Zeit, vor allem am Anfang. Das ist leichter für die Bauchdecke und den Kreislauf.

Darüber hinaus gibt es Möglichkeiten, den Beckenausgang gezielt anzuspannen und zu dehnen. Hierzu gehört die Schmetterlingsübung.

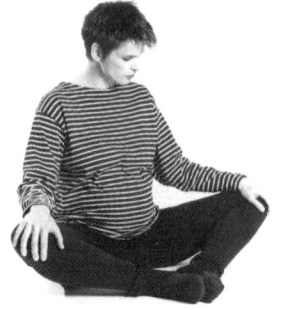

Übung 3, Schmetterlingsübung: Dazu setzen Sie sich am besten auf ein Kissen oder den Boden. Die Beine werden angezogen, die Knie fallen auseinander, und die Fußsohlen berühren sich. Nun mit den Knien leicht auf und ab wippen – das erinnert an einen fliegenden Schmetterling, daher die Bezeichnung.

Versuchen Sie nun, abwechselnd mit dem rechten und linken Knie den Boden zu berühren. Dabei kann man die Hände auf oder auch unter die Knie legen und probieren, sie jedes Mal weiter nach unten zu drücken. (Gegen einen Widerstand – in diesem Fall die eigenen Hände – anzuarbeiten, hilft zu spüren, ob die Anstrengung in die richtige Richtung geht.)

Am Anfang fällt es normalerweise schwer, die Knie weit auseinanderfallen zu lassen. Wer aber oft in dieser Position sitzt, dem gelingt es immer besser – gerade während der Schwangerschaft, wo sich die Verbindungen zwischen den Knochen sowieso lockern.

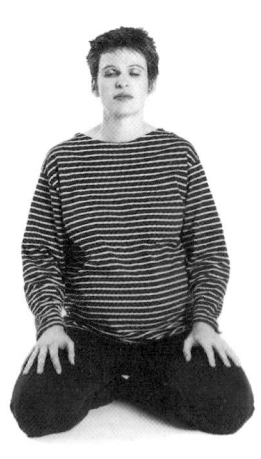

Übung 4: Eine Dehnung im Becken erreichen Sie auch, wenn Sie sich im Knien auf Ihre Füße oder dazwischen setzen. Die Zehen sind nach innen und nicht nach außen gekehrt, die Beine möglichst weit gespreizt. Manchen Frauen fällt es leichter, wenn sie sich dabei auf ein festes Kissen, wie auf einen Sattel, setzen. – In dieser Position sollten Sie nicht länger als zirka fünf Minuten »ruhen«, bevor Sie eine andere Stellung einnehmen. So wird die Durchblutung der Beine nicht behindert.

Übung 5: Eine wichtige Position zur Vorbereitung auf die Geburt und während der Geburt ist die Hockstellung. Wenn es Ihnen zuerst nicht gelingt, in der Hocke zu sitzen und in der Balance zu bleiben, halten Sie sich einfach an einem Tischchen oder Schränkchen fest. Die Knochenverbindungen und das Muskelgewebe brauchen Zeit, um sich allmählich zu dehnen.

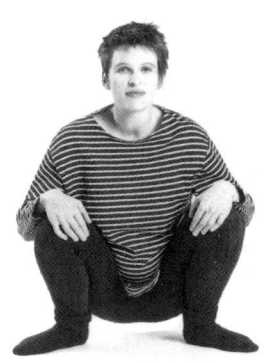

Wenn die Sehnen in den Fersen sehr kurz sind und verhindern, daß man mit dem ganzen Fuß auf dem Boden steht, helfen ein paar Bücher unter den Fersen. Mit der Zeit läßt sich die Zahl der Bücher verringern, ohne daß die Balance verlorengeht. Versuchen Sie, so oft und so lange es Ihnen angenehm ist, in der Hocke zu sitzen. In dieser Stellung weitet sich die Beckenöffnung am besten, und das ganze Gewebe um Scheide und Beckeninnenseiten wird elastischer.

Übung 6, für Paare: Die Partner stellen sich gegenüber – etwa einen Meter voneinander entfernt – so hin, daß sie sich gerade noch bequem an den Händen halten können. Dabei sollen der linke und rechte Fuß ungefähr 40 cm auseinander stehen. Nun lehnen sich beide nach hinten und gehen in die Knie, bis sie in der Hocke sitzen.

Übung 7: Der Vorteil dieser Übung ist, daß sie viele Körperregionen anspricht. So geht es los:

• Sie brauchen zunächst ein freies Stück Wand, ohne Möbel, Heizung oder anderes Mobiliar. Nun legen Sie sich flach auf den Rücken, der Po kommt direkt an die Wand, die Beine werden nach oben gestreckt. Dabei sollen die Zehen zu Ihrem Gesicht zeigen – nicht etwa nach oben. Die Fersen sind gestreckt.

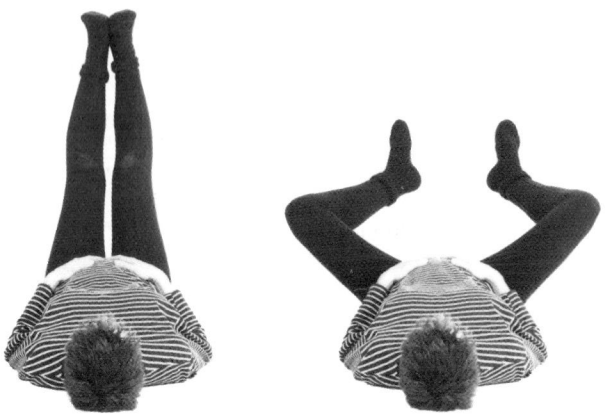

- Lassen Sie nun die Beine, die weiterhin die Wand berühren, auseinanderfallen. Nicht vergessen, daß die Zehen zum Gesicht weisen sollen! Es ist nicht so wichtig, daß die Beine weit gespreizt sind, aber sie sollten gestreckt sein. Normalerweise verursacht die Grätsche eine starke Spannung in den Schenkelinnenseiten. Versuchen Sie nicht, sich dagegen zu wehren. Besser ist es, sie zuzulassen und ruhig und regelmäßig zu atmen. Mit der Anspannung kommen Sie am ehesten klar, wenn Sie den richtigen Atemrhythmus finden. Das ist wie bei der Geburt und eine gute Vorbereitung auf die Wehen.
- Zehn Sekunden sollten Sie in dieser Stellung aushalten. Dann dürfen die Knie einknicken, und Sie können sich mit angezogenen Beinen auf dem Boden liegend entspannen. Es tut dem Rücken gut, wenn dabei die ganze Wirbelsäule auf dem Boden ruht.
- Nun noch die Arme ausgestreckt hinter den Kopf legen, damit der Brustkorb weiter und die Atmung leichter wird.
- Nach fünf Minuten Ruhepause können Sie die Beine erneut hochstrecken und wieder auseinandersinken lassen. Diesmal etwas länger. Sie werden selbst merken, daß sich die Beine durch den Zug der Schwerkraft weiter und weiter grätschen lassen.

- Im Laufe der Zeit sollten Sie die Phase verlängern, in der Sie mit ausgestreckten und gegrätschten Beinen an der Wand liegen. Das Ziel ist, einеinhalb Minuten durchzuhalten und dabei ruhig zu atmen.

Wer diese Übung jeden Abend macht, unterstützt auch den Rückfluß des Blutes aus den Beinen. Das wiederum hilft, Krampfadern zu vermeiden.

Kegelübungen gehören zu den wichtigen Vorbereitungen auf die Geburt. Je bewußter Sie Ihre Scheidenmuskeln kontrollieren können, desto eher gelingt es, sie bei der Geburt willkürlich zu entspannen.

In Angst- und Schmerzsituationen zieht sich unwillkürlich die Scheide zusammen. Das merkt frau zum Beispiel in Schreckmomenten beim Autofahren. – Während der Geburt kommt es darauf an, daß die Muskulatur trotz Schmerz oder Angst nicht verspannt ist. Das gibt dem Baby mehr Raum und erleichtert die Austreibung.

Der Muskel, um den es dabei geht, hat die Form einer 8. Die eine Schleife umschließt den After, die andere Schleife die Scheide und Harnröhre. Wenn man den After zukneift oder beim Wasserlassen zwischendurch anhält, spannt man gleichzeitig die Scheidenmuskulatur an. Sie ist es auch, die beim Geschlechtsverkehr den Penis mehr oder minder fest umschließen kann.

Übung 8, Grundübung: Versuchen Sie, in der Schwangerschaft – aber auch danach – täglich mehrmals die Scheide zusammenzuziehen und wieder zu lockern. Günstig ist es, beim Anspannen einzuatmen und in der Entspannungsphase auszuatmen.

Diese sogenannte Kegelübung kann man jederzeit machen, beispielsweise beim Warten auf den Bus, beim Abwaschen, im Liegen, Stehen oder Sitzen – je öfter, desto besser.

Versuchen Sie, allmählich immer fester anzuspannen und immer gelöster zu entspannen – ohne daß sich das Gesicht, vor allem Kiefer und Mund, oder die Bauchdeckenmuskeln mit anspannen.

Übung 9, Fahrstuhl fahren: Nach einigen Tagen »Grundübung« kann man ausprobieren, zwischendurch anzuhalten. Das geht so: Anspannen – für zwei Sekunden die Spannung halten – ein bißchen mehr anspannen – wieder für zwei Sekunden halten – noch mehr anspannen – für zwei Sekunden halten und schließlich entspannen. Dabei soll sich alle Spannung lösen.

Achten Sie darauf, bei dieser langen Kegelübung nicht den Atem anzuhalten, sondern über all die Anspannungen, Stops und Entspannungen hinweg durchzuatmen.

Vielleicht hilft es Ihnen, bei der Übung an einen Fahrstuhl zu denken, der mehrere Stockwerke hochfährt und in jedem Stock anhält. Beim Hinunterfahren stoppt er wiederum auf jeder Etage. – Versuchen Sie dahin zu kommen, daß Sie in vier Phasen anspannen beziehungsweise entspannen. Es ist übrigens viel schwieriger, stückchenweise zu entspannen.

Je mehr Phasen man schafft, desto besser ist die Scheidenmuskulatur unter Kontrolle und kann je nach Bedarf zusammengezogen oder gelöst werden. Das hilft bei der Geburt, eine hinderliche Anspannung zu spüren und loszulassen – bis man im »Erdgeschoß« oder »Keller« angekommen ist.

Ebenso wichtig sind diese Kegelübungen nach der Geburt, um die gewohnte Elastizität und Muskelspannung des Gewebes rings um die Scheide zurückzugewinnen. Das gilt vor allem nach einem Dammschnitt, bei unfreiwilligem Harnabgang (Inkontinenz) und bei Schwierigkeiten mit dem Geschlechtsverkehr.

Wenn nach der Geburt Geschlechtsverkehr zunächst noch schmerzhaft ist, können Sie versuchen, die Scheide bewußt zu entspannen – bis Sie im »Keller« sind –, um dann den Penis aufzunehmen. Erst danach die Scheidenmuskulatur anspannen und entspannen, in einem Rhythmus, der beiden gefällt.

Ernährung

Nein – ich will Sie jetzt nicht mit vielen guten Ernährungstips
und womöglich mit Schuldgefühlen beladen. Wahrscheinlich
werden Sie von verschiedenen Seiten längst mit Ratschlägen,
was in der Schwangerschaft gesund und notwendig sein soll,
überhäuft.
Mir fällt immer wieder auf, daß viele Schwangere instinktiv
das Richtige essen. Und meist stimmen auch die Mengen: Keine Frau braucht sklavisch Kalorien zu zählen, und längst hat
sich herumgesprochen, daß frau nicht »für zwei« essen muß
oder soll. Nur für Kalorienfuchser ein paar Zahlen: Unser
Energiebedarf von durchschnittlich 2200 Kilokalorien am Tag
steigt in der Schwangerschaft nur allmählich, im ersten Drittel
um etwa 100 Kalorien, im zweiten um 300 Kalorien. Danach
braucht frau dann zirka 2600 Kalorien täglich.
Wenn Sie zu Beginn der Schwangerschaft längere Zeit unter
Übelkeit und Erbrechen leiden, probieren Sie es am besten mit
vielen kleinen Mahlzeiten. Übrigens verliert kaum eine Frau in
dieser Zeit an Gewicht.
Oft wird darüber gelästert, wenn Schwangere ein Verlangen
nach bestimmten Nahrungsmitteln entwickeln. Aber wer
weiß, ob die hartgekochten Eier oder die sauren Gurken nicht
gerade das waren, was zu einer ausgewogenen Ernährung
fehlte.
Eine Frau in meinem Vorbereitungskurs war unglücklich,
weil sie einfach kein Verlangen nach »gesundem Essen« hatte.
Wir prüften nach, was sie tatsächlich gegessen hatte, und stellten fest, daß sie sich sehr ausgewogen ernährte. Ihr Körper
»weigerte« sich einfach, das »Zuviel« an Vitaminen und Mi-
neralstoffen aufzunehmen, das sie eingeplant hatte.
Deshalb auch hier: Verlassen Sie sich auf Ihren Körper und
befreien Sie sich von all den »du sollst« und »du mußt«. Bevor
Sie jedoch einfach eine Fertigsuppe in die Mikrowelle schieben
oder zur Dosenmahlzeit greifen, überlegen Sie kurz, ob Sie
wirklich Lust auf diese Sachen haben.
Wissenschaftler sprechen gern davon, daß die Ernährung

»ausgewogen« sein muß, und meinen damit, daß der Speisezettel Obst und Gemüse, Getreide und tierische Produkte wie nicht zu fettes Fleisch, Milch und Ei enthalten sollte. Doch das erreichen Sie locker und ohne Strichliste, wenn Sie abwechslungsreich – und mit Genuß – kochen und essen.

Vegetarierinnen brauchen übrigens nicht zu befürchten, daß ihr Kind zu kurz kommt, wenn sie auch in der Schwangerschaft auf Fleisch verzichten. Aber es ist gut, in dieser Zeit auf die Zusammenstellung der pflanzlichen Eiweiße besonders zu achten, das heißt Kartoffeln und die üblichen Gemüsesorten bewußt durch Nüsse, Hülsenfrüchte, verschiedene Getreidearten und selbstgezogene Keimlinge zu ergänzen. Wer auch Milchprodukte und Eier ablehnt, braucht vor allem Kalzium, Vitamin D und Vitamin B zusätzlich.

Zweifelhafte Genüsse

Einerseits kennen wir die Risiken und Schäden, die Nikotin, Alkohol, Koffein, Teein und auch eine einseitige Ernährung mit sich bringen, andererseits ist es wichtig, daß Sie sich wegen des Babys nicht benachteiligt fühlen und denken, jetzt ist alles verboten, was Spaß macht.

Koffein und Teein aktivieren Gehirn und Atmung, die Herzmuskulatur und die Magensäfte. Sie können Ruhelosigkeit, Schlaf- und Verdauungstörungen hervorrufen. Doch für viele Frauen ist schon der Gedanke unerträglich, sich vom Morgenkaffee, der erfrischenden Cola oder dem Nachmittagstee zu verabschieden. Zudem ruft ein Verzicht manchmal dieselben Unruhesymptome hervor wie der »verbotene« Genuß. (Das sind eigentlich typische Entzugszeichen.)

Daher: Versuchen Sie, den Verbrauch zu verringern, ohne sich dabei unter Streß zu setzen. Manchmal helfen kleine Tricks wie, die Teesorte zu wechseln und zugleich die Aufgußstärke zu mindern, auf Milchkaffee, besser noch auf Getreidekaffee umzusteigen oder Colagetränke mit Limonade zu mischen.

Nikotin wirkt auf die unwillkürlichen Muskeln, die auch die Wände der Blutgefäße umgarnen, und verengt sie. Das verschlechtert die Blutzirkulation. Die Engstellung der Adern – verstärkt durch Ablagerungen an den Blutgefäßwänden – behindert den Transport von Nährstoffen und Sauerstoff in die Gebärmutter (und den Rücktransport von Stoffwechselprodukten). Daß Kinder von Raucherinnen häufig untergewichtig sind und oft nicht gut gedeihen, erklärt sich vor allem aus diesem Versorgungsmangel.

Ohne Frage bringen viele Frauen ein gesundes Kind zur Welt, obwohl sie in der Schwangerschaft geraucht haben. Das Risiko von Schäden steigt aber mit der Nikotinmenge. Besonders ungünstig ist die Kombination von rauchen, unterernährt sein und ungesund leben.

Ich möchte keine Frau, die schwanger geworden ist, dazu überreden, von heute auf morgen mit dem Rauchen aufzuhören (obwohl das für manche die beste und einzige Methode ist). Denn Sie müssen mit Entzugserscheinungen rechnen.

Ideal – aber für viele bloße Theorie – ist es, das Rauchen bereits aufzugeben, wenn man sich ein Kind wünscht. Doch vor der Empfängis fehlt meist der rechte Ansporn.

Für manche Schwangere ist es kein großes Problem, die Zigaretten beiseite zu lassen, andere kämpfen um jede Zigarette, weil sie versuchen, die oft genannte Grenze von fünf Stück pro Tag nicht zu überschreiten. Es gibt aber keine sinnvolle Obergrenze. Probieren Sie einfach, möglichst wenig zu rauchen.

Wenn Ihr Partner raucht und sich nun ebenfalls beschränkt, ist es für Sie sicherlich einfacher. Und falls Sie beide dabei bleiben, hat das auch noch den Vorteil, daß Ihr Kind in einer Wohnung aufwächst, deren Luft weniger schadstoffbelastet ist. Wenn Eltern rauchen, begünstigt das Atemwegsinfekte und Allergien bei den Kindern.

Alkohol gelangt über das Blut direkt in den Kreislauf des Kindes. Harte Alkoholika und der regelmäßige Konsum können beim Ungeborenen schwere Schäden wie Minderwuchs, Untergewicht oder Herz- und Sehfehler verursachen und eine Fehl-

oder Frühgeburt auslösen. Auf gelegentlich ein Glas Bier, Wein oder Sekt müssen Sie jedoch nicht verzichten. (Natürlich gelangen auch kleinste Mengen zum Baby, aber Schädigungen hierdurch sind nicht bekannt.)

Die Energielieferanten

Sie können diesen Abschnitt getrost übergehen, aber manche Schwangere möchten es vielleicht gern genauer wissen. Darum: Normalerweise braucht eine Frau 45 Gramm **Eiweiß** am Tag, ab dem vierten Schwangerschaftsmonat sind es dann rund 75 Gramm. Am besten ist es, die verschiedenen Eiweißquellen zu mischen, also Milch und Milchprodukte, Eier, Fisch und mageres Fleisch vom Tier sowie pflanzliches Eiweiß aus Hülsenfrüchten, Kartoffeln, Getreide, Soja, Mais usw.

Da tierische und pflanzliche **Fette** die Aufnahme unterschiedlicher Vitamine sichern, sollten Sie auch beide Arten verwenden. In der Schwangerschaft reichen 80 Gramm Fett am Tag völlig aus. Eingerechnet ist die Menge, die zum Beispiel in Fertiggerichten, Wurst und Gebäck versteckt ist.

Rund 400 Gramm **Kohlehydrate** braucht eine Schwangere täglich. Große Mengen enthalten Zucker, Teigwaren und alles Süße. Aber natürlich ist es viel besser, den Hauptbedarf mit Obst, Gemüse und Vollkornprodukten, die reich an anderen Nährstoffen sind, zu decken.

Wichtige Vitamine und Mineralstoffe

Bei einer gesunden Ernährung und Bewegung in frischer Luft sind Vitamin- und Eisenpräparate meist unnötig. Wenn Sie tagsüber arbeiten und auf Kantinenessen, das wenig Frisches enthält, angewiesen sind, können Sie zwischendurch Obst essen oder abends Salat und Rohkost. Auch Obst- und Gemüsesäfte sind eine gute Ergänzung.

Ob zusätzliche Präparate sinnvoll sind, besprechen Sie am besten mit Ihrem Arzt. In zu hohen Dosen können zum Beispiel auch Vitamine schädlich sein.

Wozu die einzelnen Vitamine gut sind, und was zu bedenken ist:

Vitamin A baut die Haut sowie die Schleimhäute auf und schützt sie. Außerdem brauchen es die Augen beim Sehen. Milchprodukte und Ei, Vollkorn, Karotten, rote Beete und Aprikosen enthalten viel Vitamin A. Doch Vorsicht: Hohe Dosen, die sich mit manchen Vitaminpräparaten leicht erreichen lassen und in Medikamenten zur Behandlung bestimmter Hauterkrankungen (schwere Akne u.a.) enthalten sind, können den Embryo schädigen.

Wenn Sie häufig müde oder abgeschlagen sind, kann es sein, daß Ihnen **Folsäure**, ein bestimmter Stoff aus der **Vitamin B-Gruppe**, fehlt. In der Schwangerschaft verdoppelt sich der Bedarf. Hohe Abweichungen vom Normalwert begünstigen eine vorzeitige Plazentaablösung, Fehlbildungen wie den »offenen Rücken« und Frühgeburten. Folsäure findet sich zum Beispiel in Milchprodukten, roter Beete, Kohlgemüse, Fenchel und Zitrusfrüchten. Sollte Ihr Bedarf durch die Ernährung nicht gedeckt sein, kann der Arzt Ihnen Folsäurepräparate verordnen – eventuell in Kombination mit Eisen.

Vitamin C, das bekanntlich in frischen Früchten, grünem Gemüse, Salat, Beeren und Milch reichlich vorkommt, fördert die Bildung des Bindegewebes, stärkt die Infektabwehr und unterstützt die Aufnahme von Eisen im Darm. Wenn Sie »normal« essen, brauchen Sie keine Zusatzpräparate. Für die Zahnanlage und den Knochenbau des Kindes ist **Vitamin D** wichtig. Es steckt vor allem in Hefe, Ei, Butter, Milch und Ölen. Die verschiedenen Stoffe dieser Vitamingruppe entstehen zum Teil erst, wenn ultraviolettes (Sonnen-)Licht auf die Haut fällt. Da zu hohe Dosen den Embryo schädigen können, dürfen Vitamin D-Präparate nur streng nach Vorschrift genommen werden. Meist sind sie überflüssig.

Vitamin K, das die Blutgerinnung fördert, kommt unter anderem in Spinat, Blumenkohl und Grünkohl vor. Wer sich ballaststoffreich ernährt und dadurch eine gute Darmflora entwickelt, hat normalerweise keinen Mangel, weil die Darmbakterien für genügend Vitamin K sorgen.

Knochen und Zähne brauchen zu ihrem Aufbau viel **Kalzium**. Nimmt die Mutter mit der Nahrung – zum Beispiel aus Milch, Sauermilch und Milchprodukten, Grünkohl oder Mandeln – nicht genügend auf, dann entzieht das Baby den Mineralstoff ihren Knochen. Kalziumpräparate sind in der Regel überflüssig. Der Tagesbedarf ist gedeckt, wenn Sie etwa einen Liter Milch trinken und ein wenig Käse essen. Sie müssen aber nun nicht zum Milchtrinker werden, auch Joghurt, Milchreis oder -pudding und Quark sind natürlich kalziumreich.

Eisen braucht unser Körper, um den roten Blutfarbstoff, das Hämoglobin, herzustellen und Sauerstoff transportieren zu können. Normalerweise wird mit der Nahrung eine ausreichende Menge Eisen aufgenommen. Ein Mangel macht oft sehr müde. Besonders eisenreich sind mageres Muskelfleisch, aber auch Leber und Niere, die heute jedoch so stark mit Schwermetallen und anderen Schadstoffen belastet sind, daß man sie keiner Schwangeren empfehlen kann. Rosen- und Grünkohl, Schwarzwurzeln, Hülsenfrüchte und Aprikosen enthalten ebenfalls viel Eisen.

Obwohl Schwangere mehr – und zwar doppelt soviel – Eisen aus der Nahrung herausziehen können, leiden viele unter einem Mangel – bekannt als Blutarmut oder Anämie. Von einer *Eisenmangelanämie* spricht man, wenn die Hämoglobinkonzentration (Hb) unter elf Gramm pro Deziliter Blut sinkt. Wenn dann noch andere Befunde für einen Eisenmangel sprechen, wird der Arzt Ihnen wohl Eisenpräparate verordnen. Die Wirkung zeigt sich normalerweise erst nach ein paar Wochen. Denken Sie daran, daß die Aufnahme des blutbildenden Metalls verringert wird, wenn Sie gleichzeitig oder wenig später Tee oder Kaffee trinken.

Manche freiverkäuflichen Mittel, die nur dreiwertiges Eisen (Fe^{+++}, Fe III) enthalten, sind übrigens barer Unsinn und Geldverschwendung. Unser Körper kann die zweiwertige Form des Eisens (Fe^{++}, Fe II) etwa fünf- bis zehnmal besser aufnehmen. Die Zusatzpräparate können neben Magenbeschwerden auch Darmträgheit und Verstopfung auslösen. Da dies wiederum die Entstehung von Hämorrhoiden begünstigt, ist eine Arzneitherapie nur ratsam, wenn Sie sich dauernd müde fühlen und Ihr Eisenmangel erheblich ist (unter 10 Hb). Öfters ist der Hb-Wert auch nur im zweiten Drittel der Schwangerschaft zu niedrig und steigt danach auch ohne Therapie wieder an.

Bei Schwangeren ist der Bedarf an **Magnesium** doppelt so hoch. Kartoffeln, Vollkorn, Bananen und viele Gemüsearten enthalten reichlich Magnesium, so daß nur selten ein Mangel entsteht. Da dieser unter Umständen Muskelkontraktionen – auch der Uterusmuskulatur – auslösen kann, wird der Mineralstoff manchmal vom Arzt gespritzt, um vorzeitige Wehen zu verhindern (S. 189). Auch Krampfanfälle in der Schwangerschaft (Spätgestose, S. 17) werden mit Magnesium behandelt.

Jodmangel kann bei entsprechender Veranlagung der Mutter zu Reifungsstörungen der Schilddrüse bei ihrem Kind führen. Dem können Sie vorbeugen, indem Sie jodiertes Salz benutzen. Außerdem ist Seefisch besonders reich an Jod.

Getränke

Gerade im letzten Schwangerschaftsdrittel trinken Frauen mehr als sonst. Sie versorgen ja nicht nur sich selbst mit Flüssigkeit, sondern auch das Kind (Blutkreislauf, Fruchtwasserbildung usw.). Normalerweise wird nur ein geringer Teil als »Wasser« ins Gewebe eingelagert (Ödeme, S. 16).
Es reicht, täglich etwa ein bis eineinhalb Liter zu trinken. Die besten Durstlöscher sind Mineralwasser mit niedrigem Natriumgehalt und ohne Kohlensäure, ungesüßte Kräuter- und Früchtetees, verdünnte – am besten frisch gepreßte – Obst- und Gemüsesäfte sowie Buttermilch und Vollmilch.

Unannehmlichkeiten der Schwangerschaft

Gewichtszunahme

Bis zur Geburt steigt das Körpergewicht meist um 12 bis 15 Kilogramm. Auch 16, 17, oder 18 Kilo zusätzlich können noch normal sein. Allerdings ist ein langsamer, stetiger und nicht zu starker Anstieg am günstigsten. Er läßt Herz und Kreislauf die Möglichkeit, sich auf den übergewichtigen Körper einzustellen. Jedes Kilo mehr belastet Wirbelsäule und Füße, die das Gewicht tragen müssen, zusätzlich. Je schwerer eine Schwangere ist, desto weniger fit fühlt sie sich meist. Auch Bluthochdruck kann durch Übergewicht verursacht sein.

Allerdings besteht kein Grund, jeden Morgen auf die Waage zu steigen. Sich einmal pro Woche – oder bei der Schwangerenvorsorge – zu wiegen, reicht völlig. Normalerweise erfolgt die Zunahme eher schubweise. Größere Sprünge von einer Woche zur anderen sollten beobachtet werden, da sich dahinter eine Wasseransammlung im Gewebe verbergen kann (Ödeme, S. 116).

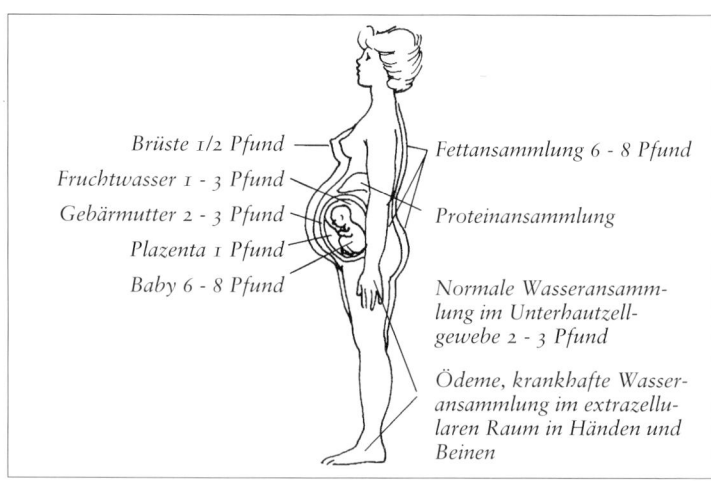

Brüste 1/2 Pfund
Fruchtwasser 1 - 3 Pfund
Gebärmutter 2 - 3 Pfund
Plazenta 1 Pfund
Baby 6 - 8 Pfund

Fettansammlung 6 - 8 Pfund

Proteinansammlung

Normale Wasseransammlung im Unterhautzellgewebe 2 - 3 Pfund

Ödeme, krankhafte Wasseransammlung im extrazellularen Raum in Händen und Beinen

Normalerweise nimmt man in den ersten drei Monaten wenig oder gar nicht zu. In den folgenden sechs Monaten beträgt der Anstieg rund eineinhalb bis zwei Kilogramm im Monat.

Die zusätzlichen Pfunde stammen aus mehreren Bereichen:

• Im Gewebe wird mehr Wasser, die sogenannte Zwischenzellflüssigkeit, eingelagert.
• Die Blutmenge steigt an, da ja auch der Kreislauf des Kindes versorgt sein muß.
• Brüste und Gebärmutter wachsen.
• Vor allem Kind, Mutterkuchen und Fruchtwasser wiegen eine Menge.
• Der Rest ist gespeichertes Fett.

Hämorrhoiden und Krampfadern

Durch die Schwangerschaftshormone erweitern sich die Blutgefäße, so daß das Blut in ihnen langsamer fließt. Das aufwärts zum Herzen – und damit gegen die Schwerkraft – strömende Blut staut sich leicht, da in den erweiterten Venen jene Klappen, die einen Rückfluß verhindern sollen, nicht mehr richtig schließen. Ein Teil des Blutes fließt daher zurück und läßt die übervollen Venen als Krampfadern, oder Varizen, hervortreten. Auch im Bereich der Scheide und am After können Krampfadern entstehen. Hämorrhoiden sind erweiterte Blutgefäße im Darm oder am Darmausgang.

Wer gern spazierengeht, radfährt oder schwimmt, beugt Krampfadern vor, denn die Muskelaktivität der Beine pumpt das Blut in Richtung Herz und Lunge. Außerdem helfen bestimmte Übungen (S. 37), den Blutkreislauf anzuregen und die Gefäße zu entlasten. Vor allem langes Sitzen und Stehen fördern den Blutstau in den Beinvenen.

Ein weicher Stuhl – durch schlackenreiche Kost leicht zu erzielen – beugt Hämorrhoiden vor. Außerdem stimulieren Kegelübungen (S. 37) die Durchblutung der Gefäße rings um den After.

Zahnfleischbluten und Nasenbluten

Durch die erweiterten Blutgefäße kommt es auch häufiger zu Zahnfleisch- und Nasenbluten. Das braucht Sie nicht zu beunruhigen. Es ist ungefährlich und verschwindet nach der Schwangerschaft wieder. Nasenbluten geht am schnellsten vorbei, wenn man mit Daumen und Zeigefinger die Nasenflügel zusammenpreßt. Ein kalter Waschlappen oder ein Eiskissen im Nacken helfen zusätzlich.

Verstopfung

Während der Schwangerschaft sind Verstopfungen häufig. Das hat mehrere Gründe: Das Schwangerschaftshormon Progesteron wirkt entspannend auf alle unwillkürlichen Muskeln. Dadurch verhindert es einerseits Kontraktionen der Gebärmutter, die eine Fehl- oder Frühgeburt auslösen könnten. Andererseits entspannt es die Muskulatur der Darmwände. Besonders der Dickdarm ist dadurch erweitert und schlaffer als normalerweise. Infolgedessen wird der Darminhalt nicht mit der üblichen Geschwindigkeit durchgearbeitet und der Stuhl fester.

Oft führt die Einnahme von Eisenpräparaten zu Verstopfungen. Auch Streß und eine schlackenarme Ernährung wirken sich ungünstig aus. Wenn nur die stärkere Eindickung des Stuhls – sie beruht darauf, daß der Körper in der Schwangerschaft mehr Flüssigkeit zurückhält – schuld ist, reicht es aus, regelmäßig und genügend zu trinken.

Ansonsten hilft gegen Darmträgheit ein einfaches Rezept: Abends je einen Löffel Weizenkeime, Weizenschrot und Leinsamen mit kleingeschnittenem, getrocknetem Obst – zum Beispiel Aprikosen, Pflaumen oder Datteln – in Wasser einweichen und morgens vor dem Frühstück essen. Gemischt mit Vollkornflocken und reichlich Milch oder Joghurt ersetzt es auch die Morgenmahlzeit. Auch Pflaumensaft und Sauerkraut(saft) bringen den Darm auf Trab.

Erbrechen

Übelkeit, Geschmacksveränderungen und erhöhte Geruchsempfindlichkeit sind in der Schwangerschaft häufig. Psychische und physische Faktoren können eine Rolle spielen. Die biologischen Ursachen sind nicht geklärt.

Da Übelkeit und Erbrechen vor allem morgens beim Aufstehen einsetzen, wird vermutet, daß ein zu niedriger Blutzuckerspiegel mitverantwortlich ist. Eine andere Erklärung ist, daß eine Proteinunverträglichkeit besteht, weil das Baby fremdes Eiweiß – ererbt vom Vater – in den Körper der Mutter bringt. Manche Frauen vertragen bestimmte Proteine in der Schwangerschaft nicht. Probieren Sie aus, welche Eiweiße Ihnen schmecken und verträglich sind: mehr oder weniger Käse, Fisch, Fleisch, Eier, Soja als zuvor.

Es hat sich bewährt, bereits vor dem Aufstehen eine Kleinigkeit zu essen. Das können Kekse, Zwieback, Käse, Brot oder Müsli sein. Vielleicht hilft Ihnen auch ein Kräutertee aus Pfefferminz- oder Pfirsichblättern, Kamille, Melisse, Hopfen oder Ingwerwurzeln. Vitamin C-reiche Früchte und insbesondere schwarze Johannisberen – roh oder als Saft – werden ebenfalls empfohlen. Manche Frauen vertragen aber die Säure nicht.

Erlauben Sie sich, es morgens langsam angehen zu lassen, und spüren Sie in sich nach, was Ihnen guttut.

Sprechen Sie mit Ihrer Hebamme oder Ihrem Arzt, wenn das Erbechen häufig und praktisch zu jeder Zeit – also auch unabhängig von den Mahlzeiten – auftritt. Sie verlieren dadurch viel Wasser, und es kann dann Flüssigkeit fehlen – gerade für den Blutkreislauf – und ein Mangel an bestimmten Nahrungsbestandteilen entstehen.

Sodbrennen

Das unangenehme »Brennen« entsteht durch Magensäure, die nach oben gedrückt wird, wenn der Magen gefüllt und sein Eingang nicht richtig verschlossen ist. Das kann von den

Schwangerschaftshormonen herrühren, die die unwillkürliche Muskulatur entspannen. Vor allem aber liegt es am wachsenden Baby, das mit der Zeit den Magen immer mehr hochschiebt. Sich nach dem Essen hinzulegen, ist in diesem Fall ungünstig. Manche Speisen und Getränke fördern Sodbrennen, während Milch und Sahne die Säure abmildern. Kleinere, häufigere Mahlzeiten und gemächliches Essen beugen den Beschwerden vor. Auch Fenchel- und Anistee sind sinnvoll. Abhilfe bringen insbesondere Mandeln und Haselnüsse. Gut zerkaut und eingespeichelt kann die Nuß-Speichel-Masse die Magensäure »entschärfen«.

Bei anhaltend starken Beschwerden ist es manchmal ratsam, säurebindende Medikamente (Antazida) einzunehmen.

Schwangerschaftsstreifen

Mit der Vorbeugung muß man beginnen, ehe der Bauch wächst. Sind Schwangerschaftsstreifen einmal da, läßt sich nicht mehr viel dagegen tun. Nach der Geburt verblassen sie zwar, bleiben aber sichtbar.

Die Streifen (Striae) sind zum Teil hormonell bedingt und entstehen durch die Dehnung der Haut an Brust und Bauch, an den Hüften und Oberschenkeln. Das lockere Gewebe unter der Haut wird so stark auseinandergezogen, daß eine tieferliegende, bläulich-rote Gewebeschicht durchschimmert. Dabei kann es zu Juckreiz und Spannungsgefühl kommen.

Um den Striae vorzubeugen, sollte man alles vermeiden, was – wie zum Beispiel enge Kleidung – die Durchblutung der Haut behindert. Günstig ist es, den Kreislauf anzuregen, etwa durch Luft- und (maßvolle!) Sonnenbäder, mildes und eher kühles Duschen, Trockenbürsten der Haut und Massagen, am besten mit Weizenkeimöl. Dabei nimmt man die Haut an Bauch und Oberschenkeln in Falten hoch und knetet sie Stück für Stück durch. Auf diese Weise gewöhnt sich das Unterhautgewebe an eine gewisse Dehnung und wird durch das Öl elastischer.

Sind Schwangerschaftsstreifen bereits vorhanden, ist diese

Massage nicht mehr angebracht. Sie würde die Haut zusätzlich dehnen.

Es ist übrigens nicht nur in der Schwangerschaft angenehm, dem Badewasser einen Eßlöffel Öl zuzusetzen – oder gleich ein ölhaltiges Bademittel zu nehmen. Der Fettfilm schmiegt sich an die Haut, lindert Juckreiz und macht ringsum weich und geschmeidig.

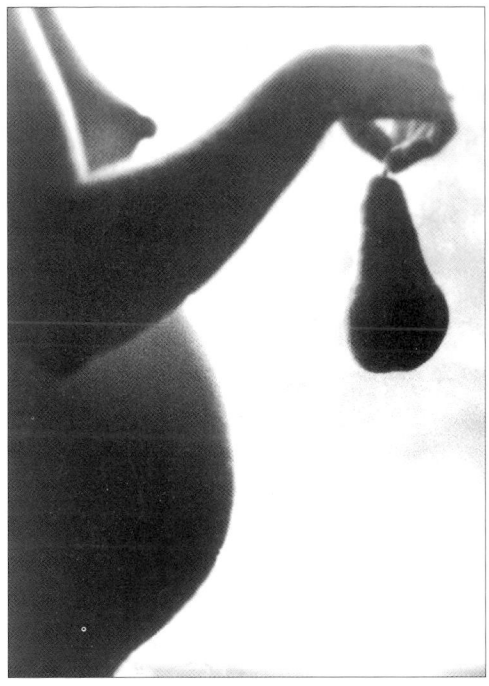

Sexualität in der Schwangerschaft

»Sie braucht Zuwendung, um zu fühlen, daß sie trotz Bauch noch attraktiv ist. Er braucht Zuwendung, um zu fühlen, daß er immer noch für sie wichtig ist, daß sie nicht nur an das Baby denkt.«

Obwohl Sexualität sehr viel mit Schwangerschaft und Geburt zu tun hat, wird wenig darüber gesprochen und geschrieben. Dabei gibt es wohl kaum ein Paar, das während der Schwangerschaft nicht Fragen oder Probleme zu oder mit der Sexualität hat.

Oft hat der Mann – manchmal nur vorübergehend – Schwierigkeiten, seine schwangere Frau attraktiv zu finden. Sei es, weil er »nur« noch Bauch sieht, weil sie schwerfällig geworden ist oder ihr sowieso alles weh tut. Außerdem ist er – meist unbewußt – mit dem Inzesttabu konfrontiert, das bekanntlich besagt: Man hat keine sexuelle Beziehung zu (s)einer Mutter.

Eine Frau erinnert sich, woran sie zuerst erkannte, daß sie als Schwangere mit anderen Augen betrachtet wurde: *»Ich stellte es daran fest, daß mir die Männer von der Baustelle nicht mehr nachpfiffen.«*

Weil so wenig darüber gesprochen wird, fürchten viele Paare, daß nur sie mit der Lust und der Liebe nicht mehr zurechtkommen und womöglich »anormal« sind. Dabei sind Probleme eigentlich ganz normal, denn durch die Schwangerschaft verändert sich viel. Manches regt die Sexualität an, anderes behindert sie. Wichtig ist es, miteinander zu reden, damit der Partner von neuen Bedürfnissen und unbekannten Schwierigkeiten erfährt.

Was Sexualität beeinflussen kann

1.-3. Schwangerschaftsmonat:
Behindernd: Müdigkeit, Übelkeit und die Angst, den Embryo zu verletzen oder eine Fehlgeburt auszulösen. Die Brüste sind

druck- und berührungsempfindlich. Die Genitalien der Frau sind manchmal geschwollen, weil sie stärker durchblutet werden, und es tut weh, wenn der Penis eindringt.
Anregend: Freude über die Schwangerschaft wirkt oft entspannend. Die Sexualität kann einfach genossen werden, ohne Verhütungsmittel zu nehmen und ohne den Anspruch, ein Kind zu zeugen. Die größeren Brüste finden beide oft schön und sexy.

3. - 6. Schwangerschaftsmonat:

Behindernd: Der Bauch wird dick und widerspricht dem Schönheitsideal. Das Baby bewegt sich, wenn die Eltern sich nahe sind. Die Angst, das Baby zu erdrücken oder es beim Orgasmus zu ersticken, besteht weiter. Beide fühlen sich nicht mehr allein und unbeobachtet. Stärkerer Ausfluß mit intensivem Geruch kann unangenehm sein, und die üblichen Positionen beim Geschlechtsverkehr werden oft unbequem.
Anregend: Viele Frauen fühlen sich in dieser Zeit besonders wohl und haben mehr als je zuvor das Bedürfnis nach Sex. Veränderungen, die sonst erst durch sexuelle Stimulation entstehen, sind während der Schwangerschaft ein normaler körperlicher Zustand: Die Genitalien sind stärker durchblutet und deshalb empfindsamer, so daß die Frau mehrere Orgasmen haben kann. Die Scheide ist feuchter, und im Körper sind mehr Sexualhormone aktiv.

6.-9. Schwangerschaftsmonat:

Behindernd: In dieser Zeit wird man leicht atemlos, oft auch schwerfällig und weniger beweglich. Manche Frauen verstecken ihren Körper, weil sie sich selbst zu dick und unattraktiv finden oder Krampfadern und Hämorrhoiden stören. Die Angst, durch Geschlechtsverkehr eine Frühgeburt auszulösen, ist oft groß.
Anregend: Neue Stellungen zu entdecken und auszuprobieren, kann für beide reizvoll sein. Viele Paare genießen die »letzten« Tage ungestörter Zweisamkeit sehr bewußt.

Verwirrende Fehlinformationen

Bei einer normalen Schwangerschaft können Frau und Mann so oft sie wollen miteinander schlafen. Sex fördert die Durchblutung der Geschlechtsorgane und dadurch das »Einpflanzen« der Plazenta. Gerade in den ersten Wochen kann das helfen, die Schwangerschaft zu sichern. Nur bei Blutungen und Schmerzen, vorzeitigen Wehen und drohender Fehlgeburt, bei Infektionen im Genitalbereich, einer ungewöhnlichen Lage der Plazenta und wenn der innere Muttermund (S. 83) nicht fest genug verschlossen ist, kann es ratsam sein, auf Geschlechtsverkehr zu verzichten beziehungsweise einen Orgasmus zu vermeiden. Dieser löst nämlich auch Kontraktionen der Uterusmuskulatur aus, die wehenähnlich wirken können.

Messungen haben ergeben, daß die kindlichen Herzschläge beim Orgasmus der Mutter ein wenig sinken – etwa so wie bei den Vorbereitungswehen (S. 83). Unmittelbar danach sind sie wieder normal. Das Baby kann also nicht ersticken.

Es wird beim Sex auch nicht erdrückt oder verletzt, da es gut eingebettet und von Fruchtwasser, Eihäuten und Gebärmutter umschlossen ist. Der Schleimpfropf im Muttermund verhindert außerdem, daß Krankheitserreger eindringen und bis zu ihm gelangen können.

Diese Informationen sind sehr allgemein. Wenn Fragen oder Komplikationen auftreten, ist es deshalb das beste, sich von einer Hebamme oder einem Arzt beraten zu lassen.

Vielen Ärzten fällt es schwer, über Sexualität zu sprechen. Gerade deshalb sollten Sie ruhig ohne Scheu nach Einzelheiten fragen. (Zum Beispiel: Ist Geschlechtsverkehr möglich, aber kein Orgasmus? Oder kein Geschlechtsverkehr, doch Selbstbefriedigung? Cunnilingulus oder Stimulation der Klitoris bis zum Orgasmus?)

Totale Abstinenz ist nie nötig. Es gibt viele Möglichkeiten der sexuellen Befriedigung, auch wenn Geschlechtsverkehr vorübergehend nicht möglich ist. Nehmen Sie die Schwangerschaft als eine Chance, neue Erfahrungen zu machen und sich von dem leiten zu lassen, was sich richtig und gut anfühlt.

Tips und Anregungen

Mit der Schwangerschaft entstehen neue Bedürfnisse und Phantasien. Sie bereichern die Intimität.

»Die letzten Schwangerschaftsmonate haben uns gezwungen, neue Stellungen zu finden, und das war gut für uns, denn nach sechs Jahren Ehe hatte sich eine ›Gewohnheitsstellung‹ eingespielt. Wir hatten viel Spaß beim Ausprobieren.«

• Alle Positionen, bei denen die Frau die Intensität des Geschlechtsverkehrs bestimmen kann, sind jetzt angenehmer.
• Meist ist es besser, wenn der Penis nicht so tief eindringt, damit er nicht an den Muttermund stößt.

»Ich hatte sehr viel ›Appetit‹, viel mehr als je zuvor oder nachher. Bis kurz vor der Entbindung hatten wir eine sexuelle Beziehung. In den letzten Monaten allerdings, als ich diesen mächtigen Bauch hatte, fand mein Mann mich nicht mehr so attraktiv und hatte wohl auch ein bißchen Angst. Ich habe dann viel onaniert. Es hat mir Spaß gemacht und mein Wohlbefinden überhaupt nicht beeinträchtigt, im Gegenteil.«

• Gerade in den letzten Schwangerschaftswochen, wenn manchen Frauen nicht mehr so nach Sex zumute ist, weil es zu »akrobatisch« wird oder schon Wehen auftreten, ist es schön und entspannend, die Häutchen rings um die Klitoris zu massieren und zu streicheln.
• Das wichtigste ist wohl, darüber zu reden, wenn man keinen Geschlechtsverkehr mehr haben will oder soll. Andernfalls entstehen leicht falsche Befürchtungen und Mißverständnisse.

»Ich hatte nie zuvor erlebt, wie schön es ist, sich ganz den Empfindungen zu überlassen, die in mir entstanden. K. war zunächst erstaunt, fast schockiert über meine intensive, herausfordernde Hingabe, doch dann erlaubte er sich, auch mehr aus sich herauszugehen.«

- Beim Liebesspiel kann man seine Fähigkeit zum Loslassen ausprobieren: Bin ich bereit, mich dem Eindringen des Partners zu öffnen und mich bestimmten Situationen zu überlassen? Oder denke ich, »Das sieht doch blöd aus« oder »Das tut doch bloß weh«?
- Sex kann eine gute Gelegenheit bieten, sich bewußt zu entspannen, wo man sonst verkrampfen würde, bewußt zu atmen und sich den Bewegungen zu überlassen. Viele Frauen entdecken dadurch, daß ein Punkt, an dem sie eigentlich aufhören wollten, der Beginn einer größeren Lust ist. – Die Fähigkeit, sich dem hingeben zu können, was im eigenen Körper geschieht, ist bei der Geburt sehr wichtig.

Gefühle der Männer

Die Gefühle von Männern kommen meist zu kurz, wenn über Schwangerschaft gesprochen wird. Dabei bringt diese Zeit ihnen genauso wie ihrer Partnerin intensive Erfahrungen, ein Umlernen und ein »Wachsen«. Verschiedene Empfindungen können sich ablösen oder auch nebeneinander bestehen.

Es kann sein, daß der Mann
- sich daran freut, ohne Verhütungsmittel Geschlechtsverkehr zu haben,
- von einer stärkeren sexuellen Genußfähigkeit seiner Partnerin profitiert,
- es gut findet, wenn plötzlich mehr Abwechslung in das Liebesleben kommt.

Ebensogut ist es möglich, daß der Mann
- mit den körperlichen Veränderungen seiner Partnerin nicht zurecht kommt,
- vor ihrer ausgeprägteren Weiblichkeit, der feuchteren Scheide und den größeren Brüsten beinah zurückschreckt, oder
- befürchtet, für ihn bleibe kein Raum mehr in ihr beziehungsweise er müsse in ihr versinken. Beide Gefühle können verursachen, daß er seine Erektion verliert.

- Manchmal fühlen Männer sich von den Bewegungen des Babys weggestoßen.
- Oder es fällt ihnen schwer, neue Positionen zu akzeptieren. Dahinter mag die Angst stecken, der Penis könne nicht groß genug oder die Erektion nicht stark genug sein.
- Unter Umständen bekommen Männer angesichts der Vaterschaft Probleme mit ihrem Selbstbild und fürchten, nicht gut genug oder männlich genug zu sein.

Deshalb brauchen nicht nur Frauen Verständnis für die Veränderungen, die in ihnen passieren. Bei den Männern läuft ein ebenso intensiver Anpassungsprozeß. Daß sie, die die Schwangerschaft mit ausgelöst haben, die weitere Entwicklung nicht mehr in der Hand haben, mag besonders irritierend sein.

Geschlechtsverkehr nach der Geburt

Meistens heißt es, daß Geschlechtsverkehr erst sechs bis acht Wochen nach der Geburt – ab der letzten Nachuntersuchung – wieder beginnen kann. Die Heilungs- und Rückbildungsprozesse sind dann weitgehend abgeschlossen. Der Zeitpunkt ist jedoch von Frau zu Frau verschieden, je nach Geburtsverlauf, Heilungsprozeß und Persönlichkeit werden Sie früher oder später wieder Lust dazu haben.

»Es war wichtig für uns beide, wieder eine sexuelle Beziehung zu haben. Einfach eine Zeit, die nur uns beiden gehört und in der wir nur füreinander da sind.«

Manche Frauen wünschen sich Geschlechtsverkehr schon wenige Tage nach der Geburt, andere finden den Gedanken daran noch nach einem Jahr unerträglich. Irgendwo dazwischen kann es richtig sein. Als Grundregel gilt: Wenn der blutige Ausfluß etwa 5 bis 14 Tage nach der Geburt aufgehört hat, die Dammnaht – falls ein Schnitt gemacht wurde – verheilt ist und beide Partner Lust dazu haben.

»Während der Schwangerschaft hatte ich oft mehrere Orgasmen, deshalb war es ein Schock nach der Geburt, daß ich ein so langes Vorspiel brauchte, um zum Orgasmus zu kommen.«

Da der Östrogenspiegel nach der Geburt und in der Stillzeit niedrig ist, bleibt die Scheide trotz sexueller Erregung häufig trocken. Man kann es dann mit wasserlöslichen Gleitcremes oder Gels versuchen. *»Sicher, es hat das erste Mal nach der Geburt wehgetan, aber das war nicht so schlimm. Viel schlimmer war die Angst: Wird es je wieder gut werden?«* Aus den körperlichen Veränderungen können verschiedene Probleme entstehen: Die Brüste sind voller und empfindlicher, die Vagina ist weicher, und der Harnabgang läßt sich manchmal nicht sicher kontrollieren (Inkontinenz). Diese Folgen der Geburt geben sich zwar zum Teil von selbst; eine große Hilfe sind jedoch Beckenbodenübungen (S. 37), die die Blasen- und Scheidenmuskulatur wieder straffen.

Der erste Eisprung und damit auch die erste Periode nach der Geburt verzögern sich durch die Hormonumstellung und das Stillen oft um mehrere Wochen oder Monate. Das ist jedoch keine sichere Verhütung: Der erste Eisprung kann jederzeit stattfinden, ohne daß frau durch eine Menstruation »gewarnt« ist. Verhütungsmittel sind also notwendig. Solange Sie stillen, kommt die Pille nicht in Frage.

Wenn sexuelle Lust in den Wochen und Monaten nach der Geburt fehlt, liegt das vielleicht an Ihrer Müdigkeit und Erschöpfung durch das Pflegen und Stillen des Babys oder auch an dem intensiven körperlichen und emotionalen Kontakt zum Kind. Ihr Bedürfnis nach Zärtlichkeit und Nähe ist durch das Baby vielleicht für eine Zeitlang vollkommen oder zum Teil ausgefüllt. Darunter leiden verständlicherweise die Väter, die leicht mit Eifersucht und Rückzug reagieren. Sie werden nicht durch Hormoneinflüsse auf ihre Vaterrolle vorbereitet und brauchen eine gewisse Zeit, um sich auf die Veränderungen einzustellen. Manchmal »normalisiert« sich das Liebesleben nur allmählich. Auch hier hilft es, sich die unterschiedlichen Bedürfnisse klarzumachen.

Träume

Geburtsvorbereitung im Traum

Viele Frauen haben intensive Träume, wenn sie schwanger sind. Manche sagen, daß ihre Träume oft mehr männliche Symbole beinhalten, wenn sie ein männliches Kind in sich tragen. Andere glauben, daß sie aus ihren Träumen erfahren, was für eine Persönlichkeit das Kind in ihnen ist oder sein wird. Sicher ist, daß unsere Träume von unseren unbewußten und bewußten Hoffnungen, Wünschen und Ängsten bestimmt werden. Sicher ist auch, daß dieselben Hoffnungen, Wünsche und Ängste die Persönlichkeit des Kindes formen.

Daß Träume den Geburtsverlauf unmittelbar beeinflussen, meinen die amerikanischen Forscher Carolyn Winget und Frederik Kapp. Sie analysierten die Trauminhalte von 70 Frauen, die ihr erstes Kind erwarteten, und fanden heraus, daß

- Frauen, deren Träume über den Geburtsverlauf zu 50 Prozent angstbesetzt waren, eine normal lange Entbindung hatten, nämlich 16 bis 18 Stunden.
- Frauen, bei denen der Anteil angstvoller Träume über 80 Prozent lag, in weniger als 10 Stunden entbunden hatten.
- Frauen, die nur von 25 Prozent angstbesetzten Träumen erzählten, länger als 20 Stunden zur Entbindung brauchten.

Angstbesetzte Träume werten Winget und Kapp daher als Vorbereitung, um die Realität besser zu meistern. Sie gehen davon aus, daß die Angst, die während der geträumten Geburt erlebt wird, entlastet, so daß bei der wirklichen Geburt keine oder viel weniger Angst notwendig ist. – Das kennt man von Prüfungssituationen: Werden sie immer wieder durchgespielt, dann gewinnt man normalerweise Sicherheit und vermag die Angst besser zu beherrschen.

Aus dem Ergebnis, daß Mütter mit überdurchschnittlich langer Geburtszeit kürzere Traumberichte lieferten, schlossen die amerikanischen Wissenschaftler also, daß diese Frauen so voller Angst waren, daß sie nicht einmal symbolische Träume

über die Geburt zulassen konnten und durch dieses Unter-
drücken und »Nichtwahrhabenwollen« ungenügend auf den
Streß der Geburt vorbereitet waren. Wie wir wissen, führen Ängste und Anspannung in der Regel zu einem verzögerten und schmerzhaften Geburtsverlauf.
(Bei manchen Frauen nehmen die Ängste mit jeder weiteren
Geburt zu.) Nach Aussagen von Winget und Kapp sind die
Frauen, die von vielen symbolischen und realistischen Geburten träumen, während der richtigen Geburt sozusagen »im-
mun« gegen Angst.

Patricia Garfield schreibt in ihrem Buch *Creative Dreaming*
von Angstträumen, die um das Thema Stillen kreisen. Sie
träumte zum Beispiel von einem hungernden Kätzchen und wie
verzweifelt sie war, kein Futter für das Kleine zu finden. Und
sie sieht einen Zusammenhang zwischen solchen Angstträumen und erfolgreichem Stillen.

Viele Menschen machen die Erfahrung, daß Gefühle wie
Haß, Angst oder Verzweiflung, die sie in Träumen intensiv
ausgelebt haben, am Tag danach nicht mehr so belastend sind.

Bei der Geburt und beim Stillen ist es wichtig, daß möglichst wenig Ängste da sind, die den Muttermund verschlossen
halten beziehungsweise den Letdown-Reflex (Milchflußreflex,
S. 217) behindern können.

Wenn wir in Vorbereitungskursen über Träume sprechen,
stelle ich immer wieder fest, daß werdende Mütter und Väter
Angstträume nicht wahrhaben wollen, als böses Omen werten
und nicht davon erzählen – aus Angst, andere unnötig zu belasten oder als neurotisch zu gelten. Erst wenn wir die Träume
im Hinblick auf den Geburtsverlauf betrachten und die Beob-
achtungen von Winget und Kapp diskutieren, erinnern sich
plötzlich viele an angstbesetzte Träume und atmen auf: Dann
ist es ja gut – dann freue ich mich wieder – es hat mir wirklich
Angst gemacht ...

Zum Effekt des »Immunwerdens« gegen Angst kommt
auch noch die Befreiung. Zahllose Frauen sind nämlich wegen
ihrer häufigen Angstträume erst recht furchtsam.

Aber natürlich gibt es auch Schwangere, die keine Angstträume produzieren, weil sie einfach keine Angst haben! Wer jedoch Ängste hat, soll sie zulassen und sozusagen aus sich herausträumen. Das geht. Man sollte sich nur nicht dagegen wehren.

Hier einige Tips, wie Sie Ihre Träume besser für sich nutzen können:

• Nehmen Sie Ihre Träume wichtig. Nur etwas, in das wir Energie hineinstecken, kann uns Energie zurückgeben.
• Sich an Träume zu erinnern, schafft Klarheit über die eigenen Gefühle. Man kann sich Schreibzeug gleich neben das Bett legen. Vielleicht entsteht mit der Zeit ein Traumnotizbuch.
• Aus Träumen kann man lernen, welche Hoffnungen und Ängste im Innersten verborgen sind. Wer sich Zeit nimmt, Gefühle neu zu durchdenken, kann verändernd auf seine Träume und auch auf das Baby einwirken.

Auch hier gilt: Begeben Sie sich nicht in einen Leistungsstreß. Angstträume sind nicht notwendig, um eine leichte Geburt zu haben.

Tagträume

In der Phantasie verschiedene Geburtsverläufe durchzuspielen, hilft vielen Schwangeren, mit Ängsten besser umzugehen. Man sollte die Phantasien auch dann weiterdenken, wenn es einem fast zu angsterregend wird. Es kommt ja gerade darauf an, die Gedanken weiterzuspinnen, durch die Angst hindurch. Wie gesagt: Die Angst, die auf diese Weise hochkommt, brauchen Sie bei der Geburt nicht erneut zu erleben.
Tagträume sind ein ganz wichtiger Bestandteil einer jeden Schwangerschaft. In ihnen finden die innere Vorbereitung und Einstimmung auf das Baby und den neuen Lebensabschnitt statt. Es ist gut, sich Zeiten zu erlauben oder auch freizuhalten, in denen Sie mit sich und dem Baby allein sind, wo Sie träumen, denken, weinen und lachen können.

Manche Frauen berichten erstaunt davon, wie sehr die
Schwangerschaft sie verändert und daß ihre Freunde sagen:
Was ist denn mit dir los? Mit dir kann man ja gar nichts mehr
anfangen! Trotz allem Denken an das Baby – nehmen Sie sich Zeit für
den Mann und die Freunde. Ob Sie von Ihrer Umwelt als viel-
seitige und interessante Persönlichkeit betrachtet oder in die
Schublade »Mutter« gesteckt werden, hängt nicht zuletzt auch
davon ab.
Das bedeutet keineswegs, daß sich die Persönlichkeit während der Schwangerschaft nicht ändern soll. Die Frage ist nur,
ob sich daraus eine Bereicherung oder Behinderung der Fähigkeiten und Interessen ergibt.
Viele Frauen finden plötzlich theoretische Gespräche »leer«.
Doch es macht einen Unterschied, ob man sich deshalb abwen-
det, gar nicht mehr zuhört und mit der Zeit als langweilig ab-
gestempelt wird, oder ob man sich »einklinkt«. Besser als sich
auszuschließen, ist es, die gewachsene Sensibilität zu nutzen
und seinen Freunden mitzuteilen, welche Bedeutung ihr Ge-
sprächsstoff aus der Sicht einer Schwangeren hat. Frauen »in
anderen Umständen« haben oft einen besseren, direkteren
Kontakt zu Gefühlen, zu den anderen, nicht »technischen«
Wahrheiten.

Phantasien, die während der Geburt helfen können

Stellen Sie sich vor, durch einen langen Gang zu gehen. Der
Gang ist in viele Abschnitte mit automatisch kontrollierten
Türen unterteilt. Immer wenn man sich einer Tür nähert, öff-
net sie sich. Nach ein paar Metern kommt die nächste Tür, und
auch sie geht automatisch auf, während man auf sie zutritt
usw. Tür um Tür öffnet sich, und man kann – ohne anzuhalten
– hindurch.
Viele Frauen hilft es, sich während der Wehen auf dieses
Bild zu konzentrieren. Es hat Parallelen zum sich öffnenden
Muttermund und zur sich dehnenden Scheide.
Oder denken Sie bei der Geburt an einen entfernten Licht-

punkt. Zunächst ist er ganz klein, dann wird er langsam immer größer – so, als ob Sie durch einen langen Tunnel schreiten.

Manche Frauen stellen sich vor, mit jeder Kontraktion einen Berg zu erklimmen, anderen hilft es, das Meer und heranwogende Wellen vor Augen zu haben.

Entspannung und Massage

Entspannungsübungen

Wir leben in einer Zeit der Hektik und des Leistungsdrucks. Das erzeugt bei den meisten Verspannungen und oft heftige Schmerzen. Vor allem die Hals- und Nackenmuskulatur, die Muskeln in Schultern und Rücken sind leicht verkrampft. Gerade die Schwangerschaft können wir nutzen, um uns bewußt zu entspannen – gegen den Druck von außen. Das nützt dem Baby und der angehenden Mutter, hilft bei der Geburt und noch darüber hinaus. Entspannungsübungen kann man zu Hause machen. Den meisten bringt es allerdings Spaß, sich dazu einmal wöchentlich mit (dem Partner und) anderen Schwangeren in einer Gruppe zu treffen.

Ohne oder mit Partner:
• Versuchen Sie, jeden Tag einmal – am besten vor dem Einschlafen oder in einer anderen Ruhepause – in Gedanken durch Ihren Körper zu wandern. Achten Sie darauf, welche Körperteile entspannt und welche verkrampft sind. Dann können Sie bei jedem Ausatmen von dieser Anspannung ein bißchen mehr loslassen.
Stellen Sie sich vor, wie ein guter, reifer Camembert auseinanderfließt, und lassen Sie sich selbst auch so auseinanderfließen. Wer so tief entspannt ist – und das ist das Ziel –, hat das Gefühl, keinen Körperteil mehr halten oder tragen zu müssen.

Bei dieser Übung kann Ihr Partner gut mitmachen. Den meisten Frauen fällt es leichter, Spannungen zu lösen, wenn jemand die verkrampften Körperzonen berührt.

Mit Partner:
Vielleicht können Sie Ihren Partner einmal durch eine typische Entspannungsübung leiten und ihn bitten, es umgekehrt auch mit Ihnen zu tun.

• Dazu legt man sich bequem hin. Am besten scheint für schwangere Frauen die Seitenlage zu sein – rechts, damit das links liegende Herz entlastet ist. Das obere Bein wird leicht angezogen und mit einem Kissen am Knie unterstützt. (Das ist auch zum Schlafen eine günstige Position.) Bitten Sie nun Ihren Partner, alle Körperteile der Reihe nach ganz leicht zu berühren oder – falls Ihnen das lieber ist – sie langsam und mit Pausen dazwischen aufzuzählen. Sie sollten dabei genügend Zeit haben, eine Verspannung in diesen Regionen wahrzunehmen und loszulassen: Zehen – Fußsohlen – Knöchel – Waden – Knie – Oberschenkel (vor allem die Innenseiten) – Pobacken – Scheide – Bauchdecke – Magen – Brustkorb – Rücken – entlang der Wirbelsäule vom Steißbein bis zum Hals – Schultern – Arme – Ellbogen – Handgelenk – Hände, bis in die Fingerspitzen – Hals – Nacken – Kopfhaut – Stirn – rings um die Augen – um den Mund – Wangen und Kiefer.
  Manchmal hilft es, jeden Körperteil, der gerade dran ist, zunächst ein wenig zu bewegen. Finden Sie dann eine Lage für diesen Körperteil, in der sich jede Spannung total auflösen kann. Derjenige Partner, der durch die Entspannungsübung führt, sollte beim Wechsel von einem Körperteil zum nächsten daran erinnern: Atme aus – blase die Anspannung weg – entspanne dich.
  Wahrscheinlich beginnt das Baby während der Entspannungsphase, kräftig zu strampeln. Es freut sich über die zusätzliche Sauerstoffzufuhr, profitiert also von der tiefen, regelmäßigen Atmung und auch davon, daß die Mutter weniger Sauerstoff verbraucht.

• Wer nicht viel Zeit für Entspannungsübungen übrig hat, kann versuchen, ein bißchen davon in den Alltag zu übernehmen: Jedesmal wenn Sie entdecken, daß Schultern, Stirn oder Hände verkrampft sind, sagen Sie sich nur: Entspanne diesen Körperteil. – Besser noch, der Partner gibt diesen Impuls durch eine Berührung.

Es ist gut, wenn sich die Berührungs-Entspannungs-Reaktion wie ein Reflex einspielt. Denn während der Geburt spannt frau den einen oder anderen Körperteil unwillkürlich an, und dann geht es einem leicht auf die Nerven, wenn der Partner immer wieder sagt:»Entspanne dich.« Wenn er jedoch den verkrampften Körperbereich nur leicht streichelt, weiß man gleich Bescheid – und kann loslassen.

Bei der Geburt sollte Ihr/e Begleiter/in hauptsächlich darauf achten, daß Stirn, Augen, Kiefer, Mund, Schultern, Hände, Bauchdecke, Scheide, Innenseite der Schenkel und die Füße nicht verspannt sind.

Entspannungsmassage

Massage ist in der Schwangerschaft schön und wichtig. Für beide Partner. Was am angenehmsten ist, findet man meist schnell heraus. Aber Sie müssen es natürlich mitteilen, damit der andere es richtig machen kann.

Beim Massieren sollen beide entspannt sein. Wer in verkrampfter Haltung massiert, ist selbst schneller erschöpft, und seine Massage ist weniger effektiv, denn Verspannung überträgt sich.

Im übrigen kann für die Frau während der Geburt total unangenehm sein, was während der Schwangerschaft schön war. Sie empfindet dann unter Umständen alles anders. Manche Gebärende wollen nicht mehr berührt werden, andere lieber ein festeres Zupacken spüren, wieder andere möchten sich selbst massieren, obwohl sie vorher anders darüber dachten.

Tips für die Geburt:
Während der Geburt ist es für manche Frauen angenehm und hilfreich, wenn während jeder Wehe oder in den Pausen dazwischen ihr Bauch oder die Innenseite ihrer Schenkel massiert werden. Einige wollen nur ein ganz leichtes Streicheln, andere brauchen ein kräftiges Reiben.

- Wenn Sie oder Ihr Partner in großen, kreisförmigen Bewegungen den Bauch massieren, werden die Kontraktionen wahrscheinlich stärker. Das ist gut, um Geburtswehen zu stimulieren.
- Für eine entspannende Massage ist es besser, mit beiden Händen den Bauch zu massieren, und zwar in der Mitte hoch und an den Seiten hinab.
Manche Frauen finden es in den ersten Stunden der Geburt sehr entspannend, wenn die Klitoris ganz sanft mitgestreichelt wird.
- Man kann auch mit einer Hand leicht oder stark unten am Bauch entlangstreichen, rhythmisch mit jedem Ausatmen.

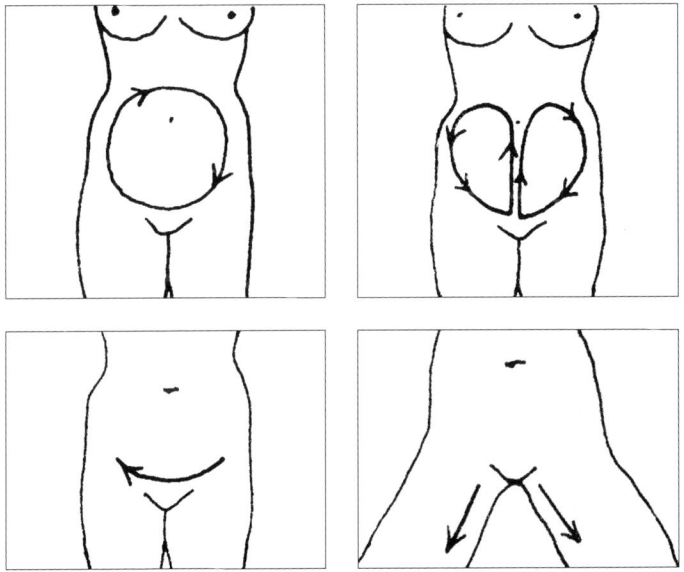

- Wenn Sie spüren, daß die Scheidenmuskeln verkrampft sind, kann der Partner an der Innenseite der Schenkel hinabstreichen – entweder sacht mit den Fingerspitzen oder kräftig mit der ganzen Hand.

Am besten ist es, sich vom Rhythmus des Atems leiten zu lassen und bei jeder Ausatmung abwärts zu massieren. So entspannt sich die Scheidenmuskulatur mehr und mehr. Vor allem nach jeder inneren Untersuchung ist diese Massage ratsam.

• Wenn Ihr Partner bei der Geburt hinter Ihnen sitzt oder steht, kann er mit leichtem Druck das Gesicht massieren oder seine Hände einfach auf die Schläfen legen. Sehr wohltuend ist auch eine Massage der Arme – im Rhythmus der Atmung und von den Schultern zu den Händen hin.

Massage bei Rückenschmerzen

Den meisten Frauen ist es am liebsten, wenn sie einen konstanten Druck von außen gegen die Stelle spüren, an der das Baby von innen drückt. Das ist irgendwo zwischen Taille und Steißbein, je nachdem, wie tief der Kopf des Kindes schon sitzt. Da diese Massage während der Geburt vielleicht für Stunden notwendig ist, sollen Handfläche und Haut nicht aufeinander reiben. Trotz Öl oder Puder kann das die Haut reizen.

Der Partner kann mit der Handfläche auf die schmerzende Stelle pressen. Dabei kann er ziemlich viel Druck ausüben. Oft ist die Wirkung noch besser, wenn die Faust gegen die Stelle am Rücken gepreßt wird, wo die Frau den Druck des Kindes von innen spürt. Die harten Knöchel bieten guten Widerstand. Mit langsam kreisenden Bewegungen verschiebt man dann das Muskelgewebe über den Knochen.

Manche Frauen massieren sich auch selbst mit der Hand oder legen einen Tennisball zwischen Wand und Rücken. Der Druck ist dann weniger wichtig, statt dessen wird der Spannungsschmerz verteilt, sozusagen zur Seite hin ausgestrichen.

Atemübungen: Wie der Atem fließt

Beobachten Sie einmal Ihre Atmung, jetzt in diesem Moment, während Sie das Buch lesen – wie auch immer Sie gerade sitzen oder liegen. Verändern Sie nichts, atmen Sie ganz normal weiter: Strömt die Luft durch die Nase oder den Mund? Wo im Körper spüren Sie beim Einatmen Bewegung: Im Rücken? Im Brustkorb? Im Bauch? In den Schultern? Atmen Sie einfach ein und aus, um bewußt zu erleben, wie Ihr Atem fließt. Es geht nicht darum, irgend etwas zu erzwingen, schauen Sie nur sich selbst zu: Geschieht die Atmung ganz von allein? Oder ist eine besondere Anstrengung nötig? Liegt die Betonung auf dem Einatmen oder dem Ausatmen? Was spüren Sie mehr, die Luft, die kommt, oder die Luft, die geht?

Genug beobachtet! Atmen Sie ein paarmal tief aus. Wahrscheinlich haben Sie sich ziemlich stark verkrampft bei dem Versuch, entspannt zu atmen. Viele sind erstaunt, wenn sie sich beim Atmen beobachten und feststellen, was alles dabei abläuft.

Trotzdem ist die Atmung etwas, was der Körper von selbst macht. Hier können wir ihm vertrauen lernen. Normalerweise braucht niemand bewußt Luft zu holen. Die Versorgung mit Sauerstoff und die Abgabe von Kohlendioxid klappen auch bei Anstrengung und völliger Entspannung, sogar im Schlaf.

Viele von uns behindern jedoch den Austausch von verbrauchter gegen frische Luft, weil sie zu angestrengt und oberflächlich atmen. Das liegt meistens an einem gehetzten, unruhigen Leben, bei manchen auch an einer unbewußten Angst: *»Wenn ich einen tiefen Atemzug nehme, dann bricht es aus mir heraus – der Schrei, die Lust ...«*

Um mit den Gefühlen, die tief in uns sitzen, nicht konfrontiert zu werden, atmen und leben viele Menschen lieber nicht so intensiv. Wer das selbst spürt und abstellen möchte, kann in bioenergetischen oder gestalttherapeutischen Gruppen neue Erfahrungen ausprobieren.

Ein wenig Technik

Weiter unten schlage ich ein paar Atemrhythmen vor, die nicht nur bei der Geburt und in der Schwangerschaft, sondern auch im Alltag helfen, sich zu entspannen. Machen Sie sich aber zuvor folgendes klar: Während der Geburt muß der Körper intensiv arbeiten. Seine Muskeln brauchen dazu eine gute Versorgung mit Sauerstoff. Doch gerade während der Kontraktionen ist es meist besonders schwer, ruhig zu atmen, und die Zeit zwischen den Wehen wird gegen Ende der Geburt immer knapper. – Diese Situation ist wie eine Art Marathon-Staffellauf: Immer wieder kommt man »dran«, und es wird immer anstrengender. Man muß sehen, wie man sich in den Pausen genügend erholt und wie man am besten atmet, wenn man »dran« ist. Die Atmung soll wenig Kraft kosten und doch genügend Sauerstoff heranschaffen.

Achten Sie einmal auf Ihren Atem, wenn Sie das nächste Mal Treppen steigen, dem Bus nachrennen oder sonst etwas Anstrengendes machen. Sie können dabei lernen, mit welchem Rhythmus Sie bei welchem Grad von Anstrengung am besten zurechtkommen.

Damit Sie zunächst ein Gefühl für Ihre Atmung entwickeln, sollten Sie jetzt, beim Weiterlesen, tief und regelmäßig durchatmen. Vielen ist es beim bewußten Atmen am angenehmsten, durch die Nase einzuatmen und durch den Mund auszuatmen. Dann wird die Mundschleimhaut nicht so trocken, als wenn man nur den Mund benutzt. Wer lieber nur durch die Nase atmet, muß darauf achten, daß sein Mund trotzdem gelöst ist. Auch bei einer tiefen Atmung dürfen die Kiefer nicht zusammengepreßt und die Schultern nicht verspannt sein. Versuchen Sie, sich zu entspannen, bei jeder Ausatmung etwas mehr. Manchmal liegt oder sitzt man nicht richtig und muß seine Position verändern, damit es wirklich bequem ist.

Falls Sie dabei allmählich immer mehr in sich zusammensinken, ist das gut so. Durch bewußtes Atmen läßt man nicht nur Luft raus, sondern auch angestaute Belastungen – mit anderen

Worten: Es geht »Dampf« ab. Wer sich sehr verspannt fühlt,
sollte ruhig die Luft etwas kräftiger ausblasen oder beim Ausatmen seufzen. Günstig ist es, mit dem Atem zu singen oder zu »tönen«.
Das verhindert, daß aus einem erlösenden Schreien ein Kreischen wird, bei dem frau sich eher verkrampft. Der franzö-
sische Geburtsexperte Frédérik Leboyer hat besondere Ton-
folgen entwickelt, die auf die Längen der verschiedenen Wehen
abgestimmt sind. Diese Gesänge können Sie bereits in der
Schwangerschaft ausprobieren. Es genügt aber, einfache,
wohlklingende Laute zu singen wie »uuuaaah...« oder
»aaaaah ...«. Die Tonfolge kann Ihnen die Hebamme während
der Geburt angeben und dann der jeweiligen Geburtsphase anpassen.

Wenn wir uns anstrengen oder vor etwas Angst haben, neigen wir dazu, nach Luft zu schnappen. Das bringt aber nicht
automatisch mehr Sauerstoff in die Lungen, wie man denken
könnte, denn zuerst müssen wir ausatmen, um in den Lungen
Platz für die frische Luft zu schaffen. Beobachten Sie selbst einmal – beim nächsten Vorsorgetermin, wenn Blut abgenommen
oder eine innere Untersuchung gemacht wird: Schnappen Sie
dann nach Luft? Besser ist es, ruhig durchzuatmen und vor allem betont auszuatmen. Versuchen Sie es einmal! Sind nämlich
die Lungen leer, füllen sie sich ganz von selbst. Und wer »nur«
regelmäßig (aus)atmet, merkt schon bald, daß der ganze Körper sich viel weniger anstrengt und die Anspannung nachläßt.
Alle Zellen des Körpers werden jetzt mit genügend Sauerstoff
versorgt.

Beobachten Sie sich beim Treppensteigen! Kommen Sie
oben atemlos an? Dann sollten Sie diese Hürde von nun an anders nehmen: Atmen Sie zuerst aus – dann kann neue Luft in
die Lungen strömen. Atmen Sie wieder aus – dann kann wieder
Luft in die Lungen strömen. Fahren Sie so fort und behalten
Ihren Rhythmus bei, während Sie die Stufen »erklimmen«. –
Vielleicht schaffen Sie die Treppen mit einer tiefen, langsamen
Atmung. Vielleicht schalten Sie aber auch automatisch auf eine
leichtere, schnellere Technik um. Schnell oder langsam, das

spielt keine Rolle – solange Sie ans Ausatmen denken, werden
Sie nicht atemlos.

Für die bewußte Atmung schlage ich Ihnen drei verschiedene
Geschwindigkeiten vor. Probieren Sie sie aus.

Langsames, tiefes Atmen:
   4 Sekunden ausatmen
   – Pause –
   3 Sekunden einatmen
Beim Ausatmen können Sie ein bißchen blasen und mit dem
Mund »fffffff« machen. Dabei spürt man den Luftstrom zwischen den Lippen. Nun geräuschlos Luft holen.

Mittleres Atmen:
   1 1/2 Sekunde ausatmen
   – Pause –
   2 1/2 Sekunden einatmen
So atmen wir normalerweise, ohne darüber nachzudenken.

Schnelles, leichtes Atmen:
   1/2 Sekunde ausatmen
   1/2 Sekunde einatmen
Diese Atmung brauchen wir vor allem, wenn der Preßdrang
groß ist, wir aber noch nicht pressen sollen.

Mit einer Uhr, die hörbar tickt, kann man üben, regelmäßig zu
atmen. Oder man denkt einfach beim Atmen: aus-ein-aus-ein-
aus-ein ... Sie können jedoch ebensogut ganz leicht »hf-hf-hf-
hf-hf ...« sagen. – Ich empfehle immer, jede Technik vor dem
Spiegel ausprobieren. Achten Sie darauf, daß die Lippen leicht
geöffnet sind. Das Atmen selbst ist nicht zu sehen. Höchstens
die Schultern bewegen sich auf und ab.
   Wenn es im Hals kitzelt und man sich mehrfach räuspern
muß, ist sozusagen zuviel Luft im Hals. Wahrscheinlich ist der
Mund offen und jeder »Luftzug« im Hals spürbar. Am besten
ist es, den Mund nur ganz leicht zu öffnen, so daß die Kiefer

locker bleiben. Jedes Ausatmen soll man an den Lippen spüren, das Einatmen hingegen kaum.

Wer bei der schnellen Atmung nach einer Weile atemlos ist, holt wahrscheinlich zu Beginn tief Luft und bläst sie dann nur in kleinen Schüben aus. Hierbei atmet er zwischendurch zuwenig Sauerstoff ein, weil die Lungen ja noch recht voll sind. Das läßt sich vermeiden, wenn man zunächst langsam ausatmet und dann mit fast leerer Lunge – sie ist nie ganz leer – in schnellem Tempo ein- und ausatmet. Ein Problem, das dabei entstehen kann, ist die Hyperventilation (S. 75).

Atemrhythmen für die Wehen der Eröffnungsphase

Da die einzelnen Kontraktionen ganz allmählich stärker werden und wieder abflauen, können Sie die Atmung dem jeweiligen Grad der »Anstrengung« anpassen.

Denken Sie daran, jedes Treppensteigen, jede Anstrengung und auch jede Wehe beginnt immer mit Ausatmen.

Zu Beginn der Eröffnungsphase sind die Wehen noch schwächer, und Sie kommen wahrscheinlich einige Stunden mit der langsamen Atmung klar.

Einige Frauen spüren die ersten Kontraktionen gar nicht und merken ihre Wehen erst, wenn sie schon stärker sind. Dann ist vielleicht gleich die mittlere Atmung richtig. Eventuell hilft es schon jetzt, auf dem Höhepunkt der Wehe einige Male schnell aus- und einzuatmen. Am Ende der Eröffnungsphase lassen sich die Wehen oft am besten mit der schnellen Atmung überbrücken. Doch das müssen Sie einfach ausprobieren.

Manche Frauen reiten über alle Wehen mit der langsamen, tiefen, konzentrierten Atmung. Andere wechseln innerhalb jeder Wehe von einer Geschwindigkeit zur anderen. Wenn Sie Ihrem Körper vertrauen und sich von der Stärke der Kontraktionen leiten lassen, werden Sie automatisch in den richtigen Atemrhythmus fallen.

Hier habe ich noch mal ein paar wichtige Punkte zusammengefaßt:

- Denken Sie daran: Eine Wehe ist bis zu 90 Sekunden lang. Sie brauchen dementsprechend viele Atemzüge.
- Am Ende jeder Anstrengung ein paar Mal tief atmen. Es ist gut, bei jeder Ausatmung zu seufzen. Versuchen Sie, alle Anspannung wegzublasen.
- Sie können bei jedem Ausatmen spüren, wie ein bißchen von Ihrer Anspannung weicht. Man fließt, das ist der beste Vergleich, wie ein weicher Camembert auseinander.
- Probieren Sie während der Schwangerschaft aus, welche Art zu atmen Ihnen am besten entspricht, wenn Sie entspannt sind. Die brauchen Sie in den Wehenpausen. Es sollte eine Atmung sein, die ganz natürlich kommt und ganz ohne Anstrengung geschieht.
- Üben Sie bereits in der Schwangerschaft, nach jeder Anstrengung kurz abzuchecken, wo Ihr Körper verspannt ist – Schultern, Pomuskeln, Hände, Gesicht usw. Das hilft während der Geburt, nach einer Wehe gezielt den einen oder anderen Körperteil zu entspannen.
- Versuchen Sie während des Geburtsprozesses nicht ins Weinen zu kommen, sonst verlieren Sie Ihren Atemrhythmus und sind den Kontraktionswellen mehr ausgeliefert. Schreien Sie lieber mal zwischendurch, wenn es Ihnen reicht und Sie sich abreagieren wollen. Wichtig ist, sich dabei nicht zu verkrampfen. Ärger und Schimpfen können daher ungünstig sein. Man kann den Ärger aber wegblasen. Atmen Sie kurz und schnell, wenn nötig ein paar Mal. – Was immer Sie tun, es sollte dazu beitragen, sich besser zu entspannen.
- Hilfreich ist es, mit der Atmung zu singen oder zu tönen. Sie werden dadurch einen Teil der Anspannung los und können mitarbeiten, ohne zu verkrampfen. Die Hebamme kann Ihnen sagen, welche Laute am günstigsten sind, und wird Sie unterstützen.
- Wenn Sie zu irgendeinem Zeitpunkt den Atemrhythmus verlieren, sollten Sie betont ausatmen. Beim nächsten Einatmen stellt sich Ihr Rhythmus dann wieder ein.

Falls Ihnen bei der schnellen Atmung schwindelig wird oder die Finger kribbeln, haben Sie wahrscheinlich zu tief aus- oder zu schnell eingeatmet (Hyperventilation). Das »Grundgemisch« der Gase in der Lunge und im Blut ist durcheinandergeraten. Eine einfache Technik kann die Balance wieder herstellen, so daß man normal weiteratmen kann: Legen Sie beide Hände aneinander und bedecken Sie so Mund und Nase. Dadurch wird für eine Weile die Luft, die Sie gerade ausatmen, wieder eingeatmet.

Versuchen Sie anschließend etwas leichter zu atmen. Das können Sie vor dem Spiegel ausprobieren: Es ist am besten, wenn der Mund etwas geöffnet ist und die Aus- und Einatmung kaum zu sehen sind. Höchstens die Schultern heben und senken sich ein wenig.

Üben Sie in der Schwangerschaft, möglichst leicht und ruhig zu atmen. Die Atmung wird von selbst stärker und geräuschvoller, wenn Sie Geburtswehen haben. Das ist auch ganz in Ordnung – vor allem deshalb, weil Töne uns dabei helfen, den Körper sprechen zu lassen und sich auf ihn einzulassen. So wie sie auch helfen, beim Geschlechtsverkehr zum Orgasmus zu kommen.

Viele Frauen entdecken erst mit dem Stöhnen ihren eigenen Atemrhythmus – einen, der mit den Wehenwellen fließt. Für manche ist es schwierig, dieses Stöhnen in der Öffentlichkeit zuzulassen. Daher ist es sinnvoll, schon in der Schwangerschaft mit der Hebamme über das »Wehensingen« oder »Tönen« zu sprechen.

Manchmal hat vor allem der Partner damit Probleme. Was tut ein Mann, der seine Frau bei der Geburt so atmen hört? Die Gefühle und Reaktionen sind sehr verschieden:

Gefühle
• Er freut sich mit seiner Frau.
• Er mißversteht das Stöhnen, sieht es nur als Ausdruck von Schmerz.
• Er fürchtet, daß sie die Kontrolle verliert.
• Er empfindet es als Exhibitionismus und schämt sich.

Reaktionen
- Er läßt sie machen.
- Er bekommt Angst, verkrampft sich und steckt womöglich seine Partnerin an.
- Er versucht, sie in den gelernten Atemrhythmus zurückzuholen.
- Er plädiert vielleicht mit dem Arzt dafür, ihr Schmerzmittel zu geben.

Sprechen Sie über diese Unwägbarkeiten mit Ihrem Partner, das verschafft Ihnen beim Geburtsprozeß mehr Spielraum.

Ich habe einen Bericht aus einem Londoner Krankenhaus, den mir Mel Huxley überlassen hat. Darin heißt es: »*Einmal war ich mit einem Ehepaar in einem Krankenhaus, um bei der Geburt dabeizusein. Sie war sehr still und kam mit allen Kontraktionen gut klar. Er war nahe bei ihr, atmete leise mit ihr. Ihre Kontraktionen waren stärker, und sie begann: AAH, AAH ... Zum ersten Mal atmete sie spontan und im Rhythmus der Wehen. Da sprang er plötzlich auf, hielt sie bei den Schultern und zählte: 1 – 2 – 3 – 4 – 5 – 6 usw. Offensichtlich erwartete er von ihr, daß sie in diesem Rhythmus mitatmete. Langsam, mühsam versuchte sie ihm zu folgen. – ›Ich konnte sie doch nicht ihre Kontrolle verlieren lassen‹, sagte er später.*«

Keine Frau sollte daran gehindert werden, die Empfindungen der Geburt zu erleben und mit ihnen mitzuschwingen. Die gelernten Atemtechniken dürfen dem spontan entstehenden Rhythmus keinen mechanischen Takt aufzwingen, sondern sollen ein Werkzeug sein, das die Frau benutzen kann, um mit den Signalen umzugehen, die ihre Gebärmutter sendet.

Wer sich erlaubt, geräuschvoll zu sein, macht nichts falsch. Im Gegenteil: Wenn man beim Ausatmen stöhnt, singt oder schreit, unterstützt das den Entspannungsprozeß. – Allerdings ist es ungünstig, zu kreischen oder beim Einatmen Geräusche zu machen. Das verkrampft und blockiert die Energie, die von innen nach außen drängt.

Atemrhythmen für die Wehen der Übergangsphase

Die Wehen sind jetzt sehr heftig, und oft möchte man schon pressen, darf aber noch nicht. Ein bißchen Atemtechnik kann Ihnen helfen, diese Durststrecke besser zu überwinden.

Zum Pressen halten wir automatisch die Luft an. Wir füllen die Lungen und pressen dann mit diesem »Ballon«, hinab auf das Zwerchfell, den Magen, den Darm usw. Solange wir aber nicht pressen sollen, ist es wichtig, zunächst einmal keine Luft anzuhalten, sondern weiterzuatmen. Hierbei geht es wieder darum, sich auf die Ausatmung zu konzentrieren. Wenn Sie es schaffen, können Sie bei der langsamen, tiefen Atmung bleiben. Stöhnen Sie einfach bei jedem Preßdrang etwas lauter.

Falls Sie jedoch merken, daß Sie »zumachen« und gequält, halb erstickt, doch mitpressen, dann sollten Sie es mit der schnellen, flachen Atmung der Eröffnungsphase versuchen. Zusätzlich atmen Sie alle paar Atemzüge kräftig und schnell eine größere Menge Luft aus. Danach können Sie gleich wieder zur leichten, schnellen Atmung zurückkehren.

Für die »Zwischenentladung« ist es wichtig, kurz und schnell zu blasen. (So wie man einen Streichholz auspustet.) Es geht weniger um die Menge an Luft, die man rausläßt, als um die Kraft, mit der man sie wegbläst. Vielleicht stellen Sie sich vor, Sie wollten die Lampe oder einen Vorhang in Bewegung versetzen oder eine imaginäre Kerze am andern Ende des Zimmer ausblasen. Vermeiden Sie, zu lange zu blasen und dabei zuviel Luft rauszulassen, denn es ist wahrscheinlich, daß Sie anschließend einen tiefen Atemzug nehmen und ihn zum Pressen benutzen. Doch genau das wollen Sie ja verhindern.

Ein Nachteil ist natürlich, daß diese Atemübung wirklich eine Trockenübung ist. Woher sollen Sie wissen, wie es sich anfühlt, wenn der Preßdrang kommt. Trotzdem lohnt es sich zu üben. Versuchen Sie, einen eigenen Rhythmus zu finden. Gerade in der Übergangsphase zwischen Eröffnung und Austreibung ist es schwierig, wenn man erst nachdenken muß, und daher besser, mit einem bestimmten Atemrhythmus schon vertraut zu sein.

Manche Frauen finden es hilfreich, mit jedem Ausatmen zu zählen oder ihren Partner für sich zählen zu lassen. »1 – 2 – 3« blasen,» 1 – 2 – 3 « blasen usw.

Sie können auch bei jedem Ausatmen ein Wort sagen, das in diesem Zusammenhang wichtig ist. Von manchen Frauen hörte ich »Baby ... Baby ... Baby ...« oder »bald ... bald ... bald ...«. Ich selbst neigte in dieser Phase der Geburt eigentlich zum »nein ... nein ... nein«-Sagen. Mit Unterstützung meines Mannes sagte ich jedoch bei jedem Ausatmen »ja ... ja ... ja ...«, da wir beide meinen, daß eine positive Bestärkung hilft. Aber auch Schimpfen und Stöhnen können für Sie das Richtige sein, Hauptsache, es geschieht zusammen mit dem Ausatmen.

Es gibt auch Frauen, die möchten die ganze Übergangsphase hindurch reden, und wenn es nur sinnlos zusammengereimtes Zeug ist. Man kann auch ein Gedicht oder einen Liedvers aufsagen oder singen – schnell, damit keine Pause zum Nachdenken bleibt.

Die Übergangsphase ist wirklich nicht mehr schön.

Atmen und Pressen in der Austreibungsphase

Während der Austreibungsphase zieht sich die Gebärmutter bei jeder Wehe stark zusammen, und die Blutzufuhr zum Kind ist vorübergehend reduziert. Normalerweise erhält das Kind dennoch genügend Sauerstoff und kann die Reduktion gut überbrücken. Aber es hilft Ihnen und dem Ungeborenen, wenn Sie zwischen den Wehen ruhig und entspannt atmen. (Je mehr Sauerstoff im Blut ist, desto geringer ist der Streß.)

Nehmen Sie am Anfang jeder Kontraktion einen tiefen Atemzug und lassen dann die Luft wieder heraus. Währenddessen wächst der Drang zu pressen noch an. Atmen Sie nun ein paar Mal leicht aus und ein. Danach werden Sie automatisch die Luft anhalten und pressen, weil der Drang inzwischen so groß ist, daß frau gar nicht anders kann. Schieben Sie dann mit, solange die Kraft reicht und der Drang vorhanden ist.

Anschließend die restliche Luft rauslassen und einige Male schnell aus- und einatmen. Falls der Preßdrang noch nicht weg ist, unterstützen Sie die Schubkraft der Wehe einfach noch einmal. Vielleicht können Sie zwei-, drei- oder viermal bei jeder Wehe so mitarbeiten. Sobald die Kontraktion vorüber ist, atmen Sie normal und möglichst entspannt weiter. Jede Frau merkt selbst, wie sie möglichst viel Sauerstoff bekommt.

Statt vor dem Pressen einmal tief einzuatmen, ist es übrigens besser, einige schnelle Atemzüge zu nehmen. (Taucher lernen, daß sie mehr Sauerstoff aufnehmen, wenn sie ein paar Mal schnell aus- und einatmen, bevor sie die Luft anhalten und abtauchen.)

Sie können übrigens Ihren Partner bitten, einen Handspiegel so hinzuhalten, daß Sie sehen, wie bei jeder Kontraktion ein bißchen mehr vom Kopf oder vom Po des Kindes herausschaut. Das hilft vielen Frauen. Auch in manchen Kliniken gibt es im Kreißsaal Spiegel, mit denen frau die Austreibung des Kindes selbst beobachten kann. Viele Frauen mögen aber gar nicht zusehen, wie ihr Kind geboren wird, und wollen nur spüren, was passiert, oder mit der Hand fühlen, wie das Baby herauskommt.

Wenn die Hebamme bittet, nicht zu pressen, um dem Damm ein bißchen mehr Zeit zu lassen, sich zu dehnen, dann benutzen Sie am besten wieder die schnelle Atmung aus der Eröffnungs- beziehungsweise der Übergangsphase. Sie soll jetzt so leicht und schnell wie möglich sein. (So wie ein Hund bei sommerlicher Hitze hechelt.) Die Betonung liegt wieder auf der Ausatmung. Solange man ausatmet, bleibt keine Luft zum Pressen.

Um dem Gewebe genügend Zeit für die Dehnung zu geben, kann die Hebamme Sie auch ermuntern, nur vorsichtig mitzuschieben und dabei zum Beispiel »uuu...« zu sagen oder einen anderen Laut von sich zu geben (etwa »ja« oder »komm«).

Denken Sie daran, den Mund gelöst und unverkrampft zu halten. Zwischen Mund und Scheide besteht eine unbewußte Verbindung. Ist der Mund eng zusammengepreßt, dann ist auch die Scheide eher verschlossen.

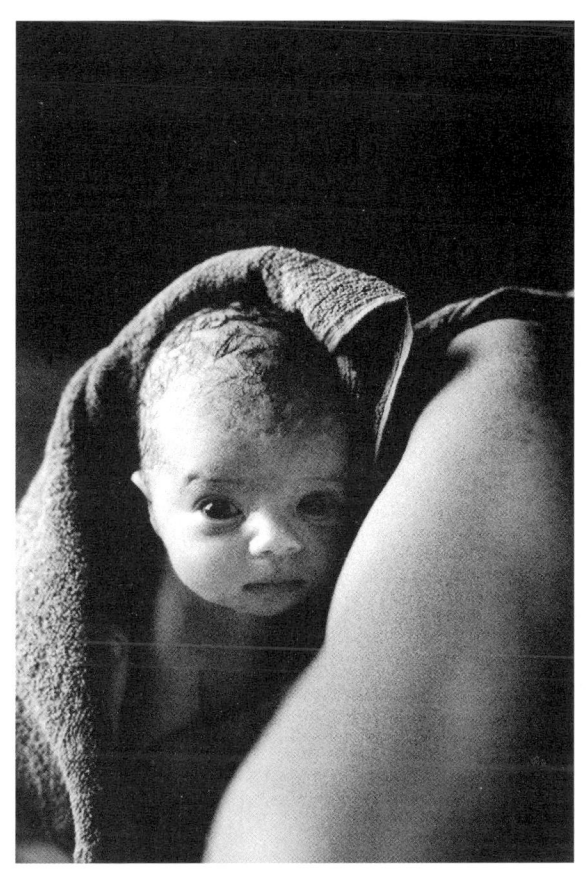

Geburt

Vor der Geburt

Bald geht es los

Bei jeder Geburt begegnen wir etwas Neuem, Unbekanntem. Neues und Unbekanntes machen jedoch normalerweise Angst. Das hat wohl schon jeder erfahren:

»Ich hatte einmal Schmerzen in Unterleib und Rücken, wußte aber nicht, was es war – es tat nur höllisch weh, ein unerträglicher Schmerz. Mein Mann brachte mich ins Krankenhaus. Es stellte sich heraus, daß ich eine Nierenbeckenentzündung hatte, und noch bevor ich ein schmerzstillendes Mittel erhalten hatte, konnte ich plötzlich mit dem Schmerz umgehen, konnte durchatmen und mich entspannen. Es war eigentlich gar nicht mehr schlimm. Ich hatte keine Angst mehr. Ich wußte, was es war und daß es wieder gut werden würde.«

Bei Angst produziert der Körper das Hormon Adrenalin. Unter seinem Einfluß ziehen sich die Blutgefäße zusammen. Wird zuviel Adrenalin ausgeschüttet, verringert sich die Blutzufuhr zur Gebärmutter. Bei der Geburt kann auf diese Weise die Gebärmutteraktivität, die wir als Kontraktionen erleben, gedrosselt und auch die Sauerstoffzufuhr zum Kind reduziert werden. Außerdem: Wenn die Mutter Angst hat, verspannt sie sich. Der Muttermund öffnet sich aber um so leichter, je entspannter frau ist, weil Nervensignale die Ringmuskulatur der Geburtsöffnung beeinflussen.

Frauen, die aus Angst vor den zu erwartenden Schmerzen »zumachen«, sich verkrampfen, verlängern den Geburtsverlauf um einige Stunden und haben größere Schmerzen. Das Tauziehen zwischen Kopf und Bauch behindert den Geburtsprozeß.

Zu wissen, was sich im Körper tut, wie Muskeln, Organe und Hormone zusammenarbeiten, verringert die Angst vor dem Unbekannten und ermöglicht einen bewußten Umgang mit dem »Neuen«.

Wie sich die Gebärmutter auf die Geburt vorbereitet

Während der ganzen Schwangerschaft zieht sich die Gebärmutter – ein Muskel, der aus drei Schichten besteht – in unregelmäßigen Abständen zusammen, ohne daß es zu merken ist. Der Muttermund öffnet sich durch diese Schwangerschaftswehen normalerweise nicht.

Spürbare Vorbereitungswehen beginnen meist erst in den letzten Wochen vor der Geburt, manchmal jedoch auch schon ab dem 6. Monat. Diese Kontraktionen – auch als Vor- oder Senkwehen bekannt – erfüllen mehrere Funktionen. Die Muskelfasern bereiten sich auf die Geburtsarbeit vor, indem sie sich zusammenziehen, und die Durchblutung des Uterus wird stimuliert, weil während der Kontraktion »verbrauchtes« Blut aus der Gebärmutter gepreßt wird, so daß sie anschließend wie ein Schwamm »frisches« Blut aufsaugen kann.

Durch diese Wehen, die in der Schwangerschaft zwar unregelmäßig, aber doch immer wieder mal (lange vor der Geburt) auftreten, verschiebt sich die Muskeldicke des Uterus von unten nach oben.

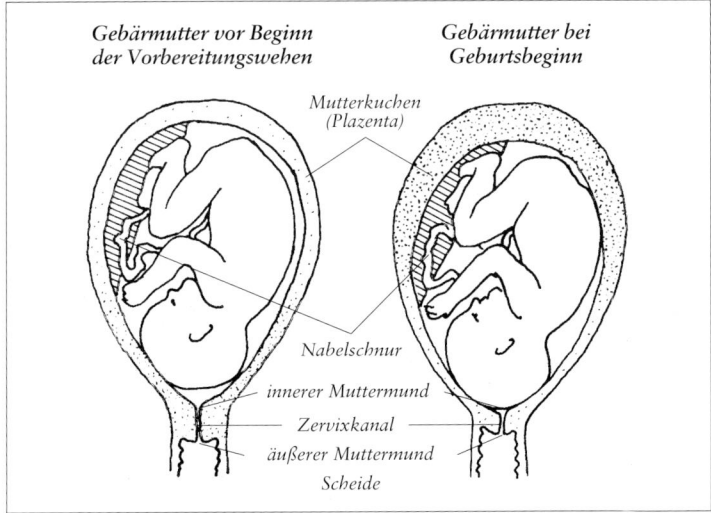

Gebärmutter vor Beginn der Vorbereitungswehen

Gebärmutter bei Geburtsbeginn

Mutterkuchen (Plazenta)

Nabelschnur

innerer Muttermund

Zervixkanal

äußerer Muttermund

Scheide

Zur Zeit des Geburtsbeginns ist die Gebärmutter gut »trainiert«:

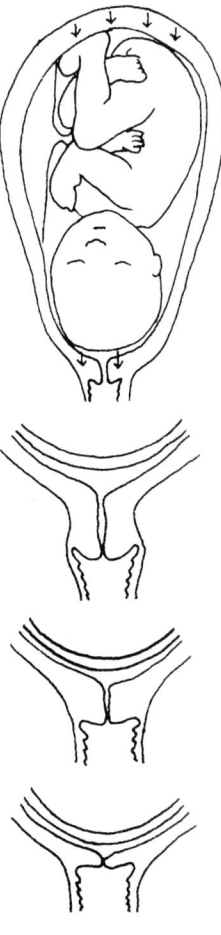

• Die längslaufenden Muskeln sind
kräftig und gut durchblutet. (Wie ein
Sportler bestimmte Muskeln übt, so
bereiten die Vorwehen jene Muskeln
vor, die später die Geburtsarbeit leisten müssen.)

• Und die Ringmuskeln am Muttermund sind gedehnt und brauchen
nur noch einen kleinen Reiz, um sich
zu entspannen und damit zu öffnen.

Wenn ich Mütter nach Vorwehen frage,
haben sie meist gar nichts davon be-
merkt – oder erinnern sich plötzlich: »*Ja
doch, mein Bauch wird manchmal
hart.*« Wie bei den Geburtswehen wölbt
sich der Bauch durch die Kontraktion
nach vorne, denn der gesamte Uterus
wird kürzer und dicker. Meist sind die
Vorwehen völlig schmerzlos. Manche
Frauen empfinden jedoch ein leichtes
Ziehen in der Scheide, was auf die Dehnung der Muttermunds hinweist und
manchmal als schön und sexuell anregend empfunden wird.

Vorwehen erfüllen noch einen weiteren Zweck. Mit jeder Kontraktion

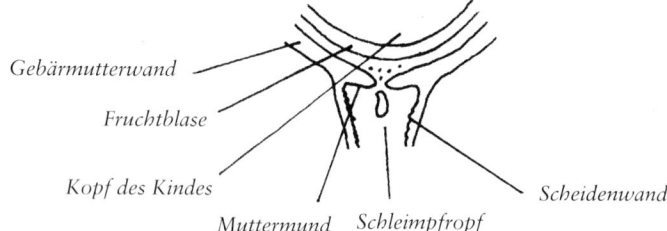

Gebärmutterwand

Fruchtblase

Kopf des Kindes

Muttermund Schleimpfropf

Scheidenwand

drücken die dicker werdenden Muskeln von oben auf das
Baby, so daß sein Kopf – oder bei einer Steißlage der Po –
gegen den Muttermund gepreßt wird.

Dieser Druck von innen löst einen Reflex aus, Ferguson-Re-
flex genannt: Der Muttermund gibt dem Druck nach, dehnt
sich und stimuliert die Hirnanhangdrüse der Mutter, Oxytocin
zu produzieren. Dieses Hormon löst zusätzliche Wehen aus,
die das Kind wiederum nach unten drücken. Dadurch wird
der Muttermund noch weiter gedehnt und die Oxytocin-Pro-
duktion erneut stimuliert.

Zur Geburt kommt es aber erst, wenn verschiedene Faktoren zusammentreffen (S. 88) und sich soviel Oxytocin im Körper der Mutter befindet, daß häufige und regelmäßige Kontraktionen entstehen. Bis dahin hat der Druck von oben den
Muttermund normalerweise so stark gedehnt, daß er sich öffnen muß, um noch mehr nachgeben zu können.

Hinweise, daß Sie nahe am Geburtstermin sind

In den letzten Wochen vor der Geburt senkt sich der kindliche
Kopf in das mütterliche Becken. – Manchmal macht er das
auch erst bei Geburtsbeginn.

Das bedeutet für die Mutter, daß sie wieder leichter atmen
kann, vielleicht auch weniger Sodbrennen hat, denn Lunge
und Magen haben jetzt mehr Platz. Dafür wird es für die Blase
eng, und Sie müssen sie sicher häufiger leeren. Aus dem Senken des kindlichen Kopfes lassen sich auch die zunehmenden
Rückenschmerzen gegen Ende der Schwangerschaft erklären.
Auch für den Enddarm wird es eng und es gibt mehr Unregel-
mäßigkeiten beim Stuhlgang.

In den Tagen unmittelbar vor der Geburt können Sie eventuell selbst entdecken, daß das Kind bald kommt. Wichtige
Anzeichen, die allerdings nicht immer auftreten, sind

- häufigere Vorwehen als in den Wochen zuvor,
- stärkerer Ausfluß,
- ein Gewichtsverlust von 1 bis 1,5 Kilo,

- weniger Kindsbewegungen,
- Veränderungen des Stuhlgangs, etwa Durchfall oder Verstopfung,
- Druckgefühl oder Ziehen in der Scheide,
- Rückenschmerzen,
- Anfälle von Arbeitswut – Anstieg von Energie – starker »Nestinstinkt«. (Es gibt Mütter, die plötzlich die ganze Küche umräumen, alle Fenster putzen oder Ähnliches tun.) Diese »power« ist eigentlich für die Geburtsarbeit bestimmt. Wer sich also ganz stark fühlt, sollte seine Kraft nicht vergeuden – sie wird schon bald gebraucht.

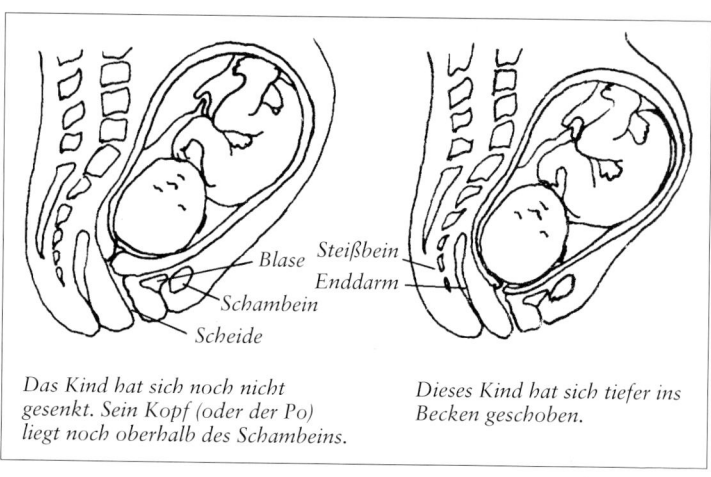

Blase
Steißbein
Enddarm
Schambein
Scheide

Das Kind hat sich noch nicht gesenkt. Sein Kopf (oder der Po) liegt noch oberhalb des Schambeins.

Dieses Kind hat sich tiefer ins Becken geschoben.

Woran Sie erkennen, daß es losgeht

Wenn eines, zwei oder alle drei der folgenden Ereignisse eintreten, kann es sein, daß es bald »losgeht«. In welcher Reihenfolge die Anzeichen auftreten, spielt keine Rolle.

Regelmäßige Wehen: Frauen beschreiben Wehen meist als ein Ziehen im Unterleib, ähnlich den Periodenschmerzen. Manche Frauen haben Rückenschmerzen mit jeder Wehe. Kurze schwache Wehen (10 bis 30 Sekunden lang), die immer im gleichen Abstand auftreten (beispielsweise alle 30 Minuten), zählen noch zu den Vorwehen. Nur wenn die einzelnen Kontraktionen länger als 30 Sekunden anhalten und allmählich stärker werden, während sich der Abstand zwischen ihnen verkürzt, sind sie geburtswirksam, das heißt, der Gebärmutterhals (Zervixkanal) wird nach oben gezogen, und der Muttermund öffnet sich.

Schleimiger, blutgefärbter Ausfluß: Wenn der Muttermund sich zu öffnen beginnt, wird der Schleimpfropf herausgedrückt, der den Geburtsweg bisher verschlossen hielt. Dies kann auch geschehen, bevor erste Wehen zu spüren sind. Manchmal ist der schleimige Ausfluß sehr blutig, manchmal nur bräunlich gefärbt. Das Blut kommt von kleinen, harmlosen Einrissen, die entstehen, wenn sich Muttermund und Fruchtblase voneinander lösen beziehungsweise der Zervixkanal sich dehnt. Das ist normal. – Bei jeder anderen anhaltenden Blutung müssen Sie eine Hebamme oder einen Arzt verständigen.

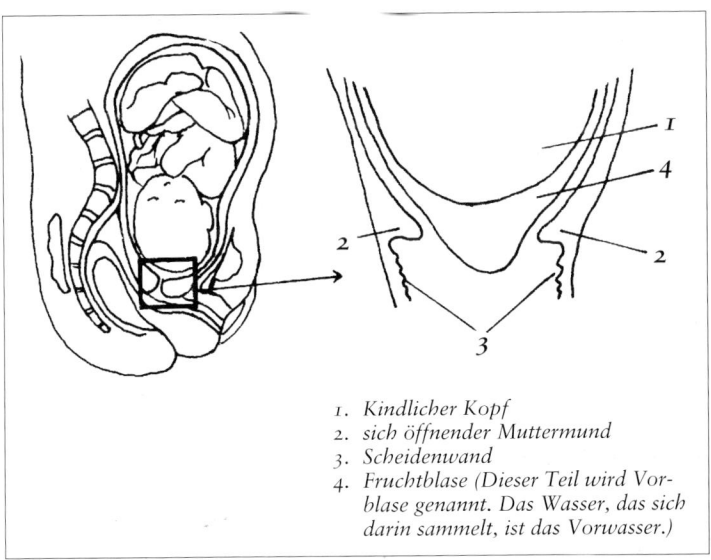

1. *Kindlicher Kopf*
2. *sich öffnender Muttermund*
3. *Scheidenwand*
4. *Fruchtblase (Dieser Teil wird Vorblase genannt. Das Wasser, das sich darin sammelt, ist das Vorwasser.)*

Abgang von Fruchtwasser: Die Eihäute, die in der Gebärmutter das Kind und Fruchtwasser umschließen, können – müssen aber nicht – durch den Wehendruck platzen. (Dann läuft das Wasser wie warmer Urin zwischen den Beinen herunter.) Hat sich das Kind bereits vor Beginn der Wehen ins Becken gesenkt, fließt das Vorwasser ab. Es füllte bis dahin wie ein Kissen den Raum zwischen kindlichem Kopf und Muttermund aus. Das Vorwasser ist nur eine geringe Menge und kann leicht mit unwillkürlichem Abgang von Urin verwechselt werden.

Urin und Fruchtwasser sind leicht zu unterscheiden: Fruchtwasser riecht süßlich und läuft unkontrollierbar ab. Der Urinstrahl läßt sich durch Anspannung des Beckenbodens unterbrechen.

Platzen die Eihäute, bevor sich das Baby ins Becken gesenkt hat, strömt das ganze Fruchtwasser heraus (Vorzeitiger Fruchtblasensprung, S. 189).

Was löst den Geburtsvorgang aus?

Der Auslösemechanismus, der die geburtswirksamen Wehen in Gang setzt, ist nicht vollständig erforscht. Auf jeden Fall ist ein Zusammenspiel verschiedener nervlicher und hormoneller Einflüsse notwendig. Bis heute ist folgendes bekannt:

- Das Hormon Östrogen, das während der Schwangerschaft in der Plazenta gebildet wird, verhindert einerseits frühzeitige Wehen, andererseits erhöht sich im Laufe der Zeit unter seinem Einfluß die Wahrscheinlichkeit, daß Wehenhormone – Oxytocin und Prostaglandine – Gebärmutterkontraktionen auslösen.
Zur Synthese von Östrogen benutzt die Plazenta Steroide, die der mütterliche und der kindliche Organismus zur Verfügung stellen. Daß kurz vor der Geburt die Nebennieren des Kindes ungefähr sechsmal so viele Steroide produzieren wie die mütterlichen, läßt erkennen, wie stark das Baby an der Auslösung der Geburt beteiligt ist.

- Das Hormon Progesteron hat eine entspannende Wirkung
  auf den gesamten mütterlichen Organismus. Dadurch verhindert es unter anderem, daß geburtswirksame Wehen
  schon während der Schwangerschaft auftreten.
  Die Wirkung dieses »Progesteronblocks« läßt nach – und es
  kommt zu Wehen –, wenn die Fläche, die die Plazenta im
  Uterus beansprucht, angesichts der Größe des Kindes zu
  klein ist. Konkret: Das Baby – samt Gebärmutter – ist so gewachsen, daß die Plazenta beide nicht mehr versorgen kann.
  Es wird Zeit für die Geburt. Der Weg für koordinierte Wehen ist frei.
- Oxytocin stimuliert das Zusammenziehen der Muskelfasern. Es intensiviert Stärke und Häufigkeit der Kontraktionen.
- Prostaglandine, die zunächst in der männlichen Samenflü-
  sigkeit und der Prostata (daher der Name) entdeckt wurden,
  sind hormonähnliche Substanzen mit zahlreichen Funktionen. Im weiblichen Organismus werden sie vermehrt im
  letzten und vorletzten Drittel einer Schwangerschaft freigesetzt und bewirken, daß sich die Gebärmutter von Zeit zu
  Zeit zusammenzieht. Prostaglandine erweichen Gebärmutterhals und Muttermund, gemeinsam mit Oxytocin lösen sie
  die Geburtswehen aus.
- Je größer ein Kind wird, desto mehr dehnt und spannt sich
  der Uterus. Kurz vor der Geburt nimmt diese Spannung allerdings wieder ab.
- Kontraktionen enstehen auch dadurch, daß auf den inneren
  Muttermund Druck ausgeübt wird. Das kann nicht nur
  durch das Kind, sondern auch bei der gynäkologischen Untersuchung durch die abtastenden Finger passieren. Die
  Druckempfindungen werden an das Gehirn beziehungsweise das Rückenmark gemeldet und können auf hormonellem
  Wege Wehen hervorrufen.
- Bei Mehrlingsschwangerschaften findet die Geburt oft lange
  vor dem Termin statt. Dafür werden unter anderem Druck-
  reize verantwortlich gemacht, die durch den beengten Platz
  in der Gebärmutter enstehen.

Warum tun die Wehen weh?

»Ist Geburt immer schmerzhaft? Wieviel Schmerz ist normal?«
Gebären tut weh. Doch damit ist die Frage nicht beantwortet.
Wichtiger ist zu fragen: Ist Schmerz immer etwas Negatives?

Stellen Sie sich einmal vor, wie es ist, wenn Sie Ihren Arm beugen und die Muskeln für eine Minute anspannen – sie werden dadurch dicker und kürzer. Dann entspannen Sie für einige Minuten. Wenn Sie das mehrere Stunden lang in immer schnellerem Rhythmus machen müssen, was meinen Sie, was das für einen Muskelkater gibt? Unerträglich!

Die Gebärmutter ist ein viel größerer Muskel als der Beugemuskel im Arm – zum Zeitpunkt der Geburt sogar der mächtigste Muskelzug im ganzen Körper. Er muß bei der Geburt enorm viel Arbeit leisten. Deshalb sind die Vorwehen, die die Uterusmuskulatur trainieren, auch so wichtig. Bei der Geburt kontrahieren sich zusätzlich noch andere Muskeln: Oberschenkel und Scheide, Fäuste, Gesicht, Schultern und Bauchdecke sind meist angespannt. – Versuchen Sie mal, Spannung in einen Teil Ihres Körpers zu bringen. Sie werden bemerken, daß Sie andere Körperteile automatisch mit anspannen.

Unser Gehirn ist auf das, was wir bei der Geburt erleben, nicht vorbereitet. Kein anderes Erlebnis löst ähnliche Empfindungen aus. Wie soll der Kopf mit dem umgehen, es bewerten, was da plötzlich passiert? Da wir alle viel von Schmerzen bei der Geburt gehört haben, ist es sehr wahrscheinlich, daß unser Gehirn diese starken Empfindungen als Schmerzen registriert.

Es sind aber zunächst einmal »nur« überwältigende Gefühle, die mit jeder Kontraktion wie eine Welle auf uns zurollen. Und wer sich nicht verkrampft, sondern wie eine Wellenreiterin bereit ist, entspannt zu warten und über die Welle zu reiten, hat die besten Chancen, sich nicht in einen Strudel von Schmerzen reißen zu lassen.

Solange frau gegen die Wellen ankämpft, ist sie deren Spiel ausgeliefert. Wenn Sie jedoch bereit und vorbereitet sind, empfinden Sie die Wehen nicht als bedrohlich und registrieren sie nicht als schlimmen Schmerz. Dann ist es möglich, sich ohne Angst der starken Empfindung zu überlassen und mit Hilfe der Atmung (S. 69) über die Wehen »hinwegzureiten«.

Jede von uns weiß aus eigener Erfahrung, daß ein Schmerz unterschiedlich erlebt werden kann, je nachdem, wie müde oder traurig, wie glücklich oder aufgeregt wir sind. Wenn zum Beispiel mein Sohn vom Fußballspielen mit Freunden heimkommt und ich eine Schürfwunde an seinem Knie bemerke, dann hat er oft kaum wahrgenommen, daß er hingefallen ist. Spielte er aber gelangweilt im Garten und holte sich dabei eine gleich »schwere« Verletzung, gibt es Geschrei und Tränen.

Normaler Geburtsverlauf

Eröffnungsphase

Der erste Abschnitt der Geburt, in dem sich der Durchmesser
des Muttermundes von zwei Millimeter auf zirka zehn Zentimeter erweitern muß, wird Eröffnungsphase genannt. Am
Ende ist die Öffnung so groß, daß der Kopf des Kindes hin-
durchschlüpfen und in den Geburtskanal eintreten kann.

Was diese Dehnung bedeutet, veranschaulicht diese maß-
stabsgerechte Zeichnung.

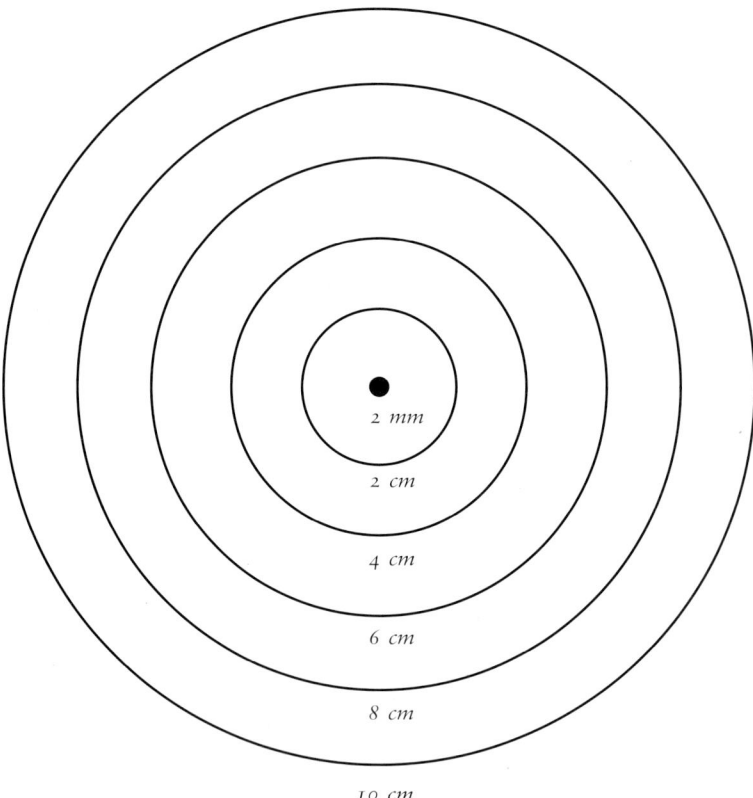

2 mm

2 cm

4 cm

6 cm

8 cm

10 cm

Die Erweiterung geht innerlich vor sich, und der kindliche
Kopf ist zu diesem Zeitpunkt noch nicht zu sehen. Der Scheideneingang ist zwar weicher, feuchter und noch mehr durchblutet als sonst, aber noch nicht gedehnt. Das geschieht erst bei
der Austreibung.

In der Eröffnungsphase verkürzen sich mit jeder Wehe die
längslaufenden Gebärmuttermuskeln und versuchen den Gebärmutterhals hochzuziehen. Da die oberen Muskeln zunehmend dicker und die Kontraktionen in diesem Bereich
(Fundus) stärker werden, drücken sie das Kind immer mehr
nach unten, so daß sich der Muttermund allmählich weiten
muß.

In den meisten Büchern steht, daß dieser Vorgang millime-
terweise voranschreitet und – vor allem beim ersten Kind – viele Stunden dauert. Nach unserer Erfahrung hängt es vor allem
vom Befinden der Frau ab, ob der Muttermund lange verschlossen bleibt. Wichtig ist, ob sie vor den nächsten Stunden
Angst hat – oder nicht – und wie sie sich mit der Hebamme
versteht. Es kann sich nämlich schon nach fünf Minuten ein
ganz anderer Befund ergeben, wenn zum Beispiel eine freundliche Hebamme eine unfreundliche im Dienst ablöst.

Die Eröffnungsphase kann drei Stunden dauern, aber auch
30 Stunden. Bei diesem Geburtsabschnitt kommt es wirklich
auf das Vorbereitet- und Entspanntsein der Mutter an – und
auf ihre Bereitschaft, sich in den Geburtsprozeß hineinzubege-
ben, sich zu öffnen für das Kommende. Es ist wie beim ersten
Geschlechtsverkehr, den viele Frauen als schmerzhaft in Erinnerung behalten. Wenn wir uns aus Angst und Unsicherheit
verschließen, können wir uns dem Erleben nicht hingeben.

Übergangsphase oder Schwerphase

So wird die Zeit genannt, wenn der Muttermund fast eröffnet
ist, aber doch noch nicht so weit, daß die Austreibung beginnen kann. Dieser Geburtsabschnitt dauert meist zwischen zwei
und 40 Minuten. Keine Frau braucht sich als Versagerin zu
fühlen, wenn sie an dieser Stelle stöhnt, schreit, weint, nach

Hause gehen und das »blöde Baby« gar nicht kriegen will.
Denn dafür gibt es Gründe:

In der Übergangsphase kommen die Wehen häufiger, vielleicht alle fünf oder sogar alle zwei Minuten. Dadurch bleibt weniger Zeit für die Erholung. Die Wehen dauern außerdem länger – sind vielleicht eineinhalb Minuten lang –, sie kommen unregelmäßig, und statt langsam, einer Welle gleich, heranzurollen, sind sie plötzlich und ganz intensiv da. Manchmal folgen zwei Wehen unmittelbar aufeinander und fühlen sich wie eine drei Minuten lange Wehe an. – Die Veränderungen finden statt, weil sich die Gebärmuttermuskeln schon auf die Austreibungsphase umstellen.

Außerdem ist der Muttermund zu dieser Zeit schon fast eröffnet, und ein Teil des kindlichen Kopfs ragt in die Scheide hinein. Den Druck auf die Scheidenwand erlebt die Mutter als Preßreiz. Die meisten Hebammen wollen jedoch, daß zu diesem Zeitpunkt noch nicht mitgeschoben (»gepreßt«) wird. Sie befürchten nämlich, daß der unvollständig eröffnete Muttermund einreißt oder vom Kopf des Kindes gegen den Beckenrand gedrückt wird und infolgedessen anschwillt.

Es wurde allerdings festgestellt, daß frühes Mitdrücken, falls es von sich aus passiert, nicht so viel Schaden anrichtet. Einrisse im Muttermund kommen offenbar eher bei eingeleiteten Geburten (S. 172) vor, da die heftigen Wehen das Kind sehr stark auf den Muttermund drücken – noch bevor er ausreichend gedehnt ist.

Geburtshelfer sollten stärker berücksichtigen, daß viele Frauen sich eher verspannen, wenn sie ihr Preßbedürfnis zurückhalten sollen. Gerade dadurch kann sich die Erweiterung des Muttermundes verzögern.

Wenn Sie also mitdrücken wollen, es aber noch nicht sollen, können Sie dem Drang dennoch nachgeben. Es ist besser, nichts krampfhaft zurückzuhalten. Es lohnt aber auch nicht, zu früh Energien auf das Pressen zu verschwenden. Andererseits ist bei aufrechten Gebärpositionen ein stärkeres Pressen überhaupt nicht nötig. Sie brauchen nur (etwas) zu schieben. (Atemübungen für die Übergangsphase, S. 77).

Die Zeit der unregelmäßigen starken Kontraktionen mit all
den neuen Signalen, die der Körper plötzlich aussendet, ist sehr
verwirrend. Der schwierige Abschnitt läßt sich besser überstehen, wenn Sie daran denken, daß das Ende der Eröffnungsphase nahe und das Kind schon bald da ist.

Aber nicht immer ist die Übergangsphase so hart. Manche
Frauen registrieren sie gar nicht: Der Übergang von der Eröffnung zur Austreibung verläuft bei ihnen völlig spannungslos.

Austreibungsphase

Das ist der große Moment, auf den Sie warten. Der Muttermund ist völlig eröffnet. Die Zeit des »passiven« Abwartens ist
zu Ende. Das Krankenhauspersonal wird munter. Meistens
wird noch jemand dazugerufen: der Arzt, der den Damm
schneiden soll, Praktikanten oder Schwesterschülerinnen, um
die Geburt mitzuverfolgen. Manchmal erscheint auch bereits
eine Säuglingsschwester, die das Kind in Empfang nehmen und
versorgen wird.

Es geht los, wenn Sie den lang erwarteten Satz hören: »Mit
der nächsten Wehe können Sie pressen.« Nun heißt es, die
nächste Wehe abzuwarten. Vielleicht kommt sie gleich, dann
werden Sie von der Hebamme gestützt und aufgefordert, Ihr
Kind herauszuschieben. Vielleicht aber läßt sich die Wehe Zeit.
Unter Umständen spüren Sie plötzlich auch gar keinen Drang
mehr zu pressen, obwohl er vorher – als es noch verboten war
– so stark war. In England nennt man das die »rest and be
thankful phase« (Das heißt soviel wie: »Ruhen Sie sich aus und
seien Sie dankbar«. Dieser Spruch stammt von den Natur-
freunden Englands. Er steht auf Schildern, die sie an besonders
schönen Wanderwegen aufstellen.)

Lassen Sie sich von der allgemeinen Hektik in dieser Phase
nicht bange machen. Wenn Ihnen zu viele Menschen im
Raum sind, sollten Sie oder Ihre Begleitung darauf drängen,
daß es privater zugeht. – Wichtig ist, ruhig und tief durchzuatmen und sich sowie dem Kind nochmals viel Sauerstoff
mitzugeben.

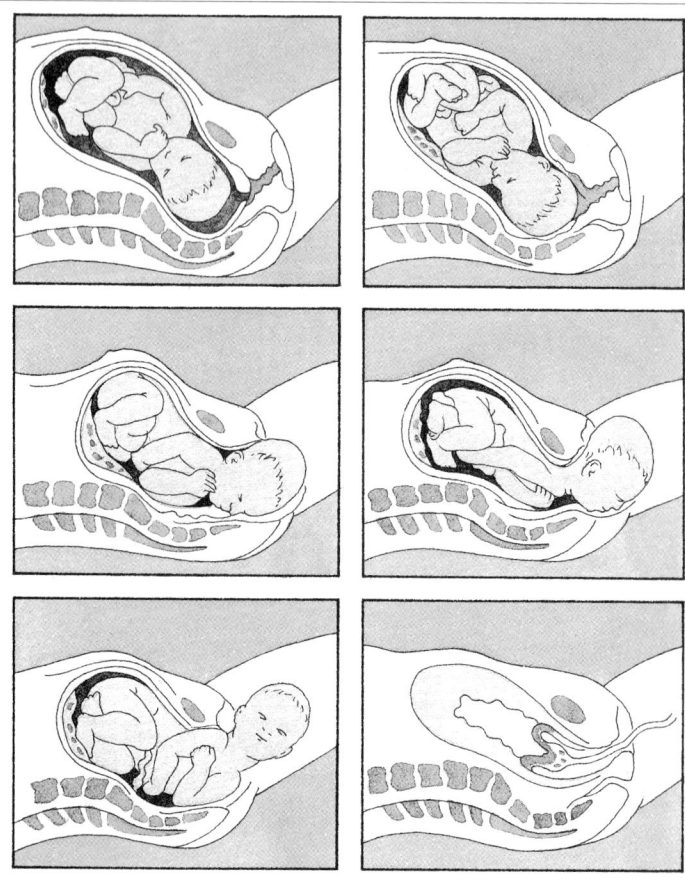

Während das Baby tiefer in die Scheide rutscht, drehen sich der Kopf und der Oberkörper. Um durch die Öffnung des Beckens zu kommen, muß das Baby zur Seite schauen. Wenn das Kind die Scheide passiert, ist das Gesicht des Kindes meist nach vorn oder nach hinten gerichtet.

Und dann kommt sie auch bestimmt, die nächste Wehe. Nun können Sie mithelfen. Das sollte frau möglichst nicht zwanghaft und nicht mit aller Gewalt tun, denn wenn das Bedürfnis fehlt, wird nur Energie verschwendet. – Bei einer Periduralanästhesie (S. 148) ist es am besten, möglichst stark zu pressen, da der Drang eher geringer ist.

Vertrauen Sie beim Pressen darauf, daß der Kopf des Kindes von den Wehen in die richtige Richtung geschoben wird. Wichtig ist, sich darauf zu konzentrieren, die Scheidenmuskeln – trotz des schmerzenden Drucks – zu entspannen, sich zu öffnen. – Einen Eindruck, wie es sich anfühlt, wenn sich die Scheide so weit dehnen muß, erhalten Sie, wenn Sie Ihre Mundwinkel mit zwei Fingern so stark wie möglich auseinander ziehen. Ein prickelndes Hitzegefühl entsteht. Dieselbe Empfindung spürt die Frau – allerdings in viel größerem Ausmaß –, wenn das Kind die Scheide weitet.

Mit jeder Wehe können Sie wohl drei- bis viermal mitpressen. Wenn Sie auf dem Rücken liegen, können die Geburtshelfer sehen, wie bei jeder Kontraktion der Kopf in der Scheide erscheint, sich der Damm und das Scheidengewebe dehnen. Sie selbst können dabei ebenfalls zuschauen, wenn jemand einen Spiegel hält.

In jeder Wehenpause schlüpft der Kopf – eigentlich der ganze kindliche Körper – zurück, denn die Gebärmutterwände schieben nicht mehr von oben. Deshalb ist es sehr wichtig, daß die Mutter in der Austreibungsperiode nicht flach liegt, sondern aufgerichtet und so angenehm wie möglich sitzt. Dann arbeitet sie mit der Schwerkraft.

Noch günstiger wäre es, zu stehen, zu knien oder zu hokken, wie es in anderen Kulturen üblich ist. (Aber richten Sie sich vor allem danach, was Sie als bequem empfinden.) Manche Geburtshelfer wollen von alternativen Gebärstellungen wenig wissen, denn es bringt sie selbst in eine unbequemere Position und erschwert den Gebrauch von Kontrollinstrumenten (CTG usw., S. 161). Zum Glück realisieren allmählich immer mehr Hebammen und auch Ärzte, daß die Entwicklung der Geburtshilfe in den reichen westlichen Ländern einen paradoxen Weg beschritten hat: Statt der Gebärenden Stellungen zu erlauben und zu ermöglichen, bei denen die Schwerkraft den Geburtsprozeß unterstützt, muß frau eine liegende Position einnehmen, die das Gebären erschwert und dadurch eher medizinische Eingriffe nötig macht (S. 138).

Die meisten Frauen empfinden die Austreibungsphase, obwohl sie schmerzhaft ist, doch als vergleichsweise angenehm. Die Mutter kann nun aktiv mitarbeiten und das Resultat jeder Wehe, jedes Pressens spüren – oder im Spiegel sogar sehen. Dieser Geburtsabschnitt kann wenige Minuten, aber auch bis zu zwei Stunden dauern. Doch in den meisten Krankenhäusern macht man schon Druck oder hilft mit Dammschnitt, Zange oder Saugglocke nach, wenn eine halbe Stunde überschritten ist. Das ist jedoch nicht nötig, solange es Mutter und Kind gutgeht.

Auf ein paar Dinge sollte man in der Austreibungsphase unbedingt achten:

• Atmen Sie so, daß Sie sich und Ihr Baby gut mit Sauerstoff versorgen.
• Versuchen Sie, die Scheidenmuskeln zu entspannen.
• Körperteile, die Sie nicht zum Pressen brauchen, sollten – um Energie zu sparen – möglichst nicht angespannt sein.
• Vermeiden Sie, ein Hohlkreuz zu machen. (Es ist nur ganz selten günstig.)

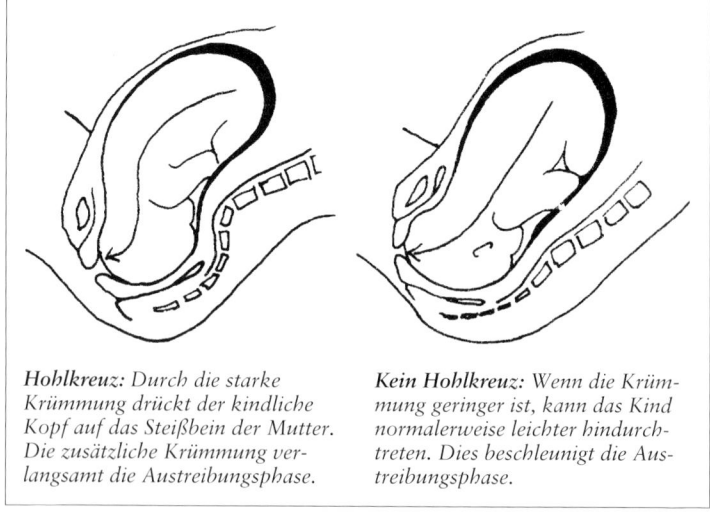

Hohlkreuz: Durch die starke Krümmung drückt der kindliche Kopf auf das Steißbein der Mutter. Die zusätzliche Krümmung verlangsamt die Austreibungsphase.

Kein Hohlkreuz: Wenn die Krümmung geringer ist, kann das Kind normalerweise leichter hindurchtreten. Dies beschleunigt die Austreibungsphase.

Manche Frauen fürchten, daß ihre Scheide einreißt, wenn sie
noch stärker pressen. Doch die Scheide ist so gebaut, daß sie
sich weit genug dehnen kann, um den Kopf eines Babys durch-
zulassen. Wenn Sie das Innere Ihrer Scheide abtasten, bemerken Sie, daß die ganze Scheidenwand in Falten gelegt ist. Dadurch kann sie sich sehr stark dehnen.

Einige Frauen verbinden die Geburt ihres Kindes mit orgastisch schönen Gefühlen. Sie erinnern sich, wie sie sich öffneten
und von warmen Wellen durchflutet wurden.

Wie auch immer Sie die Geburt erleben werden – es sind
überwältigende Empfindungen. Wir sollten nicht vergessen,
daß Schmerz und Ekstase ganz nah beieinander liegen. Und es
ist oft eine Einstellungssache, ob wir dieselbe Empfindung als
das eine oder das andere erleben. Meist ist es die Angst, die
uns daran hindert, Energien, die in uns stecken, als etwa Schönes zu empfinden. Angst verwandelt diese Kraft leicht in
Nervosität und Verspannung. – Wahrscheinlich kennen Sie
Situationen – beispielsweise ein Rendezvous oder ein Vor-
stellungsgespräch –, in denen die Angst Ihnen »die Kehle zu-
schnürte«.

Für die Austreibungsphase – wie auch für den ganzen Geburtsprozeß – gilt: Eine Frau, die es schafft, sich dem zu überlassen, was in und mit ihr geschieht, empfindet meist viel weniger Schmerzen. Erwarten Sie aber keine »tollen« Gefühle
oder orgastische Empfindungen – sonst sind Sie enttäuscht,
wenn nichts dergleichen eintritt. Was auch geschieht, lassen
Sie es zu.

Einige Frauen verspüren Brechreiz in dieser Phase, einfach
aus Erschöpfung oder als Reaktion auf Medikamente. Da sich
beim intensiven Pressen auch der After öffnet, kann Stuhl abgehen. Das stört die Geburtshelfer weniger, ist aber der Gebärenden oft unangenehm. Bei Geburtsbeginn einen Einlauf zu
machen oder ein Klistier zu geben, kann daher sinnvoll sein,
wenn es die Frau wünscht.

Gegen Ende der Austreibung, wenn der Kopf des Kindes
fast durchschlüpft, ist es meist günstig, ein oder zwei Wehen
lang nicht zu pressen. Denn jetzt kommt es darauf an, dem

Damm noch etwas Zeit zu lassen, um sich zu dehnen. Er ist extrem gespannt, und es ist wichtig, daß der Kopf nicht einige Minuten zu früh durchgedrückt wird. Das letzte Bißchen soll er sich jetzt dehnen. – Bei der nächsten Wehe ist es dann vielleicht notwendig, ein wenig zu pressen – stop – noch ein bißchen – anhalten – und der Kopf ist geboren.

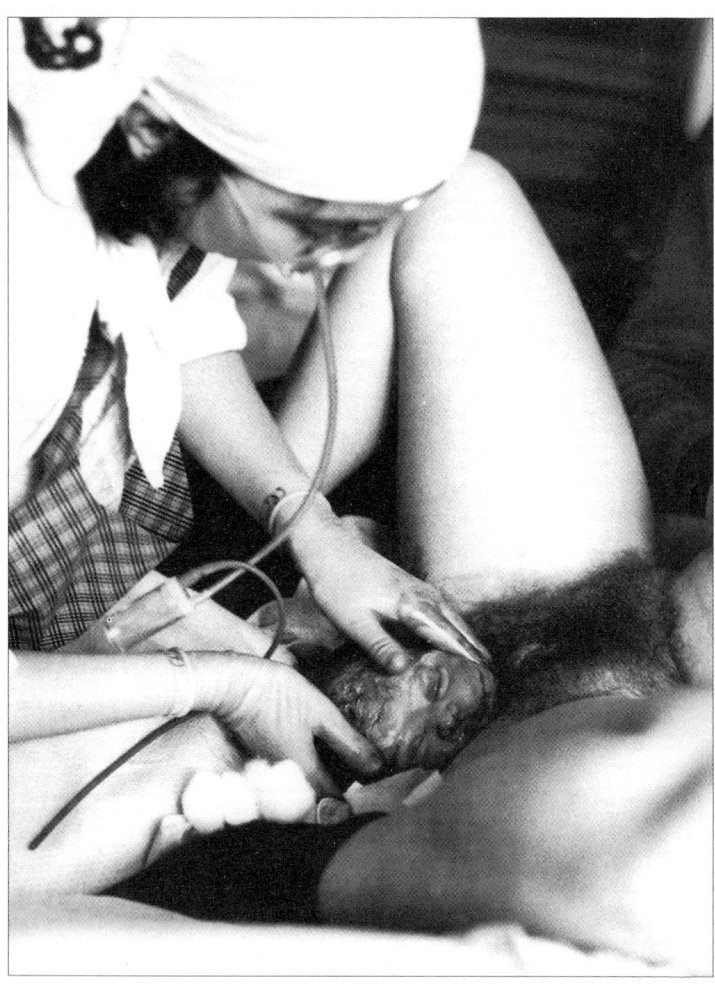

Vielleicht schlüpft gleich der ganze Körper mit durch, meistens jedoch gibt es nochmals eine Wehenpause. Dann kann bereits Schleim aus Nase und Mund des Babys entfernt werden, damit seine Atemwege frei sind für den ersten Atemzug. Mit der nächsten Wehe wird dann noch einmal gepreßt: Die erste Schulter und der Arm werden geboren – noch eine Wehe – die zweite Schulter erscheint, und ohne weitere Anstrengung gleitet der Rest des Körpers heraus.

Schlüpfrig, blutig, feucht, blaurot – der Kopf verformt, voll weißer Schmiere. Was ist das für ein Wesen, dem wir hier zum ersten Mal begegnen? Was wird aus ihm oder ihr? – Es gibt so viele Möglichkeiten, ein Kind zu empfangen. Es ist wichtig, darüber nachzudenken, wie.

Nachgeburtsphase

Das Kind ist da: Erschöpfung – Glück – Erleichterung – Küsse – Tränen – Lachen. Es ist geschafft.

Im Körper der Mutter spielt sich unterdessen ein anderer Vorgang ab: Die Gebärmutter zieht sich nach der Geburt noch stärker zusammen, und die Plazenta löst sich von der Gebärmutterwand – schon deshalb, weil ihre Größe gleich bleibt, während die Gebärmutter kleiner wird. Dabei verliert die Mutter Blut, zirka einen Viertelliter, da sich größere Gefäßräume öffnen. Der gesamte Prozeß kann 15 Minuten oder zwei Stunden dauern. Er ist abhängig von der Stärke der Wehen beziehungsweise der Menge an Oxytocin im Blutkreislauf der Mutter.

Im besten Fall warten die Geburtshelfer ab, bis die Nachgeburt von selbst kommt. Dies geschieht meist ganz unproblematisch, wenn die Mutter in aufrechter Haltung geboren hat. Liegt die Mutter, dann wird sie oft gebeten, bei der nächsten Wehe – sie ist schwächer und schmerzloser als während der Geburt – erneut zu pressen. Das erleichtert die »Geburt« der Plazenta.

Es kann auch sein, daß die Hebamme die Bauchdecke zusammenrafft. Durch diese Verkleinerung des Bauchraums läßt sich die Plazenta besser Richtung Scheide drücken. Oder die Geburtshelfer versuchen durch Zug an der Nabelschnur die Nachgeburt schneller herauszubefördern. Leider bewirken sowohl Drücken der Bauchdecke als auch Zug an der Nabelschnur oft eine Teilablösung der Plazenta, was dann wiederum zu größerem Blutverlust der Mutter führen kann, da die Gebärmutter und damit die Blutgefäße noch nicht genügend zusammengezogen (kontrahiert) sind. Sie können Hebamme und Arzt darum bitten, die Plazenta »von selbst« kommen zu lassen.

In vielen Krankenhäusern erhalten Mütter gleich nach der Geburt eine Spritze mit synthetischem Oxytocin, damit die Nachwehen kräftig sind, die Gebärmutter sich schnell zurückbildet und die Plazenta sich möglichst bald ablöst. Doch diese zusätzliche Hormongabe ist meist nicht nötig. Sie hilft nur, die Geburt zügig abzuschließen, so daß z. B. ein Dammschnitt genäht und die Mutter gewaschen und weiter versorgt werden kann.

Was aber eine Frau jetzt braucht, sind Zuwendung und Anerkennung für ihre Leistung. Da ist es gleichgültig, ob die Plazenta – durch Hilfsmittel – zehn Minuten früher oder – von selbst – zehn Minuten später kommt. Zum Drängeln besteht selten Anlaß.

Viele Frauen lassen (fast) alles über sich ergehen, wenn das Kind erst einmal geboren ist. Nun ist die Arbeit geleistet, Erschöpfung wird spürbar. Dann liegt die Mutter oft wie abwesend da – und wundert sich nur, daß jetzt, wo das Baby doch endlich geboren ist, alles so alltäglich und planmäßig weiterläuft. Es kann sein, daß Sie sich in dieser Phase gestört fühlen, wenn um Sie herum zuviel los ist. Das muß auch nicht sein. Sie oder Ihr Partner können ruhig nachfragen, warum welche Maßnahmen getroffen werden und ob die sofort nötig sind.

Routinemäßig wird in der Zeit der Nachgeburtsperiode das Kind gesäubert, gewogen und gemessen. In den meisten Kliniken bekommt es eine Silbernitratlösung in die Augen geträufelt, die verhindern soll, daß es eine schwere Augenentzündung bekommt, falls die Mutter Gonorrhöe (Tripper) hat. Das Mittel tötet die Keime ab, die bei der Geburt das Kind infizieren können. Es reizt allerdings die Bindehaut. Daher verzichten manche Geburtshelfer auf diese Prophylaxe ganz, andere geben den Neugeborenen antibiotische Augentropfen, die zwar weniger reizen, dafür aber Allergien hervorrufen können. Möglich ist auch, Frauen am Ende der Schwangerschaft auf Tripper zu testen (S. 202) und die Augen der Neugeborenen in den ersten Lebenstagen gut zu kontrollieren (und bei Krankheitszeichen antibiotisch zu behandeln).

In den meisten Kliniken wird den Müttern heute wieder dazu geraten und dabei geholfen, Ihr Kind zu stillen. Sprechen Sie darüber mit der Hebamme, damit sie Ihnen hilft, das Kind unmittelbar nach der Geburt anzulegen. Sein Saugreflex ist dann besonders stark, und weil das Saugen automatisch die Oxytocinproduktion anregt, fördert es auch die Lösung der Nachgeburt.

Hier wie beim gesamten Geburtsprozeß gilt: Spritzen und andere medizinische Interventionen sind normalerweise unnötig. Sie sollten Risikosituationen vorbehalten sein.

Positionen für die verschiedenen Phasen

Die beste Position ist natürlich diejenige, in der Sie sich wohl fühlen und am besten entspannen können. Bis heute ist es in vielen Kliniken üblich, eine gebärende Frau auf ein Bett oder eine Liege zu »verbannen«. Die horizontale Lage ist aber für den Geburtsverlauf nicht unbedingt günstig – und auch erst seit wenigen Generationen in Mode. Früher entbanden die meisten Frauen in der Hocke, kniend oder auf einem Gebärstuhl.

Daß sich bei uns das Bett durchgesetzt hat und in der Regel empfohlen wird, obwohl die meisten Frauen Liegen nicht als angenehm und hilfreich empfinden, hat verschiedene Gründe: So ist es für die Geburtshelfer bequemer, wenn die Frau auf einem hohen Bett liegt. Viele Kontrollinstrumente lassen sich besser verwenden, wenn die Gebärende nicht so mobil ist, und möglicherweise ist die Liegeposition auch eine Frage von Kompetenz und Macht. Die Geburt – früher eine Frauensache – wurde seit dem letzten Jahrhundert immer mehr zu einer Angelegenheit der Mediziner. Diese Entwicklung ermöglicht, schwere Komplikationen besser in den Griff zu bekommen, aber sie erschwert den natürlichen Geburtsprozeß und macht aus jeder Gebärenden eine Patientin. Das muß nicht sein.

In den letzten Jahren hat eine Rückbesinnung begonnen. Selbst in Krankenhäusern lassen die Geburtshelfer auch »alternative« Gebärpositionen zu.

Eröffnungsphase

In dieser Phase der Geburt – aber auch bei der Austreibung – ist eine aufrechte Haltung meist optimal. Solange der Körper aufrecht ist, drückt das Gewicht des Kindes nicht auf die Wirbelsäule und verursacht Rückenschmerzen, sondern es preßt auf den Muttermund, stimuliert damit die Ausschüttung des Wehenhormons Oxytocin und hilft so, den Geburtsprozeß zu beschleunigen. Außerdem ist die Sauerstoffversorgung des Kindes in der aufrechten Position und auch im Vierfüßlerstand oft besser als im Liegen.

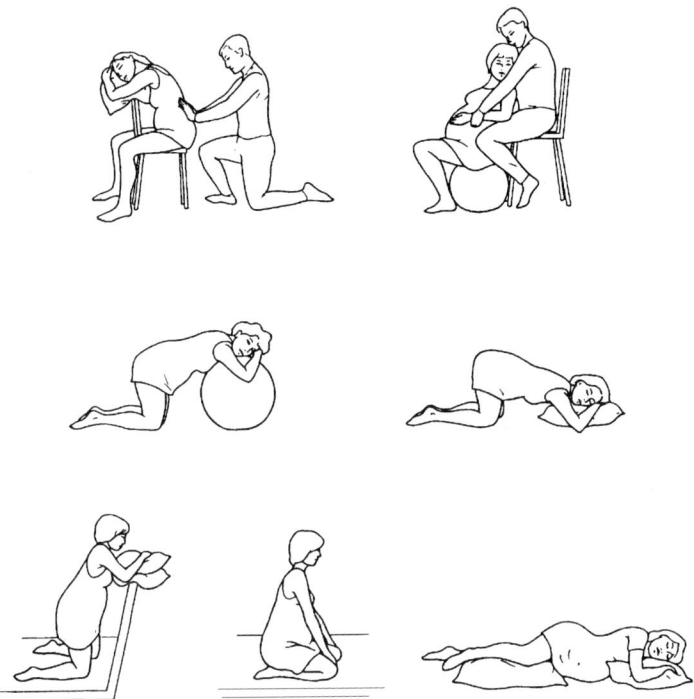

Mögliche Körperhaltungen während der Geburtswehen

- Es hat sich vielfach bewährt, in der Eröffnungsphase umherzugehen oder Treppen zu steigen.
- Wer gut in der Hocke sitzt, kann auch diese Position
  wählen. Manche Frauen nehmen einen kleinen Hocker – es
  gibt auch spezielle Gebärhocker – zu Hilfe, doch feste Kissen gehen auch. Die Hockstellung ist meist stabiler, wenn
  Sie sich ein paar Bücher unter die Fersen schieben.
- Es ist auch möglich, auf einem Stuhl oder einem Sessel zu
  sitzen. Das ist immer noch besser, als auf dem Rücken zu liegen oder sich vielleicht in der Hocke zu quälen und dabei zu
  verspannen.

- Manche Hebammen bieten einen großen Gymnastikball an. Auf ihm sitzt man nicht zu hart und kann außerdem hin und her schaukeln – eine angenehme Massage.

Wer aus medizinischen Gründen im Bett liegen muß (in vielen Kliniken gilt eine gesprungene Fruchtblase als ein solcher Grund) beziehungsweise an den Wehentropf oder Monitore angeschlossen ist, sollte dennoch versuchen, möglichst aufrecht zu sitzen. Im Bett zu sein, ist noch kein Grund, flach zu liegen.

- Möglicherweise ist Ihnen der Schmetterlingssitz angenehm (Schmetterlingsübung, S. 34). Probieren Sie schon vor der Geburt aus, wie Sie aufrecht oder vornübergebeugt und zugleich bequem auf einem Bett sitzen können.
- Falls Sie sich lieber auf die Bettkante setzen, sollte ein Stuhl Ihre Füße abstützen – nicht die Beine baumeln lassen.

Um Rückenschmerzen zu lindern, sind Positionen am besten, in denen das Gewicht das Babys nicht auf den Rücken drücken kann:

- Wenn Sie auf allen vieren – den Knien und den Händen – sind, kann Ihr Partner gut den Rücken massieren. Sie können das aber auch selbst, mit einer Hand, tun.
- Vor einem Tisch oder Stuhl können die meisten Frauen ebenfalls bequem knien oder stehen. Der Körper ist vorgebeugt, und die Arme ruhen auf der Tischplatte oder dem Sitz. Damit der Bauch genug Platz hat, müssen Sie die Beine breit machen.
- Ebensogut können Sie zirka 20 Zentimeter vor einer Wand stehen, sich dann mit dem Rücken anlehnen und die schmerzende Stelle gegen die Wand pressen. Nun hin und her rollen – oder auf und ab – oder im Kreis! Das funktioniert selbst im Sitzen, wenn Sie einen Hocker vor die Wand stellen. Auf diese Weise massieren Sie Ihren Rücken mit dem eigenen Körpergewicht.

Die meisten Positionen lassen sich im Bett oder auf dem Boden einnehmen. Es ist wichtig, in keiner zu lange auszuharren – vor allem beim Knien, damit die Durchblutung der Beine nicht gestört wird.

- Spätestens dann, wenn Sie sich verkrampfen, müssen Sie die Stellung wechseln. Entspannung ist das A und O.
- Abwechseln heißt auch, den Bedürfnissen nachzugeben: Legen Sie sich ruhig mal zum Ausruhen hin, gehen Sie dann aber wieder auf und ab. Dabei können Sie sich abreagieren und fühlen sich bestimmt auch lebendiger – das heißt weniger als Patientin.
- Die Hockstellung ist immer gut, um den Geburtsprozeß zu beschleunigen – vor allem, wenn sie mit anderen Positionen abgewechselt wird.
- Ein Hohlkreuz zu vermeiden ist wichtig, weil sich die Bauchmuskeln sonst noch zusätzlich dehnen und das Kind schlechter durch den Geburtskanal kommt. Achten Sie darauf, immer gerade zu sitzen, und machen Sie möglichst einen Katzenbuckel.
- Natürlich können Sie jede x-beliebige Position ausprobieren. Vielleicht finden Sie andere, die bequem sind und bei denen das Becken aufrecht ist und der Rücken gerundet.

Ab und zu werden Sie sich auf den Rücken legen müssen, damit die Hebamme Sie untersuchen und die kindlichen Herztöne abhören kann. Danach stehen Sie am besten wieder auf. Sie können sich aber auch hinsetzen oder auf die Seite legen.

Viele Frauen finden es bequem, wenn sie auf der Seite und eingerollt wie ein Baby liegen. Dabei kann es aber geschehen, daß Sie zwischen den Kontraktionen einschlafen. Bitten Sie Ihren Partner aufzupassen. Es ist sehr unangenehm, wenn eine Wehe Sie so unvorbereitet trifft. Falls Sie wirklich schlafen wollen, sollten Sie sich kurz vor der nächsten Kontraktion wecken lassen. Wann diese kommt, kann Ihr Partner bei regelmäßigen Wehen von der Uhr ablesen, ansonsten muß er fühlen, wann der Bauch hart wird. Das üben Sie am besten gemeinsam zu Beginn der Eröffnungsphase.

Übergangsphase

Manchen Frauen hilft es, wenn sie in der Übergangsphase im Zimmer schnell hin und her gehen. In dieser Zeit entspannt in einer Position zu bleiben, fällt meist schwer. Bewegung nützt auch tatsächlich, um sich nicht zu verkrampfen.

Wenn Sie spüren, daß eine aufrechte Position bequem ist, dann spricht nichts dagegen, sie jetzt beizubehalten. Doch wahrscheinlich werden Sie sich in Stellungen wohler fühlen, in denen das Baby nicht auf den Muttermund drückt.

Oft habe ich gehört, daß Frauen sich vorgebeugt auf einen Sessel oder einen Kissenstapel lehnen, oder auf allen vieren knien. Manche Mütter gehen dabei mit dem Kopf betont ganz tief und strecken den Po in die Höhe. Das hilft, den Druck auf den Muttermund wie auch den Preßdrang zu mindern. Mit den Schmerzen kommen Sie unter Umständen besser zurecht, wenn Sie bestimmte Laute von sich geben (»Tönen«, S. 71). Falls Sie das Empfinden haben, zu laut zu sein, können Sie auch in ein Kissen hineintönen.

Die meisten Frauen sind zu diesem Zeitpunkt so erschöpft, daß sie nur liegen wollen. Aber denken Sie daran: Seitenlage und runder Rücken! Gerade zu diesem Zeitpunkt sind viele geneigt, sich zu verkrampfen und ein Hohlkreuz zu machen.

Austreibungsphase

Die meisten Frauen liegen in dieser Phase der Geburt auf einem Bett. In dieser mehr oder minder horizontalen Lage müssen Sie manchmal kräftig pressen, um Ihr Kind zu gebären. Wenn Sie es schaffen, Arme, Schultern, Hände und Beine möglichst entspannt zu lassen, haben Sie mehr Kraft zum Mitschieben.

Je aufrechter die Körperhaltung, desto schneller geht häufig die Geburt voran. In der Hocke, im Stehen oder im Vierfüßlerstand brauchen Sie oft nur sanft – oder gar nicht – zu pressen. Die Schwerkraft arbeitet mit. Komplikationen sind selten, Zange und Saugglocke (Vakuumextraktion) werden durch Stellungsänderungen oft überflüssig.

Bei aufrechten Geburtspositionen muß die Hebamme in einer recht unbequemen Haltung die Entbindung vornehmen und gleichzeitig die Muskulatur rings um den Scheidenausgang gut unterstützen. Sonst drückt das Baby zu schnell durch, und es kommt zu Einrissen am Damm oder den Schamlippen.

Vierfüßlerstand: Viele Frauen empfinden es als hilfreich, auf allen vieren zu knien, wenn sie ihr Kind zur Welt bringen. Von Vorteil ist, daß das Baby in einer leichten Kurve nach unten gleitet und ein vorsichtiges Mitschieben genügt. Der Damm wird in dieser Position weniger belastet, Schamlippen und Klitoris dafür stärker. Einrisse kann die Hebamme in der Regel allein durch eine geschickte Führung des kindlichen Kopfes verhindern. Eventuell erreicht sie durch das Auflegen heißwarmer Kompressen eine zusätzliche Dehnung – oder sie macht einen kleinen Schnitt.

Wenn der Prozeß zu langsam vorankommt, können Sie im Knien den Oberkörper aufrichten. (Die Schwerkraft drückt das Baby dann nach unten.) Geht es zu schnell und wollen Sie einen Einriß vermeiden, sollten Sie vorn mit Kopf und Brust möglichst tief heruntergehen. Auf diese Weise können Sie Ihr Baby mit der richtigen Geschwindigkeit »herausschaukeln«.

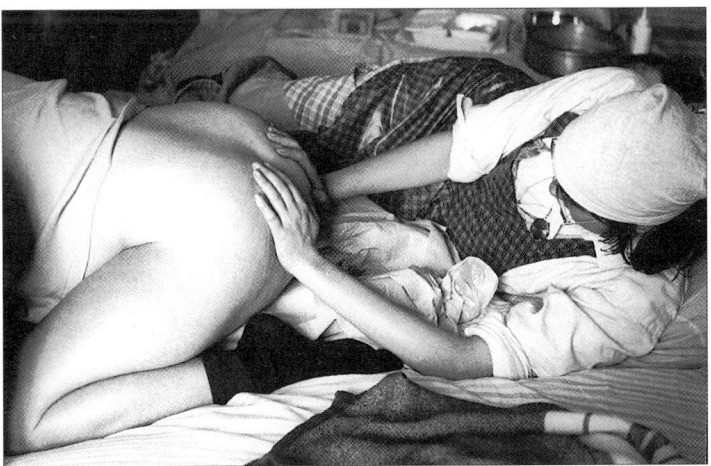

Im Stehen: Frauen, die im Stehen gebären möchten, stützen sich meist vornübergebeugt auf einen Tisch oder ein anderes stabiles Möbelstück oder hängen sich mit den Armen an die Schultern ihres Partners. Zu pressen ist oft überflüssig – im Stehen kann man das Becken gut kreisen lassen, und der kindliche Kopf wird wie ein festsitzender Kork durch Bewegung gelöst. Wie beim Vierfüßlerstand werden Damm und Scheide gegen Risse geschützt, falls der Kopf des Kindes zu schnell durchtritt.

Hockstellung: In vielen Kulturen entbinden die Frauen in der Hocke. Von der gesamten Lage unserer Organe und unseres Knochenbaus her scheint dies die natürlichste Position zu sein – eine Haltung, die die Austreibungsphase verkürzt und in der kaum Komplikationen vorkommen.

Der Nachteil der Hockstellung ist, daß die meisten von uns nicht mehr daran gewöhnt sind, in der Hocke zu sitzen, und sich bei der Geburt dann damit einen zusätzlichen Streß aufhalsen. Um dennoch diese optimale Position wählen zu können, gibt es Gebärhocker. Darauf sitzt die Frau zurückgelehnt – am besten gegen den Partner – mit weit geöffneten Oberschenkeln. Die Füße stehen fest am Boden, die Hände können die Knie umfassen.

Manchmal entsteht in der Hocke das Gefühl, das Becken sei wie gestaut, als wolle etwas darin platzen. Dann ist es besser, zurück in weniger aufrechte Positionen zu gehen.

Hohe Hocke: Besonders schnell geht die Geburt in der hohen Hocke voran, das kann in der Endphase manchmal wichtig sein. Der Partner muß dabei die Frau allein stützen: Er lehnt sich am besten mit dem Rücken an die Wand und schiebt seine Ellenbeugen unter ihre Achselhöhlen – dann kann sie sich hängen lassen. Zu Beginn einer Wehe umfaßt die Gebärende die Daumen ihres Partners und läßt sich mit weit geöffneten Knien abwärts sinken. So gleiten beide während der Wehe in die »Position zweier Schlittenfahrer«. Anschließend hilft der Mann seiner Frau wieder hoch.

Halbsitzende Position: Für die meisten Frauen in unserem Kulturkreis ist diese Position die bequemste. Sie brauchen sich nicht selbst aufrecht zu halten und können doch effektiver pressen als im Liegen. Außerdem arbeitet die Schwerkraft mit.

Am besten, Sie lehnen sich zurück, auf einen Berg von Kissen, der den ganzen Rücken abstützt, oder das Kopfteil des Bettes wird hochgestellt. Nun ziehen Sie die Beine an und lassen die Knie locker auseinanderfallen. Es hat keinen Zweck, sie auseinander zu zwingen, dadurch wird der Damm nur unnötig gedehnt.

Bei einer Hausgeburt und – sofern die Geburtshelfer mitspielen – auch in der Klinik kann der Partner direkt hinter Ihnen sitzen. Daraus entsteht oft eine gute Zusammenarbeit. Die Position erinnert an zwei Schlittenfahrer.

Im Klinikbett: Auf Entbindungsstationen gibt es heutzutage oft Gebärstühle oder Gebärhocker. Ob sie benutzt werden, hängt von Ihrem Wunsch und von den Erfahrungen der Geburtshelfer ab. Normalerweise beschränkt man sich darauf, das Kopfteil Ihres Bettes hochzustellen, um die Austreibung des Kindes zu unterstützen. Meist gibt es Griffe, an denen Sie sich festhalten können, um in der Endphase kräftig mitzudrücken. Oder die Hebamme fordert Sie auf, Ihre Oberschenkel oder Knie zu umfassen, um sie bei jedem Mitschieben an sich zu ziehen.

Seitenlage: Es ist auch gut möglich, während der Austreibung auf der linken oder rechten Seite zu liegen. Sogar dann kann der Oberkörper, von Kissen unterstützt, etwas aufrecht sein. Wenn Sie auf der rechten Seite liegen, winkeln Sie das linke Bein an und umfassen das Knie. Lehnen Sie sich nach vorn! Dann bleibt der Rücken rund, und Sie können zuschauen, wie das Baby auf die Welt kommt.

Manche Hebammen fordern die Gebärende auf, einen Fuß gegen ihre Hüfte zu stemmen. Das ist oft eine bequeme Haltung. Vergessen Sie dabei aber nicht, daß Sie Ihr Kind herauspressen und nicht die Hebamme wegdrücken wollen.

Häufig will – oder soll – die Frau nicht die ganze Zeit in ein und derselben Gebärhaltung bleiben. Hier zwei Vorschläge, wie Sie abwechseln können:

Alternative A: Verbringen Sie den ersten Teil der Austreibungsphase kniend oder in der Hocke. Zwischen den Wehen können Sie durchaus aufstehen. (Dabei ist Hilfe nötig, lassen Sie sich hochziehen!) Wenn Sie nun mit den Hüften kreisen, kann das Baby tiefer in die Scheide gleiten. Sobald der kindliche Kopf zwischen den Wehen nicht mehr zurückschlüpft und gut sichtbar ist, lehnen Sie sich am besten in eine halbsitzende Position zurück. (Dafür sollte ein Stapel Kissen bereitliegen.) Diese Position kommt der Hebamme entgegen, die das Kind nun »normal« in Empfang nehmen kann, und sie ermöglicht der Mutter, ihr Kind bequem zu begrüßen.

Alternative B: Sie beginnen und beenden die Austreibungsphase in der halbsitzenden Position. Dazwischen können Sie aufstehen und für einige Wehen knien, hocken oder stehen. Damit schaffen Sie Abwechslung, wenn das Pressen zu anstrengend wird, und fördern das Tiefergleiten des Kindes, falls es zwischen jeder Wehe weit zurückschlüpft oder nicht Wehe für Wehe mehr herauskommt.

Wenn Sie zu erschöpft sind, um selbst zu knien oder zu stehen, können Sie sich mit beiden Armen um den Hals Ihres Partner hängen. Er sollte Sie zusätzlich unter den Achseln halten. Dieser Positionswechsel lohnt sich. Alle Beteiligten sind immer wieder erstaunt, wie die Austreibung dadurch beschleunigt wird.

Es gibt natürlich noch weitere Alternativen. Wichtig ist, daß die Position Ihnen zusagt und die Hebamme einverstanden ist.

Tips und Anregungen für die verschiedenen Phasen

In den letzten Schwangerschaftswochen

Tips für die Frau

- Versuchen Sie, sich mit jeder Vorwehe, die Sie spüren, zu entspannen. Das wird mit der Zeit zu einer Art Reflex, so daß Sie sich bei Kontraktionen automatisch entspannen.
- Probieren Sie bei Vorwehen verschiedene Atemtechniken aus. So finden Sie leicht heraus, welche zu Ihnen am besten paßt.
- In der Wohnung alles Notwendige vorbereiten! Aber auch an die »Extras« vor und nach der Geburt denken.
- Für das Krankenhaus den Koffer packen.
- Unter das Bettlaken Ihres Bettes spannen Sie am besten eine wasserundurchlässige Unterlage – Wachstuch, Folie oder ein Gummituch. Falls sich die Fruchtblase nachts öffnet, geht nämlich unbemerkt Fruchtwasser ab.

Tips für den Partner

- Kollegen und Vorgesetzte sollten darauf vorbereitet sein, daß Sie demnächst einen Tag freinehmen oder einige Tage »Urlaub« machen.
- Schreiben Sie alle Telephonnummern, unter denen Sie bei Bedarf zu erreichen sein könnten, in eine Extraliste.
- Auch alle Telephonnummern, die Sie im »Ernstfall« brauchen, sollten parat liegen (Hebamme, Krankenhaus, Großeltern, Babysitter usw.)
- Sehr empfehlenswert ist eine Testfahrt zur Klinik. Es lohnt sich, schnelle (staufreie) Schleichwege auszuprobieren.
- Informieren Sie sich über Parkmöglichkeiten am Krankenhaus.
- Es ist sinnvoll, für die Tage – vor allem die Abende – nach dem errechneten Geburtstermin etwas Schönes zu planen. Sonst sitzen Sie frustriert zu Hause, falls das Baby ein paar Tage später kommt.

Wenn die Geburt beginnt

Tips für die Frau
- Solange Sie noch keine regelmäßigen, allmählich stärker werdenden Kontraktionen verspüren, können Sie Ihren normalen Tagesablauf beibehalten.
- Kommen die ersten Wehen nachts, versuchen Sie am besten, weiterzuschlafen oder sich zumindest auszuruhen. Vielleicht hilft Kamillentee oder eine Wärmflasche. Die Nachtruhe brauchen Sie, um für die Geburt gestärkt zu sein.
- Allerdings werden die Wehen manchmal in der Nacht so heftig, daß frau nicht mehr liegen mag und auch hell wach ist. Dann wecken Sie ruhig Ihren Partner oder die Freundin.
- Morgens stehen Sie wie an einem ganz normalen Tag auf. Es tut meist gut, sich zu bewegen, aber Sie sollten nichts Anstrengendes unternehmen. Ihre Kraft brauchen Sie später.
- Während der Geburt konzentriert sich der Körper auf die Kontraktionen der Gebärmutter. Magen und Darm sind passiv und verdauen Nahrung schlecht. Am besten verträglich sind Trinkjoghurt, reine Fruchtsäfte (Traubensaft enthält am wenigsten Fruchtsäure) oder Kräutertee mit Honig. Eine gute Methode, sich zu stärken, ohne den Magen zu belasten, ist, löffelweise Honig oder Traubenzucker zu essen.
- Aufregung ist für den Geburtsverlauf kontraproduktiv. Versuchen Sie, gelassen zu bleiben, sonst kommt Ihnen der Prozeß unendlich lang vor. Ablenkung tut gut.

Tips für den Partner
- Erinnern Sie die Gebärende daran, zu Beginn der Wehe jeweils auszuatmen.
- Helfen Sie Ihr, den passenden Atemrhythmus zu finden.
- Ganz wichtig sind Ablenkung und Unterhaltung in den Pausen zwischen den Kontraktionen oder solange sich noch nichts tut. Denken Sie an Gesellschaftsspiele, Vorlesen und Fernsehen – auch ein Spaziergang kommt in Frage.
- Wenn die Kontraktionen regelmäßig sind, können Sie auf die Uhr schauen und ankündigen, wann die nächste Wehe

anrollen wird. Das hilft der Frau, sich innerlich darauf vorzubereiten.

- Denken Sie daran, daß manche Frauen – ganz unerwartet –
  lieber allein sein wollen. (Dadurch können sie sich besser
  auf das konzentrieren, was in Ihrem Körper geschieht.) Daß
  Sie da sind und bereit sind, wenn Sie gebraucht werden, gibt
  Ihrer Partnerin vielleicht schon genug Sicherheit.
- Sich selbst dürfen Sie auch nicht vergessen: Sie können etwas essen, eine Weile schlafen oder sich auf andere Weise
  stärken.

Während der Geburt

Tips für die Frau

- Entspannen Sie sich mit und nach jeder Wehe, das hilft
  auch, den passenden Atemrhythmus zu finden.
- Versuchen Sie, möglichst viel aufrecht zu sein. Dabei drückt
  das Kind auf den Muttermund und beschleunigt den Ge-
  burtsprozeß.
- Bevor Sie ins Krankenhaus gehen, sollten Sie sich Traubenzucker zur Stärkung einstecken.
- Um den Durst zu löschen, können Sie kleine Schlucke
  Kräutertee trinken (Himbeer, Kamille, Fenchel usw.). Dann
  füllt sich die Blase nicht so schnell.
- Bleiben Sie so lange zu Hause, wie Sie sich dort wohl fühlen.
  Unsicherheit und Angst »blockieren« den Geburtsprozeß.
- Gehen Sie ins Krankenhaus, sobald Sie merken, daß die
  richtige Zeit gekommen ist. Falls Sie eine lange Fahrt vor
  sich haben und Sie das beunruhigt, können Sie getrost vorzeitig aufbrechen. Sie müssen ja nicht gleich in den Kreißsaal gehen, sondern können auf dem Krankenhausgelände
  spazierengehen oder sich dort irgendwo niederlassen.
- Je später Sie im Kreißsaal erscheinen, desto geringer ist
  natürlich die Wahrscheinlichkeit, daß man viel mit Ihnen
  anstellt: Wehentropf, Einlauf usw. – Allerdings bricht dann
  auch eher Hektik aus.
- Sie können sich auch vor der Fahrt in die Klinik von der

Hebamme, die zur Nachbetreuung kommen wird, untersuchen lassen. Oder Sie suchen von vornherein eine Hebamme aus, die mit Ihnen in die Klinik geht.

- Wenn das Krankenhaus für Ihre Bedürfnisse offen ist und Sie sich dort sicher fühlen, können Sie so früh gehen, wie Sie wollen. – Es kann allerdings passieren, daß man Sie bittet, für ein paar Stunden wieder nach Hause zu fahren, weil die Geburt erst noch richtig in Gang kommen muß und der Kreißsaal voll ist.

Tips für den Partner
- Atmen Sie im Rhythmus der Gebärenden, gemeinsam mit ihr. Sie kann sich dann an Ihrer Atmung orientieren, falls sie von einer Wehe überrascht wird und vor Schreck die Luft anhält.
- Sagen Sie bitte nicht: »Atme so und so.« Es vorzumachen ist viel besser.
- Zusätzlich können Sie im Atemrhythmus ihren Arm oder den Rücken massieren: abwärts beim Ausatmen, aufwärts beim Einatmen.
- Wann immer die Gebärende ihren Atemrhythmus verliert, atmen Sie aus! Dann wird dies auch Ihre Partnerin tun und ist mit dem nächsten Atemzug schon wieder »drin«.
- Bei Rückenschmerzen pressen Sie am besten mit einer Hand gegen das Steißbein der Frau.
- Gerade in der Klinik kann es sinnvoll sein, mit der Partnerin zu klären, welche Bedürfnisse sie gerade hat. Dann kann sie sich besser auf die Wehen konzentrieren, während Sie die Wünsche an die Geburtshelfer weitergeben.
- Versuchen Sie, während der Kontraktionen mit Ihrer Partnerin Blickkontakt zu halten. Sie bleibt dann wahrscheinlich konzentrierter. (Manche Frauen fühlen sich aber dadurch »kontrolliert« und möchten lieber »bei sich« sein. Klären Sie, was ihr angenehmer ist.)
- Ermuntern Sie die Gebärende: Das Wichtigste ist, daß sie den Glauben an sich selbst nicht verliert. Sie kann es schaffen. Was passiert, ist normal.

- Versuchen Sie nicht, ihr einzureden, daß sie keine Schmerzen hat.
- Helfen Sie Ihrer Partnerin, sich auf den eigenen Körper zu konzentrieren. Ermuntern und loben Sie! Auch wenn die Gebärende es nicht so empfindet: Sie macht Fortschritte.
- Erinnern Sie auch daran, daß das Baby bald kommen wird. Viele Frauen spüren nur noch die Wehen und vergessen völlig deren Ursache.
- Beobachten Sie immer ihr Gesicht, ihre Schultern und Hände. Mit Massage, erfrischendem Tuch oder Schwamm schaffen Sie Entspannung und Erleichterung.
- Achten Sie mit darauf, daß die Position bequem und möglichst aufrecht ist.
- Erinnern Sie daran, daß es gut ist, stündlich einmal Wasser zu lassen. Während der Geburt entsteht das Bedürfnis dazu nicht mehr. Wenn sich jedoch die Blase zu sehr füllt, behindert das unter Umständen den Geburtsprozeß.

Zwischen den Kontraktionen können Sie eine Menge für Ihre Partnerin tun:
- Bieten Sie Erfrischungen an, etwa einen in Tee getauchten Schwamm oder Lappen, den sie aussaugen kann, vielleicht auch einen Eiswürfel zum Lutschen – kühl gehalten in einer Thermosflasche.
- Da die Lippen beim Atmen austrocknen, kann ein Fettstift sehr angenehm sein.
- Mit einem feuchten Waschlappen können Sie außerdem Gesicht und Hände der Gebärenden erfrischen.
- Sagen Sie lieber nicht: »Entspanne dich.« Streicheln Sie den schmerzenden, verkrampften Körperteil.
- Fast allen Frauen ist es angenehm, wenn ihr Rücken massiert wird. Aber manche wollen nicht berührt werden, weil sich innen schon soviel »rührt«.

Unmittelbar nach der Geburt

Tips
- Nehmen Sie sich Zeit für Ihr Baby und achten Sie darauf, daß es nicht zu lange – etwa für Untersuchungen – »entführt« wird.
- Ermöglichen Sie Ihrem Kind Hautkontakt. Dann wird es von selbst die Brust finden und saugen (Stillen, S. 215).
- Wenn Sie zu erschöpft sind oder unmittelbar nach der Geburt essen oder duschen wollen, kann Ihr Partner das Hemd ausziehen und Hautkontakt mit dem Baby genießen.
- Es ist gut, wenn Sie bald nach der Geburt Wasser lassen. Die Geburtshelfer können dann sicher sein, daß trotz einer langen Geburt oder operativer Eingriffe (Zange usw.) keine Schwellungen oder Quetschungen entstanden sind, die den Harnabgang behindern. – Aber lassen Sie sich nicht unter Druck setzen. Sonst klappt es eher nicht.
- Bei einer normalen Geburt können Sie durchaus zur Toilette gehen und müssen keinen Bettopf nehmen.
- Wenn Sie sich noch wackelig auf den Beinen fühlen, bitten Sie einfach um Begleitung.
- Manche Frauen haben nach der Geburt Schüttelfrost. Er läßt nach, wenn die Blutzirkulation angeregt wird. Dazu kreisen Sie mit den Füßen oder bitten Ihren Partner, Sie kräftig zu massieren – vor allem Füße, Beine, Arme und Hände. Oft wirkt eine Wärmflasche Wunder.

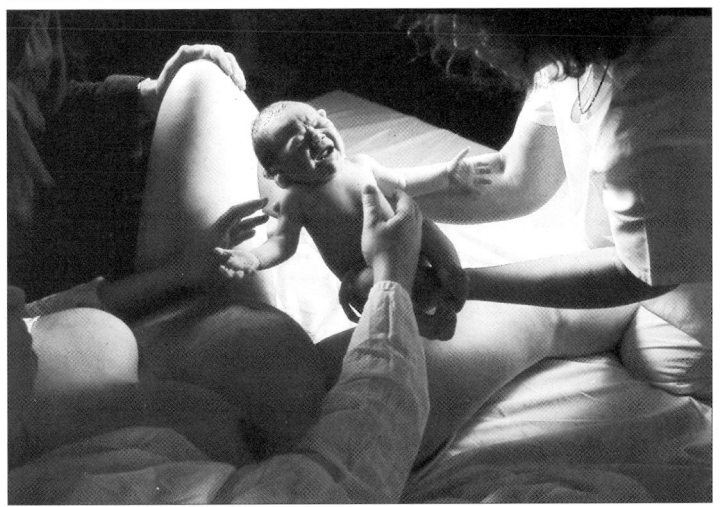

Geburtsberichte

Warten auf das Kind

Wie lange noch werde ich auf dich warten?
Ich liebe dich jetzt schon so sehr und habe Angst.
In meinen Träumen bist du stark und gesund.
In meinem Körper spüre ich deine kräftigen Bewegungen.
Dein Herz klopft, es gefällt dir in mir.
Du wirst entscheiden, wann du bereit bist für diese Welt.
Wann deine Seele sicher genug ist, mir zu begegnen.

Hausgeburt

Erstes Kind: Jana Lorina
Der errechnete Termin ist der 5. Februar. Der Tag vergeht,
ohne daß sich etwas getan hätte. Trotzdem löst sich die Span-
nung, weil wir nicht mehr auf einen bestimmten Termin war-
ten, sondern alles auf uns zukommen lassen.

Am Mittwoch gehe ich zur Fruchtwasseruntersuchung. Es
ist alles in Ordnung, und ich gehe am Nachmittag in die Uni.
Ganz konzentriert bin ich allerdings nicht, weil »Moppel«
ziemlich lebhaft ist und ich ständig ein Zwicken und Ziehen im
Bauch spüre. Abends entdecke ich, daß ein Teil des Schleim-
pfropfs abgegangen ist.

Am nächsten Morgen um halb fünf wache ich auf, weil ich
ein Ziehen im Rücken spüre. Sind das Wehen? Keine Ahnung.
Ich versuche weiterzuschlafen, bin aber doch zu aufgeregt. Das
Ziehen wird stärker, die Abstände immer kürzer. Nach dem
Aufstehen wird es besser.

Ich kann mir immer noch nicht vorstellen, daß das Wehen
sein sollen, und wir versuchen die Zeiten aufzuschreiben, um
festzustellen, ob der Schmerz regelmäßig ist. Das ist aber ziem-
lich schwierig, weil ich mich nie entscheiden kann, ob dieses
Ziehen jetzt gerade so stark und lang war, um als »Schmerz«
zu gelten.

Gerd, unser Mitbewohner, und Marion, meine Schwester,
die bei der Geburt dabeisein wird, tauchen auf. Wir früh-
stücken gemeinsam, und die Stimmung ist total fröhlich. Da-
nach versuchen wir noch einmal, die Zeiten aufzuschreiben.
Aber es ist alles ziemlich chaotisch, und Marion und Gerd sind
noch aufgeregter als Jens und ich.

Um halb eins rufe ich unsere Hebamme T. an und berichte
ihr von diesen Schmerzen, von denen ich immer noch nicht
weiß, ob es Wehen sind. Mittlerweile kommen sie alle sechs bis
acht Minuten. Kurz danach werde ich mir aber doch sicher: Es
geht los!

Ich beginne in der Wohnung auf und ab zu gehen und die
Schmerzen zu veratmen. Jens und ich beschließen, noch spazie-

renzugehen. Wir sind allerdings nicht allzu lange unterwegs, weil der Schmerz immer intensiver wird. Am erträglichsten ist es in der Hocke oder auf allen vieren. Aber so schmerzhaft, wie ich es mir vorgestellt habe, ist es immer noch nicht, und ich bin gespannt, was sich schon getan hat. Um zwei kommt T. und untersucht mich. Der Muttermund ist viereinhalb Zentimeter geöffnet, und wir freuen uns riesig.

Bei den nächsten Wehen fange ich an zu tönen, und Jens, Marion und T. tönen zur Unterstützung mit. Die Schmerzen werden immer intensiver, ich knie auf dem Boden und lehne mich an Jens. Das Tönen tut gut, weil ich mich nicht mehr gegen den Schmerz wehre. Störend ist, daß ich bei jedem Wehenhöhepunkt Brechreiz verspüre.

T. untersucht mich noch mal, und der Muttermund ist jetzt, fast drei Stunden später, sieben Zentimeter geöffnet. Ich nehme alles gar nicht mehr richtig wahr, liege seitwärts auf dem Bett und fühle mich unfähig aufzustehen. Es gibt keine Pause mehr, und nur durch das Tönen kann ich meine Atmung unter Kontrolle halten. Ich will überhaupt kein Kind mehr, ich will einfach aufstehen und weglaufen.

Da wird mir wieder bewußt, daß das nicht geht, so sehr ich mich auch wehre, also kämpfe ich nicht mehr dagegen an. Es ist sofort ein besseres Gefühl.

Auf einmal spüre ich etwas Hartes, das aus mir herausdrückt: Es kommt! Ich bin ganz überrascht, weil ich das Kind schon fast vergessen habe. T. schlägt vor, Jens solle sich an die Wand setzen und ich mich an ihn lehnen, aber es erscheint mir völlig unmöglich, mich zu bewegen. Ich fühle mich unendlich schwer. Mit etwas Hilfe schaffe ich es dann doch, und ich spüre, wie T. die Fruchtblase öffnet und alles warm und feucht wird.

Beim ersten Pressen weiß ich gar nicht, was ich machen soll, aber beim zweiten Mal geht's schon besser. Der Schmerz ist zwar kaum auszuhalten, aber es ist trotzdem ein gutes Gefühl, etwas zu tun. Nach ein paar Preßwehen nimmt T. meine Hand und legt sie auf den Kopf des Kindes, der schon herausschaut. Wie das sich anfühlt! Warm, feucht, hart und doch weich. Ich

bin völlig überrascht, und kurze Zeit später, um zehn Minuten
nach sechs, liegt auch schon ein Kind auf meinem Bauch. Ein
Mädchen. Jana Lorina.

Geburt im Geburtshaus

Erstes Kind: Lisa
Wir wohnen auf einem Bauernhof, weit entfernt von der näch-
sten Klinik, zu weit für eine Hausgeburt, die wir uns eigentlich
erhofft hatten. Hebamme und Arzt rieten uns davon ab, da im
Falle einer Komplikation der Weg ins Krankenhaus zu weit sei.
So war es auch aufgrund der weiten Anreise, daß wir schon
beim ersten Ziehen, das ich in der Nacht spürte, zum Geburts-
haus fuhren. Glücklicherweise hatte sonst niemand einen Ent-
bindungstermin, und wir konnten es uns im Geburtshaus ge-
mütlich machen.
Weil sich nach zwölf Stunden immer noch nichts tat, gingen
wir ins Kino und anschließend essen, immer mit der Gewiß-
heit, daß unser Geburtshaus nur fünf Minuten entfernt war.
In der zweiten Nacht ging es dann aber los. Ganz gewaltig.
Von der ersten richtigen Wehe an, die bereits zwei Minuten
lang war, ging es im schnellen Rhythmus: zwei Minuten Wehe
– zwei Minuten Pause. Nicht lange genug, um mich zu erholen.
Ich legte mich auf das Matratzenlager und konzentrierte
mich nur auf meinen Atem. Vergessen waren alle Ideale von
wegen aufrecht Stehen, Hocken, Tanzen oder Kreisen auf dem
Pezziball. Sogar eine Strickleiter hing an der Wand, an die ich
mich hätte hängen können.
Die große Badewanne stand im Zimmer. Niemand dachte
auch nur daran ...
Die Wehen waren so gewaltig, ich konnte mich nur von
ihnen überrollen lassen. Nach drei Stunden bereits fühlte ich
Preßdrang und rappelte mich mit Unterstützung von Mann
und Hebamme auf. Im Vierfüßlerstand kniete ich auf der Ma-
tratze. Alle saßen rings um mich, streichelten mich und waren
voll Bewunderung, wie gut ich das alles schaffe.

Die Wehen waren noch immer so stark, daß es schon jen-
seits von Schmerz war; ich habe nie in meinem Leben etwas
Derartiges empfunden.

Mein Damm fühlte sich zum Zerreißen an, aber die Hand
der Hebamme leistete Gegendruck, und ich fühlte mich sicher.
Ich schaukelte mit meinem Po auf und ab und stellte mir vor,
wie sich ein Sektpropfen langsam aus der Flasche dreht, und
die Hand der Hebamme paßte auf ...! Und wie der Druck in
mir sich am heißesten anfühlte, spürte ich plötzlich ganz viel
Feuchtigkeit und sah mein blaurotes Kind zwischen meinen
Beinen liegen.

Ich war noch immer auf allen vieren, und die Hebamme
schob unser Töchterlein auf der Matratze näher zu mir vor, so-
weit es die Nabelschnur erlaubte. Aber ich wollte sie nun doch
in den Arm nehmen. Mein Mann setzte sich an die Wand ge-
lehnt, und ich legte mich an ihn gelehnt in seinen Schoß, so wie
wir es eigentlich für die Geburt vorhatten, aber es ging alles so
schnell. So wiegten wir unser Töchterlein gemeinsam mit zwei
Paar Armen, die sie umfaßten und streichelten, während wir
auf die Geburt der Plazenta warteten. Als ob meine Gebär-
mutter genug hatte von ihrer enormen Leistung, tat sich jetzt
jedoch gar nichts mehr.

Nach einer halben Stunde, in der wir einfach nur Familie-
sein genossen, wurde die Hebamme doch unruhig. Sie bat mei-
nen Mann, unsere Lisa zu halten, und ich sollte über einem Ei-
mer hocken ... husten ... pressen ... die Plazenta kam nicht.
Die Hebamme maß den Blutverlust (indem sie die getränkten
Tücher wog). Das Ergebnis beruhigte sie, es war also keine
Teilablösung.

Ich legte mich wieder auf die Matratze und legte Lisa an,
die zu wissen schien, worauf es ankam, und kräftig saugte. Wir
waren glückliche Familie, zusammengekuschelt. Erst hinterher
sagte mir die Hebamme, wie oft sie besorgt auf die Uhr ge-
schaut hatte. Schließlich dauerte es eineinhalb Stunden, bevor
sich die Plazenta löste. Und dann doch ganz von selbst.

Ich war so froh, daß ich im Geburtshaus war. Falls ich
zuviel Blut verloren hätte, wäre eine Bluttransfusion möglich

gewesen; andererseits drückte mir niemand auf dem Bauch herum oder zog an der Nabelschnur, wie es so oft im Krankenhaus gemacht wird.

Ich war so dankbar über die natürliche und geduldige Haltung der Hebamme und dafür, daß die Ärztin da war im Hintergrund und mich doch schließlich ganz allein gebären ließ und uns erlaubte, Familie zu sein.

Geburt im Krankenhaus

Zweites Kind: Florian
Für uns war von Anfang an klar, daß wir ins Krankenhaus gehen. Nach den Schwierigkeiten der ersten Geburt vor zwei Jahren war mir die Sicherheit der technischen Geräte wichtig, obwohl es mir ebenso klar war, daß ich keine unnötigen Interventionen wollte. Herbert war es auch lieber, glaube ich, aber letztlich war es meine Entscheidung.

Wir hatten uns mehrere Krankenhäuser angeschaut und unsere Fragen gestellt. Ich war mir sicher, daß ich inzwischen genügend Wissen und Erfahrung hatte, um mich mit dem Personal auseinanderzusetzen, und ich wußte, daß ich mich in erster Linie wohl fühlen mußte.

Das eine Krankenhaus roch zu sehr nach Desinfektionsmitteln, das andere war zu gekachelt ... Die Klinik, für die wir uns entschieden, hatte einen hellen Kreißsaal mit Blick auf einen Park mit alten Bäumen. Dort verbrachten wir auch die ersten Stunden der Geburtswehen. Ich wollte die Aufnahmeprozedur so früh wie möglich hinter mir haben und ging dann mit Herbert für ein paar Stunden in den Park, um die ersten Geburtswehen zu veratmen – über Parkbänke gelehnt. In den Wehenpausen lehnte ich beckenkreisend an alten Bäumen oder ging Treppchen auf und ab. Es war ein schöner Sommerabend.

Bei der ersten Geburt hatte es sehr lange gedauert, und ich hatte mir vorgenommen, die Eröffnungsphase nicht wieder liegend zu verbringen. Wie mir alle vorhergesagt hatten – ich aber nicht glauben wollte –, ging es diesmal doch viel schneller.

*Als wir nach zwei Stunden wieder im Kreißsaal auftauchten
und ich untersucht wurde, war ich bereits vier Zentimeter eröffnet.*

*Ich blieb danach gern im Kreißsaal und schaute auf die
Bäume hinunter, an denen ich vor kurzem noch gelehnt hatte.
Nun lehnte ich auf einem Kissen am Fenstersims, ans CTG an-
geschlossen. Herbert packte sein Nachtessen neben mir aus.
Draußen wurde es dunkel.*

*Gegen Mitternacht war ich sechs Zentimeter eröffnet, und
ich blieb nach der Untersuchung gern auf dem Kreißbett liegen. Ich hatte das Gefühl, lange genug gestanden und umher-
gelaufen zu sein, und den Eindruck, daß die Hebamme auch
froh darüber war.*

*Sobald ich lag, tat sich jedoch nichts mehr. Ich hatte erwar-
tet, jetzt würde es erst richtig losgehen ... Hingebung und all
so etwas. Die Pausen wurden länger, die Wehen waren
schwächer. Die Angst vor Wehenschwäche, Wehentropf und
nachfolgenden Komplikationen kam in mir hoch. Ich fragte
die Hebamme, der wir schon bei der Aufnahme unsere erste
Geburtserfahrung erzählt hatten, ob ich mich für eine Weile im
warmen Wasser entspannen könnte. Die Pausen zwischen den
Wehen waren lang genug, und ich war dankbar für ihre Zustimmung. Ich wußte auch, daß warmes Wasser die Wehen anregen konnte. Herbert befürchtete zwar, es könnte mich zu
sehr entspannen und es würde sich gar nichts mehr tun, aber
ich wußte instinktiv, daß es dafür schon zu weit fortgeschritten
war.*

*Sobald ich im Wasser lag, kamen die Wehen auch Schlag
auf Schlag, es gab kaum mehr Pausen dazwischen, und ich war
froh, daß es auf beiden Seiten der Wanne Haltegriffe gab, an
denen ich mich festhalten konnte.*

*Herbert saß außerhalb der Wanne hinter mir und hielt mei-
nen Kopf während jeder Wehe. Der Gegendruck fühlte sich
irgendwie richtig an. Plötzlich, viel früher als erwartet, spürte
ich Preßdrang. Ich wollte aus dem Wasser raus, ich hatte mich
vorher weder dafür noch dagegen entschieden, aber in dem
Moment wußte ich, daß ich nicht im Wasser gebären wollte.*

Herbert half mir, aus der Wanne herauszusteigen, und die Hebamme hatte schon ein großes Tuch für mich bereitgelegt. Uns war allen klar, daß ich hier vor der Wanne im Stehen gebären würde. Ich hing an Herberts Schultern, die Hebamme kniete hinter mir und beobachtete meinen After und Damm. Alles war bereit. Ein Spiegel lag zwischen meinen Beinen.

Blutiger Schleim tropfte aus mir heraus, und ich konnte deutlich sehen, wie ich mich öffnete und mehr und mehr vom Kopf unseres Kindes zu sehen war. Mit jeder Wehe ging ich in die Knie, und zwischen den Wehen zog Herbert mich wieder hoch und ich kreiste mit meinen Hüften. Ich hatte gar keinen Preßdrang, und trotzdem war deutlich, wie sich unser Baby tiefer und tiefer schob.

Plötzlich war alles klar – es bedurfte keiner Worte, es war wie ein Tanz, in dem jeder seine Schritte kannte ...

Herbert stand hinter mir und hielt mich unter den Armen aufrecht.

Ich ließ mich in die Knie, nicht ganz Hockstellung, sinken. Die Hebamme kniete vor mir, bereit, unser Kind aufzufangen.

Ich reichte mit beiden Händen nach unten, um mein Kind in Empfang zu nehmen. Gemeinsam mit der Hebamme hob ich es nach oben, während Herbert mich langsam zu Boden gleiten ließ. Wir saßen beide an die Wanne gelehnt und bestaunten unseren Sohn.

Wir waren überglücklich, daß alles so gut verlaufen war. Zu Hause hätte es nicht besser gehen können.

Da es in der Nacht keine anderen Geburten gab, erlaubte uns die Hebamme, bis zum Morgen im Kreißsaal zu bleiben, so daß Herbert nicht heimgehen mußte.

Zum Frühstück wurden wir dann auf Station verlegt. Da es nun Tag war, konnte Herbert bei uns bleiben, und am späten Nachmittag wurden wir auf Wunsch entlassen. Zu Hause warteten Oma und Töchterchen auf uns.

Wo möchte ich gebären?

Wenn das Geburtserlebnis später (ein Leben lang) negativ gefärbt ist, hat das oft mit der Atmosphäre zu tun, in der die Entbindung stattfand. In vielen Kreißsälen läßt die Umgebung keine angenehme – und vielleicht auch genußvolle – Stimmung
aufkommen. Daß mehr und mehr Kliniken heute bemüht sind,
für die Geburt eine wohnliche Atmosphäre zu schaffen, ist dem
Engagement alternativer Geburtshilfe zu verdanken.

Vor allem die englische Geburtsexpertin Sheila Kitzinger hat
mit Nachdruck und wohl als erste überzeugend und drastisch
darauf hingewiesen, wie wenig in unserer Zeit respektiert wird,
daß die Geburt ein intimes Ereignis und mit sehr intensiven
Gefühlen verknüpft ist:

*»Die Atmosphäre, die zu einem schönen Erlebnis beiträgt, ist
für eine Geburt genauso ausschlaggebend wie für ein Liebeser-
lebnis. Ob es wohl Spaß machen würde, auf einem schmalen,
hohen Bett Geschlechtsverkehr zu haben (und das Bett eines
durchschnittlichen Kreißsaals ist sehr schmal) oder vor den
Augen gelegentlicher Beobachter, die mehr oder weniger ermu-
tigende Bemerkungen über den Fortschritt machen? (...)
Wer würde sich eine fensterlose, gekachelte Zelle aussu-
chen, die mit rostfreien Stahlgeräten und Neonlicht ausgestat-
tet ist? Welchen Menschen gelingt es, ihren Körper genußvoll
zu empfinden, wenn sie häufig daraufhin untersucht werden,
wie »weit« sie sind, und ihnen gesagt wird, daß, wenn sie bis
4 Uhr 30 keinen Orgasmus haben, der Akt ohne ihre Mithilfe
beendet wird?«* (in: *Frauen als Mütter*, München 1986)

Aber nicht nur bei vielen Krankenhausgeburten ist ein Haupt-
problem, daß die Stimmung nicht stimmt. Zu Hause kann die
Atmosphäre genauso steril und verkrampft sein.

Eine Menge hängt davon ab, wie Sie innerlich auf die Geburt vorbereitet sind. Was denken, was empfinden Sie? Haben
Sie Angst, oder freuen Sie sich auf das Ereignis? Wie schwanken, wie mischen sich Ihre Gefühle?

Viel ist natürlich gewonnen, wenn Sie sich mit der Hebamme gut verstehen, auch im Sinne von »sich verständigen können«. Nutzen Sie während der Schwangerschaft jede Möglichkeit, mit Hebammen Kontakt zu haben.

Selbst in einem Krankenhaus, wo viele verschiedene Hebammen Dienst tun, erwischen Sie vielleicht jene, die später Ihre Entbindung betreuen wird. Gelegenheit zum Kennenlernen bieten Informationsveranstaltungen, Vorbereitungskurse (Schwangerschaftsgymnastik, Schwangerenschwimmen usw.), ein Besuch im Kreißsaal (oft nach Absprache möglich) oder das persönliche Gespräch, wenn zum Beispiel ein Kaiserschnitt geplant ist und der Termin feststeht.

Es gibt außerdem Hebammen, die Sie nicht nur in der Schwangerschaft und nach der Geburt betreuen, sondern auch in die Klinik begleiten können, um sie dort zu entbinden. – Bei einer Hausgeburt, in Geburtshäusern oder in spezialisierten Geburtshilfepraxen (S. 132) ist es meist möglich, daß Sie »Ihre« Hebamme bei der Entbindung dabei haben. (Nur ganz selten wird diese krank oder durch eine andere Geburt verhindert sein).

Wenn Sie zur Geburt ins Krankenhaus gehen, haben Sie zwei Möglichkeiten:

- Sie passen sich der Routine und den Angeboten der Geburtshelfer an. Einen Eindruck davon erhalten Sie auf Informationsveranstaltungen der Klinik (Sie erfahren aber nur die Sichtweise dieser Abteilung!), im Gespräch mit anderen Müttern (aber seien Sie auch da kritisch und glauben Sie nicht an Schauermärchen) und bei Voruntersuchungen in der Klinik.
- Sie machen sich frühzeitig klar, welche Rahmenbedingungen für Sie wichtig sind, und erkunden eigenständig, wie weit das Personal der einen oder anderen Klinik Ihnen entgegenkommen wird. Die meisten Geburtshelfer sind heute viel aufgeschlossener und kompromißbereiter als noch vor zehn Jahren.

Allerdings bestehen zwischen den Kliniken erhebliche Unterschiede. Die Chance, diese zu entdecken und zu nutzen, bietet sich vor allem in Großstädten und Ballungsräumen, wo mehrere Krankenhäuser in Reichweite liegen. Am besten, Sie machen sich eine Liste (S. 260) mit den Punkten, die Sie klären möchten, und nehmen diese zu Vorgesprächen in der Klinik oder auf Infoabende mit.

Wassergeburt

Manche Kliniken haben sich auf unkonventionelle Formen der Geburtshilfe spezialisiert, etwa Schmerzlinderung mit Akupunktur (S. 152) oder Wassergeburten.

Es ist durchaus möglich, im Wasser zu gebären. Das ist auch keine moderne Erfindung; Völkerkundler haben bei einigen Volksgruppen schon früher beobachtet, daß sie zum Gebären ins warme Meer gehen. Bei uns werden Wassergeburten seit zwei Jahrzehnten gemacht – allerdings nicht im Meer, sondern in einer großen Badewanne. Wichtig dabei ist eine gute Wasserhygiene (da zum Beispiel während der Wehen leicht Urin und Stuhl abgehen) und daß die Mutter risikolos in die Badewanne hinein- und aus ihr heraussteigen kann. Spezialwannen ermöglichen heutzutage beides.

Die meisten Frauen haben im Wasser weniger Wehenschmerzen und brauchen seltener Schmerzmittel. Offenbar entspannt sich auch das Dammgewebe besser, so daß weniger geschnitten wird.

Die Wehentätigkeit und die Herztöne des Kindes lassen sich in der Badewanne mit einem CTG (telemetrisch) oder mit Ultraschallgeräten überwachen. Und eigentlich besteht keine Gefahr, daß das Neugeborene Wasser verschluckt, es in die Lungen bekommt oder gar ertrinkt. Das Kind hat monatelang im Fruchtwasser gelegen und auch dort hin und wieder Atembewegungen gemacht, ohne sich zu verschlucken. Seine Lungen sind bis zu den ersten Atemzügen flüssigkeitsgefüllt, und mit der regelmäßigen Luftatmung wird es erst beginnen, wenn sein Gesicht aus dem Wasser auftaucht. Vorher verhindert das der Diving-Reflex (englisch: tauchen).

Geburtshelfer raten von einer Wassergeburt ab, wenn nicht alles »normal« ist, zum Beispiel bei Mehrlingen oder einer Beckenendlage des Kindes. Wenn das CTG irgendwie verdächtig erscheint oder Komplikationen auftreten, wird eine Wassergeburt normalerweise abgebrochen und konventionell weitergeführt.

Zwischen Haus- und Krankenhausgeburt

Es gibt Argumente für und gegen eine Hausgeburt. Nicht anders ist es bei Geburten im Krankenhaus. Manchmal kann es richtig sein, in einer spezialisierten Geburtshilfepraxis oder einem Geburtshaus zu gebären. Wer die apparative Sicherheit einer Klinik nicht missen will, aber mit seinem Kind ganz früh in die gewohnte private Atmosphäre eintauchen möchte, kann auch ambulant entbinden. Sofern die Geburt glatt verlaufen ist, können Sie in diesem Fall etwa zwei Stunden nach der Entbindung auf eigene Verantwortung die Klinik verlassen.

Hausgeburt

Argumente dafür:
- In der Schwangerschaft, bei der Geburt und im Wochenbett betreut Sie dieselbe (vertraute) Hebamme.
- Sie gebären dort, wo Sie sich besonders wohl fühlen. Dadurch lassen sich krankenhaustypische Komplikationen vermeiden, etwa daß die Wehen aus Angst vor dem Krankenhauspersonal schwächer werden.
- Wenn Sie sich ablenken wollen oder eine Erfrischung brauchen, wissen Sie gleich, worauf Sie zurückgreifen können: Musik, Spiele, Bilder, Tees usw.
- Falls Sie schon Kinder haben, können diese dabeisein.
- Das Neugeborene wird an einem wohnlichen, ihm irgendwie vertrauten Ort empfangen: Es kennt die Stimmen, die Geräuschkulisse usw.
- Zu Hause fühlen Sie sich wahrscheinlich stärker und »gesünder«. Sie sind nicht der Krankenhausroutine und -auto-

rität ausgeliefert und können das Geschehen besser kontrollieren (Anzahl der Personen im Raum, Positionen usw.).
- In den eigenen vier Wänden können Sie eher selbst oder mitentscheiden, welche Gebärposition Sie wählen, ob Sie Medikamente einnehmen und wie das Kind nach der Geburt versorgt und untersucht wird.
- Sie haben eher die Möglichkeit, mit Ihren Schmerzen selbst zurechtzukommen, weil Sie ausprobieren können, was hilft.
- Das Infektionsrisiko ist zu Hause geringer, weil nur die »Familienkeime« – aber keine, manchmal hartnäckigen Krankenhauserreger – vorhanden sind.

Argumente dagegen:
- Die Möglichkeit, Schmerzen durch Medikamente zu lindern, sind begrenzt.
- Nicht alle Komplikationen können zu Hause versorgt werden, daher ist manchmal während oder unmittelbar nach der Geburt ein Umzug ins Krankenhaus notwendig, z.B. wenn
  – bei nicht zu behebender Wehenschwäche ein Wehentropf notwendig wird;
  – das Kind bei zu starken Wehen unter Sauerstoffmangel leidet, dann kann ein Kaiserschnitt erforderlich sein;
  – bei zu starkem Blutverlust der Mutter eine Bluttranfusion notwendig ist;
  – das Neugeborene wegen Atemschwierigkeiten ärztlich behandelt werden muß.

Diese Komplikationen sind zwar selten, es ist jedoch möglich, daß bei längerem Transport ins Krankenhaus wertvolle Zeit verlorengeht.

Krankenhausgeburt

Argumente dafür:
- Immer wenn bestimmte Risiken für die Geburt bekannt sind (Mehrlingsschwangerschaft usw.), werden Ihre Hebamme und Ihr Arzt dazu raten, in einer Klinik zu gebären.

- Auch wenn Sie von einer Hausgeburt nicht so ganz überzeugt sind, ist es besser, im Krankenhaus zu gebären.
- Im Krankenhaus ist das Personal auf außergewöhnliche Komplikationen besser vorbereitet. Das ist kein Wunder, da hier – anders als bei einer Hausgeburt – alle Frauen »genommen« werden.
- Sofern Sie sich auf der Entbindungsstation wohl fühlen, können Sie hier von Alltagssorgen frei und nur für das Baby da sein.

Argumente dagegen:
- Die Atmosphäre bleibt oft unpersönlich, selbst wenn eine Krankenhausentbindung angenehm gestaltet wird.
- Irgendwann wird der neugeborene Vater die Klinik verlassen müssen, und beide Eltern fühlen sich dann oft allein gelassen.
- In einer Klinik fühlen sich viele Menschen automatisch krank. Weil sie sich nicht auskennen und leichter bevormundet werden, sind sie ängstlicher und hilfloser als normalerweise.
- Nicht selten wird der Gebärenden die Geburt praktisch aus der Hand genommen. Auch das verunsichert.
- Ein Teil der Komplikationen unter der Geburt ist sozusagen »krankenhausgemacht«. Sie sind eine Folge der liegenden Gebärhaltung, beänstigender Apparate, bestimmter Medikamente und des häufigen – vom Schichtwechsel diktierten – Personalwechsels. (Nicht immer betreut Sie eine Hebamme vom Beginn bis zum Ende der Geburt.)
- In der Klinik verlassen sich die Geburtshelfer oft (zu) sehr auf die Technik (CTG, Infusion, Anästhesie usw.); (zu) häufige Eingriffe sind die Folge.

Geburts(hilfe)praxen und Geburtshäuser

In den letzten zehn Jahren haben sich neue Formen als Alternative zur Haus- und Klinikgeburt entwickelt, sogenannte Geburtshäuser oder Geburts(hilfe)praxen von Hebammen und/oder Frauenärzten/innen.

Sie ermöglichen quasi eine Hausgeburt an einem anderen Ort und können das Richtige sein, wenn Ihnen die eigene Wohnung zu klein, zu unruhig oder zu hellhörig ist.

Geburtshäuser und -praxen favorisieren den natürlichen Ablauf, ermöglichen alternative Methoden (Wassergeburt usw.) und Behandlungen (Homöopathie usw.) und legen großen Wert darauf, daß durch die Betreuung und die Umgebung eine persönliche Atmosphäre entsteht.

Oft bieten sie auch mehr Technik als eine reine Hausgeburt. Die ist für die Geburt normalerweise nicht nötig, für einige Frauen und Männer bedeuten Apparate jedoch mehr Sicherheit.

Normalerweise besteht eine enge Kooperation mit Gynäkologen und Kinderärzten, die im selben Haus arbeiten oder in Rufbereitschaft sind. In aller Regel gibt es einen guten Kontakt mit einer nahe gelegenen Klinik, die im Notfall schnell zu erreichen ist.

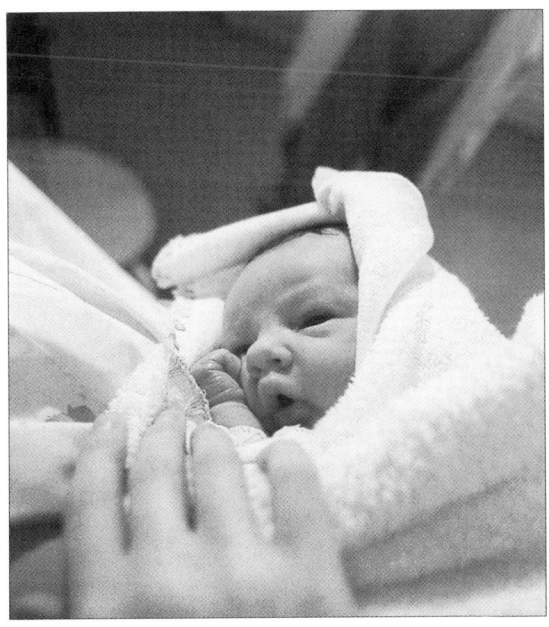

Medizinische Interventionen

Sinn und Unsinn in der Geburtshilfe

Viele Ärzte und Hebammen gehen davon aus, daß Geburtshilfe nicht nur dazu da ist, Komplikationen zu bewältigen, sondern daß der Sinn der Geburtshilfe ist, die normale Geburt zu erleichtern, den Geburtsprozeß zu verkürzen und die Schmerzen zu verringern oder ganz zu vermeiden.

Fast alle diese geburtshilflichen Maßnahmen haben jedoch ungünstige Auswirkung und stören den natürlichen Verlauf.

Sinnvolle Geburtshilfe
* greift daher nur ein, wo es auf Grund von Komplikationen notwendig ist,
* begleitet den Geburtsvorgang, der im Normalfall von allein abläuft,
* gibt der Gebärenden und ihrem Partner Sicherheit, sich völlig entspannt auf das Geschehen einzulassen,
* verhindert Verletzungen im Genitalbereich – sowohl körperlich als auch emotional –, so daß die Fähigkeit, Sexualität zu genießen, nicht unter dem Geburtserlebnis leidet,
* denkt nicht nur an körperliche Gesundheit von Mutter und Kind, sondern achtet darauf, daß das Selbstvertrauen der Gebärenden nicht gestört wird,
* gibt den Beteiligten ihre Zeit und ihren Raum, sich unbeobachtet zu fühlen.

Ob eine Frau das Erlebnis hat, geboren zu haben, hängt nicht nur von ihrer Selbstsicherheit ab. Geburtshilfe, die eingreift, wo nicht eingegriffen zu werden braucht, kann der selbstsichersten Frau das Gefühl geben, entbunden worden zu sein.

Sie haben das Recht, geburtshilfliche Maßnahmen abzulehnen, wenn sie Ihnen nicht sinnvoll erscheinen. Es wäre willkürliche Körperverletzung, würden Arzt oder Hebamme diesem Wunsch nicht folgen.

Bei allen Routinemaßnahmen gilt: Es ist Ihr Körper und Ihr Recht, darüber zu bestimmen.

Am besten, Sie klären im voraus mit dem Krankenhaus oder Ihrer Hebamme, was Ihnen bei der Geburt wichtig ist und welche der üblichen Maßnahmen Sie ablehnen. Dann brauchen Sie während der Geburt nicht zu argumentieren.

Die nachfolgenden Kapitel informieren darüber, was Sie routinemäßig erwarten können und welche erwünschten und unerwünschten Wirkungen die verschiedenen geburtshilflichen Maßnahmen haben.

Innere Untersuchung

Während der Geburt untersucht die Hebamme Sie von Zeit zu Zeit innerlich, um den Geburtsfortschritt festzustellen. Dazu führt sie einen oder zwei Finger behutsam in die Scheide ein, um den Muttermund, Lage und Haltung des Kindes sowie die Beschaffenheit des Geburtsweges zu erkunden. Es ist auch möglich, daß Sie vom After aus untersucht werden.

Die Untersuchung wird meist zwischen zwei Wehen gemacht, selten während einer Kontraktion. Normalerweise stört das die Gebärende nicht. Falls Ihnen aber der Moment gerade nicht paßt, kann die Hebamme sicher etwas abwarten. Wenn Sie Ihre Scheidenmuskeln dann entspannen und ruhig weiteratmen, ist die Tastuntersuchung völlig problemlos und zugleich sehr aussagekräftig.

Rasur der Schambehaarung

Noch vor 10 bis 20 Jahren war es üblich, vor der Geburt den Schambereich ganz zu rasieren. Mittlerweile hat sich in den Kliniken herumgesprochen, daß das unnötig ist und die meisten Frauen sich durch und nach dieser Prozedur erniedrigt fühlen. Die Schambehaarung ist nicht unrein.

Bei Hausgeburten wird überhaupt nicht rasiert, in vielen Kliniken aber noch der Dammbereich. Das hat mit Hygiene wenig zu tun, es ist ein Überbleibsel alter Rituale. Stichhaltige Gründe für die Rasur gibt es nicht, auch wenn immer wieder betont wird, daß das Infektionsrisiko im Wochenbett geringer ist und die Naht nach einem Dammschnitt oder -riß besser heilt.

Falls in der Klinik, wo Sie Ihr Kind bekommen wollen, eine Rasur üblich ist, werden normalerweise die Haare links und rechts der Schamlippen mit einer gerundeten Schere gekürzt, und am Damm – also zwischen Scheidenausgang und After – werden sie eventuell wegrasiert. Aus der Perspektive der Frau, von oben, ist diese Veränderung gar nicht sichtbar. Dennoch ist sie überflüssig, und Sie können sie getrost ablehnen.

Wenn ein Kaiserschnitt ansteht, werden routinemäßig alle Haare oberhalb des Scheidenausgangs sowie links und rechts der Schamlippen entfernt. Das soll helfen, Infektionen zu verhindern, und erleichtert das Befestigen und Wechseln des Wundverbandes. Aber notwendig ist die Prozedur nicht.

Körperhygiene

Es ist in den meisten Krankenhäusern üblich, daß die Frauen nach der Aufnahme und einer ersten Kontrolle des Muttermundes, der Wehen und der kindlichen Herztöne duschen oder ein Bad nehmen können. In vielen Kliniken spielt dabei der Reinigungsaspekt eine große Rolle. Wichtiger ist aber, daß warmes Wasser und vor allem ein längeres Bad entspannend wirken und die Wehen auf Trab bringen.

In der Regel ist es überflüssig, den Genitalbereich zu desinfizieren. Ausnahmen sind Situationen wie die Eröffnung der Fruchtblase oder die Leerung der Harnblase mit einem Katheter im Verlauf der Geburt.

Entleerung von Darm und Blase

Viele Mütter haben in den letzten Tagen vor der Geburt oder bei Geburtsbeginn Durchfall. So wird der Darm auf natürliche Weise entleert. Das ist gut für die Geburt, denn ein gefüllter Darm braucht mehr Platz. Außerdem wird in der Austreibungsphase beim Pressen aus einem (fast) leeren Darm nur we-

nig Stuhl abgehen. Das ist den Frauen angenehmer und nimmt
ihnen die Angst, daß unkontrolliert Stuhl kommt. Es ist jedoch
völlig nnormal, wenn es trotzdem passiert.

In manchen Kliniken wird routinemäßig nach der Aufnahme der Frau ein Einlauf vorgenommen, bei dem die Hebamme
mit Hilfe eines Darmrohrs Flüssigkeit durch den After in den
Mastdarm gibt. Dadurch vermehrt und verflüssigt sich der
Darminhalt und drängt nach außen. Man wird Ihnen raten,
den Stuhl möglichst fünf bis zehn Minuten zurückzuhalten.
Aber bleiben Sie in der Nähe einer unbesetzten Toilette, Sie
werden sie ganz schnell brauchen.

Es ist auch möglich, den Stuhlgang mit einem Klistier anzuregen. Dabei wird nur der letzte Darmabschnitt, das Rektum,
geleert. Fertigklistiere sind kleine Plastikbehälter, aus denen
Flüssigkeit direkt durch den After in den Darm gedrückt wird.
Miniklistiere helfen nach der Geburt, verhärteten Stuhl aus
dem Darm zu befördern und so den normalen Stuhlgang wieder in Schwung zu bringen.

Die Vorstellung, zu solchen Maßnahmen gedrängt zu werden, wenn eigentlich die Geburt eines Kindes ansteht, finden
viele Frauen unangenehm. Es kann Sie auch niemand dazu
zwingen, aber vielleicht läßt sich das Problem anders lösen:
Entweder Sie wissen, daß Ihr Darm leer ist, und sagen das der
betreuenden Hebamme. Oder Sie nehmen selbst ein abführen-
des Zäpfchen oder Klistier, solange Sie noch nicht in der Klinik
sind.

Daß ein Einlauf außerdem die Wehen in Gang bringt, ist
kein Geheimnis. Aber die lassen sich auch anders fördern.

Eine gefüllte Blase hemmt ebenfalls den Geburtsfortgang. Es ist
daher sinnvoll, öfters Wasser zu lassen – auch wenn kein
Harndrang spürbar ist. Nur wenn Sie nicht daran gedacht haben, etwa alle Stunde zur Toilette zu gehen, kann die Blase bei
der Austreibung gefüllt sein und muß unter Umständen mit einem Katheter geleert werden. (Wichtig ist das vor einem Kaiserschnitt oder wenn die Zange beziehungsweise eine Saugglocke zu Hilfe genommen werden.)

Der Eingriff selbst ist nicht weiter schlimm – es tut zum Beispiel nicht weh. Doch er sollte die seltene Ausnahme sein, da die Harnwege infiziert werden können.

Ins Bett legen

In den siebziger Jahren war es in Kliniken gang und gäbe, die gebärende Frau ins Bett und auf den Rücken zu legen. Aus dieser Zeit stammt ein Schaubild, das in einer angesehenen medizinischen Fachzeitschrift veröffentlicht wurde und die negativen Auswirkungen dieser Maßnahmen zusammenfaßt:

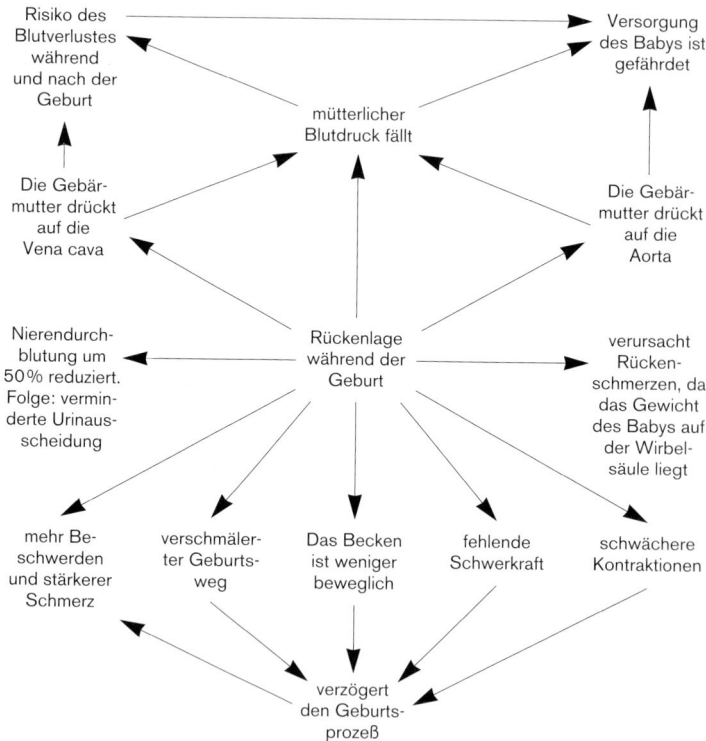

Demnach spricht »alles« dafür, daß Sie möglichst lange herumlaufen und sich immer wieder in eine aufrechte Position begeben, selbst wenn Sie das Liegen als entspannend empfinden.
Frauen, die viel in der Hocke sitzen, können ihr Kind auch so
gebären – die Position hat den Vorteil, daß der Beckenausgang
deutlich größer ist.

Untersuchungen haben gezeigt, daß frau durch die aufrechte
Haltung eher weniger Schmerzmittel braucht, eine kürzere Geburt und – gleich nach der Geburt – ein muntereres Baby hat.
Der Preis dafür ist gering: Zwar sind die Wehen heftiger und
tun manchmal mehr weh, aber die Geburt kommt besser voran. Viele Frauen berichten übrigens, daß die Wehen in der
Rückenlage viel unangenehmer sind.

Am Tropf hängen

Frauen, die ihr Kind im Krankenhaus bekommen, fürchten
manchmal, daß man sie gleich nach der Aufnahme an den
Tropf hängen wird. Das ist nicht (mehr) üblich. Meistens wird
aber auf dem Handrücken oder am Unterarm ein Zugang zum
Blutkreislauf geschaffen. Dazu schiebt die Hebamme eine
Kunststoffkanüle in eine Vene, verschließt sie nach außen und
klebt sie mit Pflaster fest.

Der Eingriff ist nicht notwendig, und viele Frauen fühlen
sich automatisch »kränker«, wenn sie eine solche Kanüle bekommen haben. Er ist andererseits für die Geburtshelfer praktisch, weil sie in schwierigen Phasen der Geburt manchmal alle
Hände voll zu tun haben und dann nicht erst noch einen Zugang legen müssen, um zum Beispiel einen Flüssigkeitsverlust
auszugleichen (z.B. bei Durchfall oder Schock), Nährstoffe wie
Kohlenhydrate und Eiweiß, Vitamine und Elektrolyte zuzu-
führen (z.B. bei Schwäche oder langer Geburtsdauer) oder um
Medikamente zu geben (z.B. wehenstimulierende Mittel).

Wenn Sie diesen Routineeingriff nicht möchten und sich dadurch beeinträchtigt fühlen, reden Sie vorab mit dem Arzt oder
der Hebamme darüber.

Natürlich dürfen Sie mit einem solchen Verweilkatheter herumlaufen. Selbst wenn Sie eine Infusion bekommen, können Sie mit dem Tropf durch die Klinikflure schieben.

Aber: Um Flüssigkeitsverluste – etwa durch Schwitzen – auszugleichen und um sich zu stärken, können Sie ebensogut Tee trinken und Traubenzucker essen. Sie müssen auch nicht fürchten, daß daraus Probleme erwachsen, falls Sie einen Kaiserschnitt und dazu eine Narkose brauchen. Denn selbst wenn Sie – ohne Bewußtsein – erbrechen, können diese Nahrungsmittel, Tee und Traubenzucker, nicht Ihre Luftröhre verstopfen.

Öffnen der Fruchtblase

Bei zwei von drei Frauen reißt die Fruchtblase am Ende der Eröffnungsphase, manchmal geschieht das viel früher, nämlich bevor die Wehen einsetzen (vorzeitiger Blasensprung bzw. Fruchtwasserabgang, S. 186), manchmal »steht« sie aber auch noch, wenn die Austreibung des Kindes unmittelbar bevorsteht.

Die künstliche Eröffnung mit einem Spezialinstrument ist unkompliziert, sollte aber die Ausnahme sein. Sie hat zur Folge, daß die Wehen heftiger werden und die Geburt schneller vorankommt. Gleichzeitig verstärkt sich der Wehenschmerz, denn der kindliche Kopf drückt nun ohne ein flexibles Wasserpolster (Abbildung S. 87) auf den Muttermund.

Das Kind spürt ebenfalls einen viel heftigeren Druck gegen den Muttermund, und seine Herztöne werden wissenschaftlichen Studien zufolge eher unregelmäßig.

Bei einer künstlichen Eröffnung besteht immer die Gefahr einer Infektion; den Eingriff routinemäßig zu machen, ist daher nicht akzeptabel. Sinnvoll ist er, wenn zum Beispiel die Wehen zu schwach (geworden) sind, das Fruchtwasser infiziert oder der Geburtstermin deutlich überschritten ist (S. 185). Auch wenn Zange oder Saugglocke zu Hilfe genommen werden, müssen Hebamme oder Arzt vorher die Fruchtblase öffnen.

Schmerzlinderung während der Geburt

Gebären ist wohl die intensivste Empfindung, die Frauen erleben können. Ein Mensch, der in uns entstanden ist, trennt sich im Augenblick der Geburt von uns. Wieso sollten wir das nicht spüren?

Selbst wenn Sie mit den Wehen mitschwingen und mitatmen, empfinden Sie die ungeheure Energie der Kontraktionen. Das kann Angst machen, besonders beim ersten Baby, wenn Sie nicht wissen, daß das, was Sie fühlen, normal ist.

Gebären kann sehr weh tun. Manche Frauen haben schmerzvolle Kontraktionen von Anfang an, andere erst nach einigen Stunden Geburtsarbeit. Die meisten finden den letzten Abschnitt der Eröffnungsphase besonders schmerzvoll.

Doch der Schmerz kann unterschiedlich erlebt werden – je nachdem, wie Körper und Geist darauf eingestellt sind. Wer ihn nur als Alarmzeichen sieht, will ihn unbedingt betäuben und so aus der Welt schaffen. Wer Schmerz jedoch als Teil unseres Lebens begreift, wird ihn eher durchleben können und wie ein Bergsteiger, der nach größten Strapazen endlich den Gipfel erklommen hat, unendliche Freude und Stolz empfinden. Wichtige Begleiter auf diesem Weg sind »Wissen« und die Möglichkeit, sich in Pausen zu entspannen und etwas zu erholen.

Im übrigen aktiviert der Körper während der Geburt schmerzhemmende Stoffe, die Endorphine oder Enzephaline. Diese Botenstoffe des Nervensystems haben morphinähnliche Wirkungen und mindern die Schmerzleitung vom Bauch- und Beckenbereich über das Rückenmark zu den Schmerzzentren im Gehirn. Auch positive Sinneseindrücke – warmes Wasser, Massage, Musik oder eine vorgelesene Geschichte – wirken sich günstig aus. Jeder weiß, daß Ablenkung vom Schmerz möglich ist.

Dennoch können Sie an einen Punkt kommen, an dem Sie ein schmerzstillendes Mittel möchten. Das kann ein Medikament sein, das man Ihnen als Zäpfchen, Spritze oder über den Tropf gibt, es kann aber auch eine örtlich begrenzt wirkende Betäubung (lokale Anästhesie) sein.

Auf den folgenden Seiten erfahren Sie einiges über häufig angewandte Mittel, ihre erwünschten und unerwünschten Effekte (Haupt- und Nebenwirkungen).

Medikamente gegen den Wehenschmerz

Es gibt viele Methoden der Schmerzerleichterung, die weniger unerwünschte Wirkungen haben als Medikamente. Ob sie Ihnen helfen, ist eine Frage der Erfahrung, die Sie mit der Methode gemacht haben, aber auch Ihrer Erwartungen und der individuellen Geburtssituation. Manche Frauen erreichen eine ausreichende Schmerzlinderung durch Atmung, Bewegung, Massage und zärtliche Berührung, andere durch Akupunktur, Aromatherapie und Bach-Blüten. Nützlich sind oft auch warmes Wasser, Kräuter und Entspannungstechniken wie autogenes Training oder Yoga.

Grundsätzlich wird den Geburtshelfern heute empfohlen, Medikamente während der Geburt sehr »zurückhaltend anzuwenden«. Denn Arzneimittel, die in der Eröffnungsphase gegeben werden und rund zwei Stunden vorhalten, können nicht nur die Mutter beeinträchtigen, indem sie etwa den Blutdruck senken, die Atmung stören oder Allergien auslösen, sondern gelangen mit dem Blutstrom über die Plazenta zum Kind. Auf dieses wirken sie so ähnlich wie bei der Gebärenden. Nur halten die Effekte unter Umständen länger an, weil das Kind – unter anderem wegen seiner unreifen Leber – mehr Zeit braucht, die Medikamente abzubauen und auszuscheiden.

Homöopathische Mittel

In zahlreichen Kliniken können Frauen heute auch homöopathische Mittel bekommen. Und viele Hebammen, die Hausgeburten betreuen oder in Geburtshäusern oder -praxen arbeiten, haben mit Homöpathie ebenfalls Erfahrung. Ein Vorteil der Mittel ist, daß sie in der Regel keine unerwünschten Wirkungen haben – weder auf die Mutter noch das Kind – und daß sie sich mit anderen Arzneimitteln durchaus kombinieren lassen.

Oft erleichtern homöopathische Mittel die Geburt. Umstritten ist, ob das an ihren Wirkstoffen liegt, die man aus Pflanzen, von Tieren, Mineralien oder chemisch gewinnt und die stark verdünnt werden (Potenzierung), oder ob nur eine Scheinwirkung (»Plazeboeffekt«) dahinter steckt. Wenn Sie bereits bei anderen Gelegenheiten positive Erfahrungen mit homöopathischen Mitteln gemacht haben, können Sie sich ohne Bedenken auch während der Geburt damit helfen.

Psychopharmaka: beruhigend
Wenn eine Frau besonders ängstlich und verspannt ist, wird ihr unter Umständen zu Beginn der Eröffnungsphase ein Psychopharmakon angeboten. Das soll Schmerzempfindungen mindern und krampflösend wirken. Aber Benzodiazepine *(Valium* u. a.) und dämpfende Neuroleptika *(Psyquil* u. a.) haben starke unerwünschte Wirkungen: Die Wehen werden oft schwächer, die Mutter arbeitet nicht so gut mit, und die Atmung des Ungeborenen wird flacher. Beim Kind hält der Effekt länger an, so daß es nicht nur unmittelbar nach der Geburt – das Kind ist müde und will nicht trinken –, sondern noch Tage darauf schlaffer ist (»floppy infant syndrom«).

Auch in neueren gynäkologischen Lehrbüchern wird daher davon abgeraten, diese Mittel zur Schmerzlinderung bei der Geburt einzusetzen.

Spasmolytika: krampflösend
Diese muskelentspannenden Mittel *(Buscopan* u. a.), die meist als Zäpfchen gegeben werden, richten sich nicht direkt gegen den Wehenschmerz. Es wird argumentiert, daß sie eine verspannte, ängstliche Frau entkrampfen und dadurch möglicherweise die Öffnung des Muttermunds fördern. (Bewiesen ist das nicht.)

Sicher ist indes, daß manche Mütter auf das Medikament, wenn es gespritzt wird, mit Sehstörungen reagieren und die Herzfrequenz des Babys bei einer Infusion mit Spasmolytika ansteigen kann. Wenn überhaupt, sind krampflösende Mittel nur ganz zu Beginn der Eröffnungsphase sinnvoll. Später behindert ihr entspannender Effekt die Austreibung des Babys und die Lösung der Nachgeburt.

Analgetika: schmerzstillend
Der Wirkstoff Pethidin *(Dolantin* u.a.) gilt bis heute als wichtigstes Schmerzmittel in der Geburtshilfe. Er zählt zur Gruppe der (synthetischen) Opiate und hat ähnliche Eigenschaften wie Morphin. Da das Mittel in der Geburtshilfe nur kurzfristig angewandt wird, macht es nicht abhängig.

Das Medikament lindert den Schmerz, entspannt die Muskeln, löst Ängste und ruft bei vielen ein Gefühl von Leichtigkeit und Schweben hervor. Nicht immer fördert es das Wohlbefinden, denn manche Frauen fühlen sich »benebelt« und sind unfähig, mit ihren Wehen umzugehen. Dann erleben sie trotz des Schmerzmittels mehr Schmerzen.

Pethidin wird meist in den Muskel am Po oder Oberschenkel gespritzt. Es kann auch über eine Infusion wirksam werden. Seine Effekte sind mit einer Verzögerung von etwa einer halben Stunde spürbar und dauern zwei bis drei Stunden an. Eine Spritze enthält heute 25 bis 50 Milligramm Wirkstoff, bei nachlassender Wirkung kann nachgespritzt werden. Allerdings empfehlen Fachleute, die Gesamtmenge von 100 Milligramm nicht zu überschreiten. (Früher war das üblich.)

Diese Vorsicht hat mit den unerwünschten Wirkungen von Pethidin zu tun:

• Bei vielen Gebärenden beeinträchtigt es den Kreislauf, und beim Ungeborenen verschlechtert sich oft die Versorgung mit Sauerstoff (Azidose).

• Manche Frauen reagieren auf das Mittel mit Übelkeit und Erbrechen. Dann wird ihnen zusätzlich ein Beruhigungmittel verordnet. Dadurch entspannen sich die Muskeln unter Umständen aber so sehr, daß die Wehentätigkeit nachläßt.

Infolgedessen stimuliert man nun die Wehen – meist mit dem Hormon Oxytocin, als Spritze oder über einen Tropf. Ein Teufelskreis ist die Folge: Denn dadurch werden die Kontraktionen meist wieder unerträglich schmerzhaft …

- Wird Pethidin am Ende der Eröffnungsphase gegeben und das Kind innerhalb der nächsten zwei bis drei Stunden geboren, hat es eher Schwierigkeiten, spontan zu atmen. Um diese Atemdepression zu bekämpfen, kann dem Neugeborenen zwar ein Gegenmedikament (meist mit dem Wirkstoff Naloxon) gespritzt werden, aber dazu muß ein Kinderarzt bereitstehen.
- Verschiedene Studien haben gezeigt, daß Schmerzmittel – vor allem in Kombination mit einem Beruhigungsmittel – das Neugeborene schläfriger machen. Das wirkt sich insbesondere auf das Stillen aus: Die Kinder haben weniger Interesse am Brustnippel, machen beim (anstrengenden) Saugen an der Brust mehr Pausen und schlafen leicht ein, bevor sie wirklich satt sind. In einer Untersuchung stellte sich zudem heraus, daß die Mütter offenbar versuchen, ihre schläfrigen Kinder durch bestimmte Verhaltensweisen (Kitzeln, Klopfen auf den Rücken usw.) zum Trinken zu animieren. Erstaunlicherweise hatten mehrere Frauen dieses Verhalten selbst nach einem Jahr noch beibehalten, obwohl es da längst nicht mehr nötig war. (Zwei Monate nach der Geburt hat sich das Saugverhalten von Babys, deren Mütter Schmerzmittel erhalten haben, meist normalisiert.) – Daran läßt sich ablesen, wie nachhaltig ein »simples« Schmerzmittel die Mutter-Kind-Beziehung beeinflussen kann.

Ob der Wirkstoff Tramadol *(Tramal* u.a.) weniger unerwünschte Wirkungen hat als Pethidin, ist fraglich. Manche Geburtshelfer bevorzugen dieses Mittel, betonen aber, daß es ebenfalls nur im notwendigen Fall (»strikte Indikation«) gegeben werden sollte. Da Tramadol nicht unter das Betäubungsmittelgesetz fällt, ist es unkomplizierter zu verordnen. Sicherer ist es dadurch nicht.

Tips und Anregungen
Viele Frauen möchten ihr Kind möglichst ohne Schmerzmittel gebären, andere haben große Angst vor den Geburtsschmer-

zen. Ob aber im Geburtsprozeß Medikamente nötig sind, läßt sich nicht vorhersagen.

Doch Sie sollten bei der Aufnahme angeben, wenn Sie lieber ohne Schmerzmittel auskommen möchten. (Auch dann ist es später »erlaubt«, danach zu verlangen.) Die Geburtshelfer wissen dadurch eher, ob sie Sie zum Durchhalten ermuntern sollten – oder nicht.

Wenn Sie dennoch ein Medikament brauchen, dann lassen Sie sich vor allem nicht durch das Gefühl verunsichern, sich selbst untreu geworden zu sein. Ist einmal die Entscheidung für ein Schmerzmittel gefallen, ist es besser, sich auf seine Wirkung einzulassen und nicht gegen das Medikament zu arbeiten.

Auch jetzt werden Sie gebraucht: Atmen Sie Ihrem Rhythmus entsprechend, entspannen Sie sich in den Wehenpausen, pressen Sie mit, wenn es nötig wird. Damit helfen Sie sich und Ihrem Kind.

Möglichkeiten der Anästhesie

Wird ein betäubendes (anästhesierendes) Mittel an einen Nerv gespritzt, der Schmerzreize weiterleitet, dann läßt sich an dieser Stelle – also lokal – die Schmerzempfindung unterbinden, daher der Name »Lokalanästhesie«. Wird gezielt die Weiterleitung zum Gehirn unterbrochen, spricht man von einer »Leitungsanästhesie«.

Nach dem Abbau des Mittel ist die Blockade aufgehoben, und die Leitungsfähigkeit des Nervs stellt sich vollständig wieder her.

Parazervikalanästhesie

Die Zeiten der Parazervikalanästhesie, bei der ein Betäubungsmittel in die Nähe des Gebärmutterhalses gespritzt wird, sind bei uns endlich vorbei. Früher wurde sie bereits in der Eröffnungsphase angeboten, machte aber die Geburt eher kompliziert statt leichter.

Pudendusblock
Die Betäubung des Beckenbodens durch eine Blockade der Leitungsfähigkeit des Pudendusnervs erfolgt in der Austreibungsphase. Man unterbricht dabei (Schmerz-)Empfindungen, die dieser Nerv von Damm, Harnröhre, Darmschließmuskel, Scheide, Schamlippen und Klitoris zum Gehirn leitet.

Für die Pudendusblockade wird bei vollständig eröffnetem Muttermund ein Lokalanästhetikum in das Scheidengewebe gespritzt.

Der Eingriff ist sinnvoll, wenn die Frau starke Schmerzen hat, schon früh pressen muß – aber noch warten soll – oder abzusehen ist, daß die Geburt besser mit Zange oder Saugglocke beendet wird. Die Injektion ist nicht nötig, um einen Dammschnitt zu machen, doch hilfreich beim Nähen von Schnitt oder Riß.

Sitzt die Spritze gut, sind beim Baby keine negativen Effekte meßbar. Bei der Mutter ist manchmal der Preßdrang vermindert. Außerdem muß sie damit rechnen, daß das künstlich entspannte Scheidengewebe doch nicht so gut nachgibt und eher ein Dammriß entsteht. Deshalb wird nach einem Pudendusblock meist geschnitten (S. 166).

Für die Mutter hat das Betäubungsmittel in meinen Augen einen weiteren Nachteil: Sie wird den Durchtritt des kindlichen Kopfes nicht richtig spüren. Dafür, so mag man meinen, könnte sie dankbar sein, denn der Damm ist zum Zerreißen gespannt (so fühlt es sich auch an, aber die Scheide ist sehr dehnungsfähig) und die Empfindung ist fast unerträglich. Andererseits muß dieser Augenblick der Geburt nicht als Schmerz empfunden werden. Der Durchtritt des kindlichen Kopfes ist ein überwältigendes, unvergeßliches Gefühl, das manche Mütter als orgastisch beschreiben und die meisten nicht missen möchten. Wenn Ärzte Frauen (generell) gerade zu diesem Zeitpunkt betäuben und gefühllos machen, ist das eigentlich nicht zu verstehen.

Ich denke, es ist rational auch nicht nachvollziehbar. Aber ich vermute, daß Frauen dadurch unbewußt ein Teil des intensiven, sexuell getönten Erlebnisses genommen werden soll.

Vielleicht wollen der Arzt (oder die Ärztin) in diesem Moment gar nicht mit so aufwühlenden Gefühlen konfrontiert sein, wo es ihnen doch darum geht, die Geburt gut im Griff zu haben – zu beherrschen.

Damminfiltration

Bei der Damminfiltration erhalten Sie ganz am Ende der Austreibungsphase oder kurz nach der Geburt eine Spritze in den Damm, die verhindern soll, daß starke Schmerzen beim Durchtreten des kindlichen Kopfes beziehungsweise beim Nähen von Dammschnitt oder -riß entstehen. Wurde schon vor dem Schnitt betäubt, muß für das Nähen nochmals gespritzt werden.

Da das Medikament nicht auf das Kind übertritt, ist diese Anästhesie für Mutter und Kind ungefährlich. Wie beim Pudendusblock in der Austreibungsphase bedeutet sie aber, daß das Geburtserlebnis oft weniger intensiv ist.

Frauen, die ohne jegliche Schmerzmittel ihr Kind zur Welt gebracht haben, können eine Schmerzlinderung brauchen, wenn sie genäht werden. Neben der Damminfiltration sind auch Anästhetika in Gel-Form geeignet. Sie werden mit Tupfern auf die Wunde gebracht und wirken schon nach einigen Minuten.

Periduralanästhesie

Was manche gern als Paradestück moderner Geburtshilfe betrachten, verstehen andere als Instrument, um Frauen einen Teil ihres Selbstverständnisses und ihres Stolzes zu nehmen. Die Psychoanalytikerin Helene Deutsch nennt die Periduralanästhesie: »*Ein Meisterstück männlicher Effizienz; es hindert die Frau an einer aktiven Teilnahme an der Geburt und nimmt ihr dadurch in einem gewissen Sinne ihr Monopol auf diesem Gebiet.*«

Die Periduralanästhesie (PDA) ist heute in der Geburtshilfe weit verbreitet. Es gibt Kliniken, in denen die Hälfte der Mütter mit einem teilweise betäubten Unterleib entbunden wird.

Ursprünglich hat man die PDA nur bei Geburtskomplika-

tionen und Operationen – etwa einem Kaiserschnitt – verwendet. Bis dann die schmerzlose Geburt von einigen Privatärzten
und Kliniken propagiert und als Reklame mißbraucht wurde:
Ohne Schmerzen und dennoch bei vollem Bewußtsein könne
die Frau sogar während der Geburt die Zeitung lesen. (Aber ist
die Geburt ein so unwichtiger Moment, daß frau es vorzieht,
nebenher zu lesen?)

Bei der Periduralanästhesie wird das betäubende Medikament zwischen zwei Lendenwirbel des Rückgrats gespritzt –
genauer gesagt an die Rückenmarkshaut, die Dura mater (daher der Name »Peri-dural-anästhesie«).

Auf diese Weise werden die Nervenbahnen aus dem Bauch-
raum vor ihrem Eintritt ins Rückenmark blockiert, und vom
Unterleib können keine Empfindungen zum Gehirn gelangen.
Wenn die Dosierung des Mittels nicht stimmt oder die Spritze
nicht richtig sitzt, können auch die Beine gefühllos und für
Stunden nach der Geburt bewegungsunfähig sein. Der Grund
ist, daß diesem Rückenmarksabschnitt auch jene Nerven ent-
springen, die Bewegungen des Unterkörpers steuern.

Eine Periduralanästhesie können Sie als einmalige Injektion
bekommen – dadurch sind die Nerven für drei bis vier Stunden
blockiert – oder auch kontinuierlich. In diesem Fall wird an
der Einspritzstelle ein kleiner Katheter – also ein Plastik-
schlauch – gelegt, durch den das Betäubungsmittel über mehrere Stunden in höherer oder niedrigerer Konzentration fließen
kann. Eine neue Spritze ist nicht notwendig.

Die kontinuierliche PDA hat den Vorteil, daß ein erfahrener
Arzt zu Beginn der Austreibung die Anästhesie langsam »ab-
drehen« kann. Im Idealfall spürt die Mutter dann den Drang
zum Pressen, und ihre Scheidenmuskulatur bietet dem Baby
genügend Widerstand, um seinen Kopf in die richtige Position
zu drehen und schließlich aus der Scheide herauszutreten.
(Saugglocke oder Zange sind dann unnötig.)

Wie zuverlässig und komplikationslos eine PDA ist, hängt
weitgehend von der Erfahrung des Arztes mit dieser Technik
ab. Falls Sie sich für eine Periduralanästhesie entscheiden, sollten Sie ein Krankenhaus suchen, in dem viel Erfahrung mit der

PDA vorliegt und ein geübter Anästhesist – oder Gynäkologe – die Spritze setzt und während der Geburt kontrolliert.

Ob das Vorbereiten und Legen einer Periduralanästhesie zu Beginn der Geburt zur Aufnahmeroutine gehört – so wie manchmal ein Einlauf –, hängt von der »Philosophie« des jeweiligen Krankenhauses ab. Nicht selten wird der Katheter mit der Begründung angebracht: »Falls Sie es brauchen sollten.«

Schmerzlinderung durch eine Periduralanästhesie kann verschiedene Unannehmlichkeiten nach sich ziehen:

- Sie müssen im Bett bleiben und eine Position einnehmen, die für die Ausbreitung des Betäubungsmittels günstig ist. (In der Eröffnungsphase eher liegend, in der Austreibungsphase eher halb sitzend.)
- Weil die Anästhesie die Gebärmuttermuskulatur entspannt und die Wehentätigkeit schwächt, erhalten Sie wahrscheinlich einen Tropf mit synthetischem Oxytocin, um die Wehen in Gang zu halten.
- Die Betäubungsmittel lassen den Blutdruck manchmal rapide abfallen, so daß er kontinuierlich gemessen und gegebenenfalls medikamentös korrigiert werden muß. (Niedriger Blutdruck verschlechtert die Versorgung des Ungeborenen.)
- Manchmal wird zusätzlich in eine Handvene ein Dauerkatheter gelegt. Durch ihn kann man – falls der Blutdruck abfällt – Medikamente, die schnell wirken sollen, in den Blutkreislauf geben.
- Bei einer Periduralanästhesie können Sie nicht selbst zur Toilette gehen. Daher müssen Sie darauf gefaßt sein, daß ein kleiner Katheter in die Harnröhre geschoben wird. (Der erhöht das Infektionsrisiko.)

Neben diesen Unannehmlichkeiten können aber auch erhebliche unerwünschte Wirkungen auftreten:

- Manche Frauen klagen über Übelkeit und müssen nach einer PDA erbrechen, andere haben noch Tage später Kopfschmerzen.

- Zudem können Schwindelgefühle und Ohnmacht entstehen, falls der Blutdruck rapide sinkt – das versucht man natürlich zu verhindern.
- Es sind auch allergische Reaktionen auf das Betäubungsmittel möglich. (Dieses Risiko muß der Arzt vorher abklären.)
- In der Austreibungsphase fehlt oft der Drang zum Pressen. Dann ist möglicherweise das Medikament (noch) zu hoch dosiert.
- Meist ist die Scheidenmuskulatur so entspannt, daß sie die natürliche Drehung des kindlichen Kopfes erschwert, weil sie ihm zu wenig Widerstand bietet. Für den Austritt ist diese Drehung aber notwendig. Unterbleibt sie, muß die Geburt wahrscheinlich mit Saugglocke oder Zange beendet werden. (Das geschieht bei rund einem Drittel aller Frauen, je nach Praxis der PDA.)
- Das Neugeborene hat nach einer PDA eher Probleme beim Saugen an der Brust, und wie bei Pethidin kommt seine Atmung manchmal nicht so gut in Gang.

Ich denke, es hat oft »außermedizinische« Gründe, wenn eine Periduralanästhesie gemacht wird: Viele Frauen sind nicht genügend auf die Geburt vorbereitet und werden in der Klinik über die Konsequenzen der PDA falsch oder zumindest einseitig informiert. Man muß auch daran denken, daß sich an einer »schmerzlosen« Geburt verdienen läßt. Manche Kliniken profitieren von diesem Versprechen – und ohne Frage auch die pharmazeutische Industrie.

In manchen Situationen ist eine PDA selbstverständlich angebracht: Dazu gehören extreme Schmerzen, die bei großer Angst oder auch bei Komplikationen, wenn etwa das Kind ungünstig im Geburtskanal liegt, entstehen. Auch wenn die Wehentätigkeit unkoordiniert ist und der Muttermund sich nicht öffnet, kann eine PDA sinnvoll sein. Und für viele Frauen ist ein Kaiserschnitt mit einer PDA ein weitaus schöneres Erlebnis als bei Vollnarkose. Denn diese hinterläßt eine Bewußtseinslücke, die oft schwer zu verarbeiten ist.

Akupunktur

Neuerdings setzen immer mehr Geburtshelfer auf Akupunktur als Methode der Geburtserleichterung. Dabei sticht der Akupunkteur feine Nadeln an bestimmten Punkten in die Haut, und dann werden diese mit der Hand oder elektrisch gereizt.

Die Stimulation der Haut und ihrer Nervenbahnen kann nicht nur Schmerzen lindern und Angst lösen, sondern auch die Wehentätigkeit anregen. Wichtig ist, einen erfahrenen Akupunkteur zu haben, dann kann das Verfahren auch bei Beschwerden in der Schwangerschaft wie Erbrechen oder Hämorrhoiden helfen.

Bei einer Akupunktur kann man gleichzeitig noch andere Methoden der Schmerzlinderung ausprobieren. In der Regel ist die Akupunktur nicht mit Nebenwirkungen verbunden, und sie ist während der Geburt zu empfehlen, wenn Sie bei anderen Gelegenheiten bereits positive Erfahrungen damit gemacht haben.

Erleichterung der Geburt – zu welchem Preis?

Die in diesem Kapitel beschriebenen Medikamente sind unter bestimmten Bedingungen wertvoll. Sie sollten sich nicht von vornherein gegen das eine oder andere Mittel sperren. Lassen Sie sich aber immer von Ihren Geburtshelfern erklären, warum sie Ihnen ein schmerzstillendes Medikament empfehlen oder zu einer bestimmten Anästhesie raten und welche Alternativen es gibt.

Die meisten Frauen folgen dem Rat der Hebamme oder des Arztes, wenn er gut vermittelt wird. Doch niemand kann Sie dazu zwingen. Und außerdem: Nichts spricht dagegen, in der Eröffnungsphase Schmerzlinderung abzulehnen und bei der Austreibung einen Pudendusblock zu bejahen oder umgekehrt.

Im übrigen kann es durchaus richtig sein, wenn eine Frau – als medizinischer Laie – eine geburtshilfliche Maßnahme ablehnt, weil ihr körperliches Empfinden dagegenspricht. Es ist kein Geheimnis, daß die in Lehrbüchern kristallisierten »Wahrheiten« der Mediziner zeitabhängig sind. Was bei der Geburt

Ihres ersten Kindes gilt, stimmt beim zweiten möglicherweise schon nicht mehr. Zudem können der Chef und der Oberarzt derselben Entbindungsstation verschiedene Ansichten vertreten, und auch Hebammen sind nicht immer einer Meinung.

Es hat lange gedauert, bis sich die negativen Auswirkungen der »programmierten Geburt« herumgesprochen hatten. Zum Glück findet heute der natürliche Ablauf einer Geburt wieder mehr Beachtung. – In dem Reader »Alternativen der klinischen Geburtshilfe« (München 1995) gibt Prof. Dr. Heribert Kentenich, der die Geburtshilfe eines großen Berliner Krankenhauses leitet, unumwunden zu:

»Ende der 60er und Anfang der 70er Jahre war es verbreitete Meinung, daß die medikamentöse Einleitung am Termin vorteilhaft ist. Dies hat dazugeführt, daß Entbindungen ohne zwingenden Grund mit Oxytocin eingeleitet wurden. Folge waren nicht nur eine Medikalisierung der Geburt, sondern auch eine vermehrte Anwendung von Schmerzmitteln und eine höhere Anzahl an operativen Geburtsbeendigungen.«

Das mußte sich negativ auf das Geburtserlebnis der Frauen auswirken. – Bis heute allerdings praktizieren ältere und lernen junge Mediziner eine Geburtshilfe, die zu wenig die Empfindungen der Frau berücksichtigt. Dabei helfen menschliche Unterstützung und liebevolle Ermunterung oft besser, den Geburtsprozeß zu meistern, als Medikamente und medizinische Technik.

Kontrolle des Geburtsverlaufs

Um ihr erstes Kind auf die Welt zu bringen, brauchen die meisten Frauen 12 bis 24 Stunden, vom Beginn der Eröffnungswehen an. Falls Sie nicht mit Anfang Zwanzig, sondern Ende Dreißig Ihr erstes Kind bekommen, ist es besser, sich von vornherein auf einen eher langen Prozeß einzustellen – das gilt auch für die Geburtshelfer. (Wenn diese anfangen zu drängeln – was leider oft passiert –, ist das besonders ungünstig und bewirkt eher das Gegenteil.) Beim zweiten Kind kann die Geburt dann viel schneller gehen, aber das muß nicht so sein.

Manche Ärzte hängen noch immer an der Vorstellung: lange Geburt = schlechte Geburt, kurze Geburt = gute Geburt. Das hat aber mit der Wirklichkeit und den Empfindungen der gebärenden Frau oft wenig zu tun. Für sie kann eine lange Geburt angenehmer sein, weil sie zwischen den Wehen mehr Zeit hat, sich zu entspannen und Kraft zu schöpfen.

Auch medizinisch ist die schnelle Geburt nicht gleich die bessere. Anders als bis Anfang der achtziger Jahre wird heute in der Fachliteratur eher davon abgeraten, eine Geburt durch wehenstimulierende Mittel (Oxytocin oder Prostaglandin, S. 88) zu beschleunigen. Falls sich diese Erkenntnis dort, wo Sie entbinden wollen, noch nicht herumgesprochen hat, sollten Sie sich lieber nach einer anderen Möglichkeit umschauen. Und wenn Ihnen während der Geburt ein Wehenmittel angeboten beziehungsweise aufgedrängt wird, dann fragen Sie ruhig genau nach, warum man die Kontraktionen anheizen will.

Zu Beginn der Eröffnungsphase genügen zur Wehenanregung meist Bewegung, eine aufrechte Körperhaltung oder physikalische Maßnahmen wie Dusche oder Bad. Eventuell ist ein Einlauf sinnvoll, aber ob der nun gerade angenehm ist … Wenn Sie erschöpft sind und die Wehentätigkeit – deshalb oder aus einem anderen Grund – nicht ausreicht, kann eine künstliche Wehenstimulation durch eine Infusion (Oxytocin- oder Prostaglandintropf) richtig sein. Es gibt Prostaglandin auch als Gel, das an den Muttermund gestrichen wird; es läßt sich allerdings nicht so gut dosieren.

Bevor Wehenmittel gegeben werden, müssen die Geburtshelfer unbedingt abklären, ob die Wehenschwäche nicht von Geburtshindernissen herrührt. Zum Beispiel kann das Becken für den Kopf zu eng sein, das Baby sich in einer Quer- oder Schräglage befinden oder das Steißbein der Mutter so stark vorspringen, daß es für das Kind nicht passierbar ist.

Auch die Herztöne des Kindes können ein Anlaß sein, durch Wehenstimulation den Geburtsprozeß zu beschleunigen. Wie es dem Kind geht – vor allem, ob seine Versorgung mit Sauerstoff ausreicht –, erkennen Geburtshelfer am ehesten am Herzschlag. Dessen Rhythmus und seine Schwankungen lassen sich aber nur in Verbindung mit der Wehentätigkeit und der Gesamtsituation interpretieren. Dafür wird heute oft zusätzlich eine Blutprobe vom Kind genommen (Fetalblutuntersuchung, S. 158).

Einfache Kontrolle von Wehen und Herzrhythmus

Während der Geburt ist es unerläßlich, die Wehentätigkeit und die kindlichen Herztöne (»Puls«, »Frequenz« usw.) zu beobachten. Normalerweise genügt dazu zweierlei: von Zeit zu Zeit während einer Wehe die Hand auf den Bauch der Mutter zu legen, um zu fühlen, wie die Gebärmutter hart wird, und gelegentlich, unmittelbar nach einer Wehe, die kindlichen Herztöne mit einem Hörrohr (Stethoskop) zu kontrollieren. Aus beidem kann die Hebamme schließen, ob die Kontraktionen wirkungsvoll sind und wie sich das Kind in den Wehenpausen erholt. Solange alles normal verläuft, ist diese Kontrolle ausreichend.

Manche Hebammen benutzen zusätzlich sogenannte Fetalpulsdetektoren (Doptongerät). Das sind kleine batteriebetriebene Apparate, die den kindlichen Herzton mit einer Sonde durch die Bauchdecke der Mutter hindurch aufnehmen, verstärken und über einen regulierbaren Lautsprecher abgeben. Nützlich sind diese Taschengeräte, um kurzfristig den Herzschlag zu kontrollieren. Die Gebärende braucht sich dazu nicht zurückzulegen – wie bei einem Hörrohr –, sondern kann in ihrer Position bleiben. Eine Aufzeichnung der Herztöne ist möglich.

Im Krankenhaus hat eine Hebamme oft mehr als nur eine Gebärende zu betreuen. Da ist es kaum möglich, verschiedene Frauen mit dem Stethoskop abzuhören und dann, zurück bei der ersten, deren Rhythmus noch »im Ohr« zu haben. Aber darauf kommt es an, denn es geht um die feinen Unterschiede im Rhythmus. Zwar wird gezählt und notiert – oder automatisch registriert (siehe unten) –, wie oft das kleine Herz binnen 15 (oder 60) Sekunden schlägt, aber maßgebend ist die richtige Interpretation der Werte.

Die Frequenz des Herzschlags kann man durchaus handschriftlich auf Millimeterpapier festhalten. Normalerweise sind die Abstände zwischen zwei Herztönen unregelmäßig, nicht ●●●●, sondern ●● ● ●●● ●. Je mehr sich das Kind bewegt, desto unregelmäßiger werden sie. Daraus ergibt sich auf dem Papier ein vielfach gezackter Kurvenverlauf. Die Werte schwanken um 140 Schläge pro Minute (s. Abbildung).

Drei Begriffe sind wichtig: Bei **Normokardie** schlägt das Herz *(kard)* normal schnell *(normo)*, das heißt im Mittel etwa 110- bis 150mal in der Minute. Bei einer **Tachykardie** ist der Rhythmus über längere Zeit (mehr als zehn Minuten) zu schnell, bei einer **Bradykardie** ist er hingegen zu lange (über drei Minuten) zu langsam.

Tachykardie und Bradykardie können darauf hinweisen, daß es dem Kind nicht gutgeht. Am zu schnellen Pulsschlag können unter anderem Ängste der Frau, eine Fruchtwasserinfektion, eine nicht ausreichend durchblutete Plazenta oder Medikamente wie das wehenhemmende *Partusisten* schuld sein. Ein stark verlangsamter Puls liegt eventuell daran, daß das Kind selbst die Blutzufuhr unterbindet, weil sein Gewicht auf der mütterlichen Versorgungvene, der großen Hohlvene (Vena cava), lastet. (Dann muß die Gebärende eine andere Position einnehmen.) Aber auch Dauerkontraktionen der Gebärmutter, eine vorzeitige Plazentaablösung oder eine abgeklemmte Nabelschnur gehören zu den Ursachen und erfordern manchmal ein entschlossenes Eingreifen. Ein langsamer Pulsschlag kann jedoch ebensogut eine normale Reaktion des Kindes sein. Sie ergibt sich eventuell in der Austreibungsphase (»Diving-Reflex«) und ist manchmal schwer von einer Notsituation zu unterscheiden.

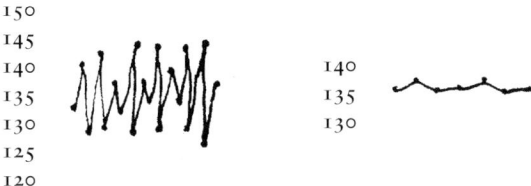

normale Herztonkurve und silent Herztonkurve

Liegt das Kind ruhig, erhalten wir eine Kurve mit geringen Schwankungen, und im Tiefschlaf ergibt sich die sogenannte »silent« (stille) Kurve, bei der die Schwankungen minimal sind.

Während der Geburt ist es normal, daß der Pulsschlag zeitgleich mit einer Wehe sinkt, um an ihrem Ende wieder anzusteigen. Eine eher gleichbleibende Frequenz trotz spürbarer Kontraktionen bedeutet, daß das kindliche Herz nicht adäquat auf die Umstände – nämlich den Streß – reagiert.

Die verschiedenen Variationen der Herztonkurve geben den Geburtshelfern Auskunft über den Zustand des Kindes. Sie beobachten vor allem, wie der Puls während der Wehen abnimmt und wie er anschließend ansteigt. Dieser Abschnitt der Kurve wird als Dip (engl. *to dip* = wegtauchen) bezeichnet.

- Eine Variante (Dip 0) entsteht meist aufgrund von starken Kindsbewegungen. Dieses kurze Absacken der Herztonkurve ist völlig normal, solange es nicht zu häufig auftritt. Dann kann es ein Hinweis auf Sauerstoffmangel – etwa durch eine Nabelschnurumschlingung – sein.
- Eine andere Kurvenform zeigt ein tiefes Tal während der Wehe (Dip 1). Die Herztöne sinken dabei auf 100 oder gar 80 Schläge pro Minute ab. Solange sich nach der Wehe der Herzschlag zügig wieder erholt, ist dies als normale Reak-

tion auf den Streß und den Sauerstoffmangel während der Wehe zu werten.

- Ob das Kind auch nach der Wehe noch gestreßt ist und zu wenig Sauerstoff erhält, läßt sich von einer anderen Herztonkurve ablesen (Dip 2). Das kann zum Beispiel an einer ungenügend funktionierenden Plazenta liegen, die sich zu früh ablöst oder schlecht durchblutet ist. – Manchmal ist es sinnvoll, dem ungeborenen Kind am Kopf ein wenig Blut abzunehmen und dessen pH-Wert zu untersuchen (Fetalblutanalyse). Ein niedriger Wert ist ein Hinweis darauf, daß das Kind möglicherweise nicht genug Sauerstoff erhält und die Geburt lieber schnell beendet werden sollte – eventuell durch eine Operation.

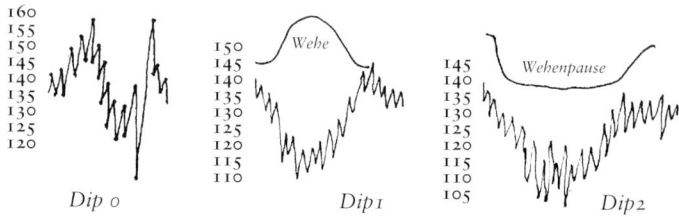

- Wenn vor oder nach dem Tal einer Herztonkurve die Frequenz sichtbar erhöht ist – also das Herz schneller klopft –, ist das ein gutes Zeichen. Es bedeutet, daß das Kind den Sauerstoffmangel, der während einer Wehe entsteht, kompensiert. Nun kann es – statt zuvor 100 Pulsschlägen pro Minute – eine Rate von 170 erreichen, bevor es wieder auf eine durchschnittliche Frequenz von 140 Schlägen zurückfällt.

Die Interpretation einer Kurve von Herztönen ist nicht immer eindeutig. Jeder Geburtshelfer macht seine eigenen Erfahrungen und muß lernen, gemessene Daten mit dem zusammenzubringen, was er sieht und hört, was er vom Verlauf der Geburt weiß.

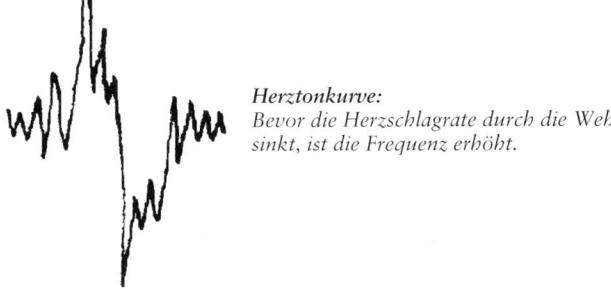

Herztonkurve:
Bevor die Herzschlagrate durch die Wehe
sinkt, ist die Frequenz erhöht.

Wie sieht eine Kurve aus, die es nötig macht, daß die Frau zusätzlich Sauerstoff oder ein wehenhemmendes Mittel bekommt? Wie weit darf die Pulsrate abfallen? In welchen Bereichen darf sie liegen, ehe eingegriffen wird – durch einen Kaiserschnitt, An- oder Abhängen eines Wehentropfes?

Dies wird sehr verschieden gehandhabt. Und es ist eigentlich weitgehend unabhängig davon, ob zur Herztonüberwachung ein Hörrohr oder aufwendige Technik wie der Kardiotokograph (CTG, S. 161) genommen wird. Dennoch scheint es so, als ob dort, wo man mehr technisch kontrolliert, auch stärker in den Geburtsprozeß eingegriffen wird. (Eine Untersuchung, die in vier englischen Krankenhäusern durchgeführt wurde, hat mich sehr beeindruckt: Der Zustand der Babys nach der Geburt unterschied sich nicht, egal ob ihr Herzschlag mit Monitoren überwacht worden war oder von einer Hebamme mittels Stethoskop. Der einzige Unterschied bestand darin, daß in der mit technischem Aufwand kontrollierten Gruppe die Kaiserschnittrate doppelt so hoch war.)

Wenn Arzt oder Hebamme stark in den Geburtsprozeß eingreifen, ist das zwar oft überflüssig und wenig hilfreich, aber für sie selbst ist es gegebenenfalls besser, eher zu viel als zu wenig gemacht zu haben: Wenn Eltern eines behinderten Kindes später gerichtlich gegen Arzt oder Hebamme vorgehen, hat zum Beispiel ein unterlassener Kaiserschnitt juristische Konsequenzen. Unnötige Eingriffe werden (bisher) nicht geahndet!

Meßgeräte für die Herzton- und Wehenkontrolle

Der kindliche Herzschlag und die Wehen lassen sich heutzutage gut und zuverlässig von außen, daß heißt durch die Bauchdecke der Mutter, messen. Nur in besonderen Situationen ist es angebracht, die externe Kontrolle durch eine interne zu ersetzen. Diese ist mit mehr Risiken behaftet (s. u.), weil zum Beispiel die Meßsonden durch den Muttermund bis zum Kind vorgeschoben werden.

Es ist sinnvoll, die kindlichen Herztöne und die Wehen gleichzeitig zu registrieren, um sie dann zueinander in Beziehung zu setzen. Zum wichtigsten Gerät vieler Geburtshelfer ist der Kardiotokograph (CTG, *cardio* = Herz, *toko* = Wehe, *graph* = Aufzeichnung) geworden, da er beides verbindet. Aber das CTG hat Nachteile: So muß die notwendige »Verkabelung« gut sitzen, damit die Messungen stimmen, und oft ist die Mutter ans Bett gebunden, ihre Bewegungfreiheit eingeschränkt, und ihr Körpergefühl leidet unter dem Apparat.

Ein altbekanntes Problem ist, daß sich die Geburtshelfer oft mehr auf die »objektiven« Kurvenverläufe als die Empfindungen der Mutter und eigene Beobachtung ein- und verlassen. In einem Lehrbuch (*Hebammenkunde*, 1995) drückt das eine Hebamme so aus:

»Leider tritt oft das Sammeln von Daten mit Hilfe immer komplexerer technischer Geräte in den Vordergrund, die zwischenmenschliche Beziehung wird vernachlässigt.«

Böse Erfahrungen machte eine Mutter mit einem Hebammentypus, der zum Glück wieder seltener wird:

»Ich stöhnte. Die Wehen waren kaum auszuhalten, die Hebamme blickte auf den Monitor: ›Was wollen Sie denn, Ihre Wehen sind doch ganz schwach.‹«

Die Technikgläubigkeit mancher Geburtshelfer kritisiert eine Mutter so:

»Als Erstgebärende hatte ich eine nur dreistündige Geburt, trotzdem wurde mir in der letzten halben Stunde der Wehentropf angehängt. Der Wehenschreiber zeigte (vorher) nur sehr schwache Wehen an. Ich hatte zwar kaum Schmerzen, aber

durchaus das Gefühl, daß es voranging, und ich war glücklich über die leichte Geburt. Doch die Hebamme meinte, das könnte den ganzen Tag so weitergehen, und ohne Beschleunigung würde das Kind nicht rauskommen.

Ich bat sie um eine innere Untersuchung, aber sie fand, mit solchen Wehen könne sich noch gar nichts getan haben. Nachdem sie den Wehentropf angebracht hatte, wurde eine innere Untersuchung gemacht und festgestellt, daß ich bereits vollständig eröffnet war.

Die Austreibungsphase ging dann rasend schnell. Die Wehen wurden sehr schmerzhaft und so heftig, daß mein Baby nur so herausschoß. Ich mußte leider geschnitten werden, da der Damm keine Zeit hatte, sich zu dehnen. So wurde zum Schluß hin meine schöne Geburt zerstört, weil die Hebamme dem Wehenschreiber mehr glaubte als mir.«

Externe Herztonüberwachung

Die Frequenz des Herzschlags wird in den meisten Kliniken mit einem speziellen Verfahren der Ultraschallmessung überwacht. Ein dafür entwickelter Ultraschallkopf erfaßt die Pumpbewegungen des kindlichen Herzens, und per Computer werden sie in hörbare Töne und sichtbare Kurven verwandelt (Kardiographie, *cardio* = Herz, *graphie* = Aufzeichnung).

Zur Registrierung wird eine kleine Sonde der Gebärenden an den Bauch gelegt und dort, wo sich die Herztöne gut messen lassen, mit einem Gummigurt oder Textilschlauch festgeschnallt. Die Sonde sendet feine Schallimpulse aus. Diese werden vom schlagenden Herzen des Kindes verändert, vom Ultraschallkopf wieder empfangen und an ein Gerät übermittelt, das aus dem Zeitabstand zwischen den einzelnen Herztönen die Schlagfrequenz errechnet.

Für die Aufzeichnung wird man Sie entweder an ein feststehendes CTG-Gerät anschließen, oder Sie bekommen einen kleinen Sender umgehängt, der die Signale telemetrisch – also drahtlos – an eine CTG-Empfangsstation schickt. Wenn Ihre Klinik keine Telemetrie besitzt, spricht normalerweise aber auch nichts dagegen, sich von Zeit zu Zeit vom feststehenden

CTG-Gerät abzustöpseln, um umherzugehen, aufrecht zu sein, mit dem Becken zu kreisen oder auf die Toilette zu gehen. Konstante Überwachung ist nur selten notwendig.

Die Herztöne Ihres Kindes hören Sie als unregelmäßige Doppeltöne – wie das Hufgetrappel von Pferden. Falls die Geräusche Sie aufregen oder beunruhigen, kann der Lautsprecher abgestellt werden.

Sofern alles normal verläuft, zeigt die Skala Werte zwischen 120 und 160 Tönen pro Minute an. Niedrigere und höhere Frequenzen sind als »Notsignale« des Kindes zu verstehen. Unter Umständen fehlt ihm Sauerstoff, weil die Plazenta nicht mehr richtig arbeitet.

Nachteile des Verfahrens: Manchmal funktioniert die Herztonmessung nicht, dann sorgen sich Eltern und Geburtshelfer unnötigerweise über zu niedrige, zu hohe oder zu unregelmäßige Herztöne.

Seit Anwendung der Kardiographie hat sich die Rate der Kaiserschnittentbindungen verdoppelt. Aber niemand weiß, wie oft die Operation wirklich nötig war. Wie viele Behinderungen oder Todesfälle hat sie verhindert? Wie viele Problemsituationen etwa durch Fehlanzeige und Fehlinterpretation aber auch selbst geschaffen?

Wenn die Geburt kurz bevorsteht, sind bei externer Wehenkontrolle, egal ob mit Hörrohr oder Ultraschall, die Herztöne von außen kaum mehr erfaßbar. Doch wenn alles normal verläuft – die Austreibungsphase gut vorangeht, die Mutter sich selbst und ihr Kind genügend mit Sauerstoff versorgt (anstatt permanent zu pressen, S. 78) –, ist dies auch nicht nötig.

Externe Wehenüberwachung
Häufig reicht es völlig aus, wenn die Hebamme regelmäßig die Wehen ertastet. Sofern sie aber im Kreißsaal mehrere Frauen betreuen muß, kann es eine große Hilfe sein, wenn die Gebärende an einen Wehenschreiber (Tokograph: *toko* = Wehe, *graphie* = Aufzeichnung) angeschlossen ist. Dazu wird ein Taster, der auf Druckveränderungen reagiert, mit einem elasti-

schen Gurt auf dem Bauch der Mutter befestigt. Er registriert Verhärtungen sowie das Aufrichten des Uterus und überträgt dies an ein Gerät, das die Druckveränderungen als Kurven abbildet. Ihrem Verlauf können die Geburtshelfer neben der Wehenform und der Häufigkeit der Kontraktionen auch Kindsbewegungen entnehmen.

Nachteile des Verfahrens: Die externe Wehenkontrolle gibt keine Auskunft über die Stärke der Kontraktionen und die Grundspannung der Gebärmutter. Auch läßt sie nicht erkennen, wieviel Druck auf das Kind und den Muttermund ausgeübt wird. Ihre Aussagekraft hängt zudem von der Dicke der Bauchdecke, der Position des Tasters, der Gurtfestigkeit und den Atembewegungen der Mutter ab.

Interne Herztonüberwachung
In diesem Fall wird die Muskelarbeit des Herzens elektrisch abgeleitet. Es entsteht ein EKG (Elektrokardiogramm, *elektro* = elektrisch, *cardio* = Herz, *gramm* = Aufzeichnung).
      Bei eröffneter Fruchtblase wird an dem vorn liegenden Teil des Kindes – aber nicht am Gesicht, am Genital oder der Fontanelle – eine Elektrode unter die Haut gedreht, festgeklippt oder angeklebt, die (außer beim Kleben) in die Haut des Ungeborenen eindringt. Eine zweite Elektrode befestigt man (meist) am Oberschenkel der Mutter und fixiert dann beide Elektrodenkabel an ihrem Bein.
      Zwar erfaßt dieses Verfahren die Herzschlagfrequenz sehr gut, aber es ist risikoreicher als die externe Kontrolle und sollte die Ausnahme sein. (Zum Beispiel muß die Fruchtblase geöffnet werden.) Man benutzt die interne Überwachung oft bei der Geburt von Zwillingen – obwohl es auch dann häufig anders geht –, bei einer arhythmischen Herzfrequenz des Kindes und wenn die Mutter sehr dick ist.

Nachteile des Verfahrens: Man muß daran denken, daß sich die Elektrode eventuell vom Kopf des Kindes löst, auch können beim Legen der Elektrode der Muttermund, die Gebärmutter oder das Kind verletzt werden. Zusätzlich ist die Infektionsgefahr erhöht. Infolge der Manipulationen verändert das Baby manchmal auch seine Position und gerät unter Umständen in eine ungünstigere Lage.

Interne Wehenüberwachung
Hierbei kontrolliert man die Kontraktionen direkt in der Gebärmutter. Dazu wird – sehr vorsichtig – ein kleiner Schlauch (Katheter) aus Polyethylen durch den Muttermund geschoben, so daß er zwischen Kind und Gebärmutterwand liegt. Da der Schlauch mit Flüssigkeit gefüllt ist, entstehen bei jeder Wehe Druckänderungen. Sie werden registriert und vom CTG-Gerät als Kurve abgebildet.
Diese Art der Wehenmessung ist sehr exakt. Sie gibt neben der Gebärmutteraktivität auch die Grundspannung des Uterus an.

Nachteile des Verfahrens: Der Eingriff erhöht die Infektionsgefahr, vor allem wenn der Katheter länger als sechs Stunden liegt. Daher kommt er nur selten in Frage – etwa wenn die Gebärmutter aufgrund vorhergehender Operationen weniger belastbar ist, oder wenn die Geburt sich sehr lange hinzieht und als Ursache eine Wehenschwäche denkbar ist.

Mir ist wichtig, daß ein Geburtshelfer nicht nur sein Buchwissen und die Apparate entscheiden läßt, sondern bereit ist, sich auf die gebärende Frau einzulassen: Indem er sich Zeit nimmt, um sie wahrzunehmen, den kindlichen Herztönen zu lauschen und dem nachzuspüren, was das Ungeborene ihm damit sagt. Nur dann werden Entscheidungen getroffen, die der Individualität dieser Mutter, ihres Kindes und der Situation entsprechen.
Manche Eltern stören sich an den Apparaten und ihrer Geräuschkulisse, möchten sie während der Geburt am liebsten abschalten. Doch manchmal fallen die geburtsbegleitenden Partner auch der Faszination der Technik anheim. Anstatt ganz bei der gebärenden Frau zu sein, auf sie zu achten und zu

hören, blicken sie mit gebannten Augen permanent auf den Monitor und verfolgen jedes Detail. Für manche Frauen ist es allerdings hilfreich, wenn sie vom CTG ablesen können – oder vom Partner erfahren –, wann sich die nächste Wehe anbahnt. Und einige Frauen können bewußter und tiefer atmen, wenn sie die Herztonkurve ihres Kindes vor Augen haben.

Eingriffe in den Geburtsprozeß

Dammschnitt

In vielen Krankenhäusern wird noch oft während der letzten Wehen der Damm geschnitten (Episiotomie, *episio* = um die Scham herum, *tomie* = Schnitt; kurz: »Epi«). Das beschleunigt die Austreibung des Kindes, ist aber in der Regel nicht notwendig. Es gibt keine wissenschaftlichen Belege für den Sinn und Nutzen der routinemäßigen Episiotomie.

Das Argument, ein Schnitt schütze das Gewebe rings um die Scheide vor Überdehnung und verhindere so einen Gebärmuttervorfall, trifft ebensowenig zu wie andere Gründe, etwa daß ein Riß weiter ins Gewebe reicht und schlechter verheilt.

Das Risiko eines Gebärmuttervorfalls läßt sich durch einen Dammschnitt nicht verringern. Außerdem kann jede Frau mit Hilfe der Kegelübungen (S. 37) ihre Scheide elastisch halten. Die Übungen und Massage mit Öl sind die beste Vorbereitung dafür, daß sich das Scheidengewebe weit genug dehnt, um Kopf und Körper des Kindes bei der Geburt hindurchzulassen.

Die Schamlippen und Häute um die Klitoris müssen sich bei der Geburt ebenfalls dehnen. Massieren Sie deshalb nicht nur den Scheideneingang, sondern die ganze Vulva. Am besten ist es, mit Massage und Kegelübungen so früh wie möglich in der Schwangerschaft zu beginnen. Aber es ist dazu nie zu spät.

Auch während der Geburt kann eine Hebamme Sie massieren, um das Scheidengewebe dehnbarer zumachen. Das tut eventuell etwas weh. Wenn es Sie daran hindert, sich zu entspannen, verzichten Sie lieber darauf. Sprechen Sie – wenn möglich – bereits vor der Geburt mit der Hebamme über Massage. Viele Hebammen haben es nicht mehr gelernt, den Scheideneingang zu massieren und den Damm gut zu unterstützen. (Wo sowieso geschnitten wird, ist diese Kunst überflüssig. Da kommt es dann nur noch darauf an, den Damm so zu halten, daß der Schnitt nicht weiterreißt – was dennoch oft passiert.)

Doch vielleicht können Sie von dem Sinneswandel profitie-

ren, der in den letzten Jahren in der Geburtsmedizin eingesetzt
hat. Bitten Sie daher Ihre Hebamme zu helfen, daß der Damm
weder reißt noch geschnitten werden muß. Am besten Sie ap-
pellieren an ihren Stolz und ihren Ehrgeiz.

Wichtig ist, daß das Gewebe genügend Zeit hat, sich zu
dehnen. Die Hebamme muß Ihnen also sagen, ob es besser ist,
noch nicht zu pressen. Wenn Sie keinen Dammschnitt wollen,
sollte das auch der Arzt wissen. (Im übrigen müssen die Geburtshelfer eigentlich Ihre Zustimmung zum Schneiden haben.)

Es ist nicht verwunderlich, daß der Damm bei Wassergeburten (S. 129) häufiger unverletzt bleibt, da die Frau meistens
entspannter und das Gewebe weicher ist.

Wenn geschnitten wird, geschieht dies außerdem oft zu früh –
lange bevor überhaupt die Notwendigkeit erkennbar ist. Solange das Gewebe noch fleischig aussieht und gut durchblutet erscheint, kann es sich immer noch ein Stückchen dehnen.
Manchmal tut es das jedoch wirklich nicht mehr, oder die kindlichen Herztöne werden zu langsam. Dann kann ein Schnitt
notwendig sein, damit das Kind schneller auf die Welt kommt.

Möglicherweise ist es Ihnen auch ganz recht, wenn die Geburtshelfer einen Dammschnitt vorschlagen. Vielleicht sind Sie
so erschöpft, daß Sie nur noch möchten, daß das Baby mit der
nächsten Wehe geboren wird, egal wie. Hauptsache, es ist endlich vorbei.

In bestimmten Situationen kann ein Schnitt nötig sein, zum
Beispiel bei einer Steißlage, wenn man damit rechnet, daß
eventuell die Arme des Kindes gelöst werden müssen, oder
wenn es besser ist, die Geburt mit Zange oder Saugglocke
(S. 169) zügig zu beenden.

Machen Sie sich keine Vorwürfe, wenn Sie einen Dammschnitt wollen oder sich in einer bestimmten Situation der Geburt dafür entschieden haben. Freuen Sie sich darüber, daß das
Baby nun bald da ist.

Der Schnitt selbst tut normalerweise nicht weh. Er wird in der
Regel während einer Preßwehe ausgeführt, wenn das Gewebe

durch den Druck des Kindes so betäubt ist, daß Sie keinen
Schmerz spüren – nur eine Erleichterung, weil plötzlich mehr
Raum da ist. Die Ärzte unterscheiden verschiedene Schnittrich-
tungen: Der mittlere Dammschnitt verläuft, wie die häufigsten
Risse, vom Scheidenausgang in Richtung After. Wegen häufiger Komplikationen werden seitliche Schnitte heute nicht mehr
ausgeführt, während schräge Schnitte, vom Scheidenausgang
schräg zur Seite, noch häufig sind.

Nach der Geburt müssen Schnitt und größere Risse genäht
werden. (Ihr Kind brauchen Sie dabei nicht wieder herzuge-
ben.) Für das Nähen wird meist örtlich betäubt (S. 147), falls
Sie keine andere Anästhesie haben. Fäden müssen glücklicherweise in der Regel nicht (mehr) gezogen werden, da das ver-
wendete Material sich nach etwa drei Wochen auflöst. Beschwerden mit der Naht sind in den ersten Tagen und Wochen
möglich und normal. Unter Umständen kann ein Sitzring das
Sitzen auf harten Stühlen erleichtern.

Manchmal hört man das Argument, daß Frauen ohne Dammschnitt eher zum After hin reißen und der Darm verletzt werden könnte. Das deckt sich jedoch nicht mit der Erfahrung der
alternativen Geburtshilfe – und neuerdings bezweifeln auch
Klinikärzte den Sinn von (den meisten) Dammschnitten. Oft
sind Risse kleiner als ein Schnitt, und auch Episiotomien können weiterreißen.

Viele Ärzte betonen, daß ein Riß schwieriger zu nähen ist.
Das hängt jedoch von der Erfahrung ab. Jedenfalls heilt das
Gewebe besser, wenn die Wunde im Zickzack ineinander ver-
zahnt ist. Allerdings verheilen die meisten Schnitte ebenfalls
rasch und gut, machen auch später keine Probleme.

Bei einem »normalen« Dammschnitt wird leicht die Bartholinische Drüse verletzt, die für die Feuchtigkeit der Scheide
sorgt. Der Londoner Arzt Gordon Bourne hat eine Methode
entwickelt, bei der das nicht passiert. Sprechen Sie mit Ihrem
Arzt schon vor der Geburt darüber, ob er – falls nötig – so
schneiden kann.

Wenn die Bartholinische Drüse beschädigt wurde, kann die

Vagina sehr trocken sein. Verstärkt durch die Narbe der Dammnaht ist Geschlechtsverkehr dann eventuell nicht möglich oder sehr schmerzhaft. Gleitcremes bringen da Erleichterung, oder Sie können sich eine Vaginalsalbe verschreiben lassen.

Nach einer Episiotomie schwillt die Naht manchmal an. Da hilft es, mit einem Eisbeutel zu kühlen. Schwellung und Schmerzen klingen so schneller ab. Bei Problemen mit der Wundheilung und bei Schmerzen nützen oft heiße Sitzbäder mit Meersalz. Auch Duschen ist angenehm.

Viele Frauen mit Dammverletzungen fürchten sich vor dem ersten Stuhlgang nach der Geburt. Aber meist macht sich der Darm erst nach zwei bis drei Tagen bemerkbar, wenn die Heilung bereits angelaufen ist, da er vor oder während der Geburt gründlich geleert wurde. Essen Sie Nahrungsmittel, die einer Verstopfung vorbeugen (S. 48), oder lassen Sie sich ein Glyzerinzäpfchen oder ein kleines Klistier geben. Das erleichtert die Endpassage und verhindert so, daß es zu einer Verstopfung kommt.

Zange und Saugglocke

Die Austreibungsphase kann eineinhalb bis zwei Stunden dauern. Solange die Frau noch Preßwehen hat, nicht zu sehr erschöpft ist und allmählich immer mehr vom Kopf des Babys zu sehen ist, muß der Prozeß nicht künstlich beschleunigt werden.

Es gibt allerdings medizinische Gründe, eine Geburt operativ zu beenden – durch Zange oder Saugglocke. Kritisch sind zum Beispiel starke Blutungen während der Geburt, Anzeichen von Sauerstoffmangel beim Kind oder eine ungünstige Kopfhaltung des Kindes. In Kliniken gilt auch Wehenschwäche oder eine lang dauernde Geburt häufig als Grund, das Baby mit Zange oder Saugglocke zu holen.

Wenn nur der Kopf noch nicht richtig liegt und die Wehen zu schwach sind, wäre der natürlichste Weg, die Gebärende zu ermuntern, in eine aufrechte Position zu gehen, tief zu atmen und mit den Hüften zu kreisen. Das führt oft – und für Sie selbst spürbar! – dazu, daß der Kopf in die richtige Lage »rotiert«. Die Umstellung von einem krampfhaften Luftanhalten und Pressen auf eine tiefe Atmung bringt dem Kind mehr Sauerstoff und verbessert daher auch seine Herztöne. Durch die aufrechte Haltung drängt das Kind von selbst weiter nach unten und gleicht dadurch meist auch eine Wehenschwäche aus.

Zangengeburt
Sehr selten ist es tatsächlich erforderlich, mit Zange oder Saugglocke einzugreifen. Falls eine Zangengeburt jedoch nötig ist, müssen Sie sich wahrscheinlich auf den Rücken legen und die Füße in Haltegurte stecken. Dann bekommen Sie eine lokale Betäubungsspritze oder haben bereits eine Anästhesie, und es wird ein Dammschnitt gemacht. Außerdem wird mit einem Katheter noch die Harnblase geleert, um mehr Raum zu schaffen.

Die Zange (»Löffel«, »Forzeps«) kann in ihre zwei Hälften zerlegt werden – jede sieht aus wie ein großer Salatlöffel. Zunächst wird die Ärztin oder der Arzt die eine Hälfte zwischen Scheidenwand und kindlichem Kopf einführen, dann die andere. Anschließend werden beiden Teile zu einer Zange verbunden.

Der kindliche Kopf wird mit den beiden Zangenhälften möglichst sacht gefaßt und dann dem natürlichen Geburtsprozeß entsprechend mit den Preßwehen der Mutter – und von ihr unterstützt – geholt. Dabei kann die Zange wie ein Schutzhelm für den kindlichen Kopf agieren, indem sie die Scheidenwände auseinanderhält und damit mehr Platz schafft.

Zu den Nachteilen einer Zangengeburt gehört, daß die Mutter einen größeren Dammschnitt bekommt und hinterher oft mehr wund ist, weil ihre Scheide von den metallenen Löffeln gedehnt wurde.

Eine Zange, richtig angewandt, kann dennoch durchaus das beste für das Kind sein. Heutzutage wird sie allerdings immer seltener benutzt, da der Eingriff vom Geburtshelfer mehr Erfahrung und Gespür verlangt als die Saugglocke.

Saugglocke (Vakuumextraktion)

Dieselben Ursachen, die eine Zangengeburt notwendig machen, gelten auch für die Saugglocke. Dabei wird ein Saugnapf auf den Kopf des Kindes gesetzt, der durch Unterdruck (Vakuum, daher Vakuumextraktion) – ähnlich wie ein Staubsauger – das Kind heraussaugt.

Die Geburtshelfer regulieren den Saugdruck synchron mit den Wehen, das heißt sie »saugen« vor allem auf dem Höhepunkt der Wehe. Die Gebärende kann die Geburt tatkräftig unterstützen, indem sie kräftig mitpreßt.

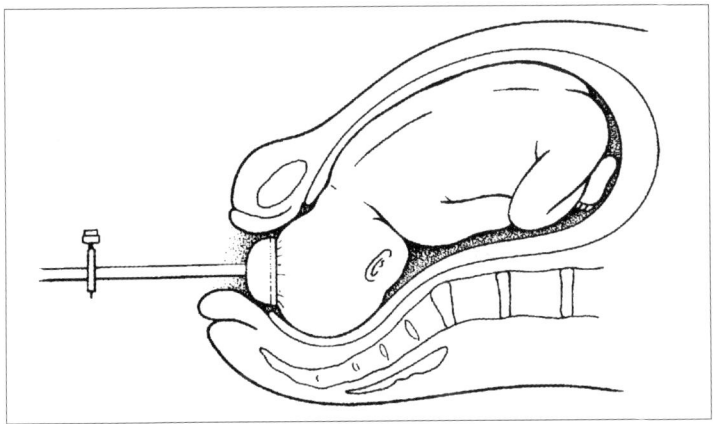

Es gibt Situationen, wo es besser ist, statt der Zange die Saugglocke zu nehmen – und umgekehrt. Doch es hängt weitgehend von der Geübtheit des Geburtshelfers ab, ob er eher zu dem einen oder anderen Instrument greift.

Die Saugglocke hat den Vorteil, daß sie weniger individuelle Erfahrung braucht und sogar angelegt werden kann, wenn die Frau auf einem Gebärhocker sitzt. Außerdem beansprucht sie weniger Platz als die Zange, wird nicht tief eingeführt, und eine Verletzung der Frau ist eher unwahrscheinlich. Andererseits entsteht beim Kind oft eine Kopfgeschwulst, die sich zwar am folgenden Tag nach und nach zurückbildet, aber nicht eben schön ist.

Manche Babys werden nach einer schweren Geburt auf die Intensivstation verlegt. Die meisten Kinder können jedoch, besonders wenn der »künstliche« Abschluß der Geburt seine Ursache in ärztlicher Ungeduld (und Unerfahrenheit mit natürlichen Geburten) hat, genauso wie normal geborene Babys auf den Bauch Ihrer Mutter gelegt, gehalten und liebkost werden.

Männer und Freundinnen werden bei einer Beendigung der Geburt mit Zange oder Saugglocke öfters aus dem Raum geschickt. Vielleicht, weil der Anblick zu beunruhigend ist (es sieht schlimmer aus, als es ist), oder weil der Arzt durch ihre Anwesenheit verunsichert ist. Doch wenn die Frau sie braucht, sollten sie versuchen dazubleiben. Sie können sich ja so hinstellen, daß sie nicht gerade dem Arzt zuschauen.

Einleitung der Geburt

Eine Geburt sollte nicht eingeleitet werden, damit der Kreißsaal am Wochenende weniger stark belegt ist, oder weil es den Eltern zu einem bestimmten Zeitpunkt besser paßt, oder weil die Geduld fehlt, nach dem errechneten Geburtstermin immer noch abzuwarten.

Aber es gibt medizinische Gründe für eine Einleitung:
- Anzeichen für eine Infektion der Eihüllen bei vorzeitigem Blasensprung,
- wenn der Geburtstermin längst überschritten ist (Übertragung, S. 185),
- grünes Fruchtwasser als Hinweis auf einen Sauerstoffmangel des Ungeborenen (es scheidet in diesem Fall Mekonium aus) und ein verdächtiges CTG,
- eine Unterfunktion der Plazenta, die für das Kind um so belastender ist, je näher der Geburtstermin rückt,
- eine unbehandelte Unverträglichkeit von mütterlichem und kindlichem Blut (Rhesus-Inkompatibilität, S. 12),
- Erkrankungen der Mutter, die mit der Schwangerschaft zu tun haben (Spätgestose, S. 17) oder auch nicht (Diabetes usw.).

Bei manchen Frauen fehlt nur ein kleiner Anstoß, damit Kontraktionen entstehen und die Gebärmutter zu arbeiten beginnt. Andere brauchen über eine längere Phase wehenstimulierende Hormone.

Öffnen der Fruchtblase
Um eine Geburt in Gang zu bringen, genügt es oft schon, die Fruchtblase künstlich zu öffnen. Weil das Fruchtwasser dann abläuft, drückt der kindliche Kopf ohne Wasserkissen auf den Muttermund, und dieser Reiz löst Wehen aus. Zusätzlich werden Prostaglandine ausgeschüttet. Diese Hormone machen den Muttermund weicher, machen ihn »geburtsbereit« und fördern Uteruskontraktionen. Ihre Wirkung beginnt etwa ein bis zwei Stunden nach dem Eingriff.

Wenn es also für das Baby Zeit wird, auf die Welt zu kommen, weil der Geburtstermin längst überschritten ist und warme Bäder, ausgedehnte Spaziergänge und Geschlechtsverkehr (der männliche Samen enthält Prostaglandine) nicht weiterhelfen, ist zumindest bei einer Mehrgebärenden die Eröffnung der Fruchtblase ein einfacher und komplikationsarmer Weg, die Geburt einzuleiten.

(Allerdings besteht bei einer offenen Fruchtblase Infektionsgefahr.)

Mit Medikamenten die Wehen anregen:
Oxytocin und Prostaglandin
Nicht immer löst eine geöffnete Fruchtblase »richtige« Wehen aus. Falls der Muttermund noch nicht weich und elastisch ist, erhält die Schwangere dann wahrscheinlich zunächst eine Prostaglandinspritze in den Zervixkanal zwischen innerem und äußerem Muttermund oder in die Vagina. Wenn das Prostaglandin wirkt, also der Muttermund »reif« ist und Kontraktionen entstehen, kann die Frau als zusätzliches Wehenmittel das Hormon Oxytocin bekommen. (Vielfach ist das gar nicht nötig.) – Bis die Geburt so in Gang kommt, vergehen manchmal nur wenige Stunden, es kann aber auch Tage dauern, in denen Sie normalerweise in der Klinik bleiben.

Wenn der Muttermund schon vor der Einleitung weich ist, stimulieren die Geburtshelfer die Gebärmutter in der Regel nur mit Oxytocin. Es wird als Infusionslösung tropfenweise über die Vene in den Blutkreislauf gegeben. (Dabei läßt sich die Tropfenzahl pro Minute einstellen: »Tropf«.) Man beginnt mit einer geringen Dosierung und kann diese bei Bedarf steigern, wieder herunterregulieren oder auch ganz unterbrechen.

Bei einem reifen Muttermund wird manchmal auch eine prostaglandinhaltige Tablette oder ein entsprechendes Gel ins hintere Scheidengewölbe geschoben, um die Wehentätigkeit anzuregen. Falls keine regulären Kontraktionen entstehen, können Sie nach sechs bis acht Stunden eine zweite Hormondosis erhalten, aber es kann passieren, daß die Wehen dann äußerst heftig einsetzen. Oberflächlich betrachtet, ist die Methode mit Prostaglandingel oder -tabletten einfacher, aber der Oxytocintropf ist individuell besser steuerbar.

Im übrigen müssen Sie bei jeder der drei Methoden zunächst (im Bett) liegen, da bei einer Einleitung die Schwangere im Normalfall schon vor der Behandlung und bis regelmäßige Wehen auftreten ans CTG angeschlossen wird – zur Kontrolle der Wehen und der kindlichen Herztöne.

Später können Sie meist herumlaufen. Es ist am besten, wenn Sie sich wie bei einer natürlich ausgelösten Geburt verhalten, also umhergehen, um die Wehen zu unterstützen, Entspannungsübungen machen und eventuell baden.

Mögliche Komplikationen:
Erläuterungen und Geburtsberichte

Hoher Geradstand

Die folgenden Abbildungen zeigen, wie die ovale Form des Kopfes der Form und Öffnung des mütterlichen Beckens normalerweise angepaßt ist. Das Kind kann aber diese Anpassung nur nutzen und bei der Geburt ins kleine Becken rutschen, wenn es sich in die richtige Position begibt. Dazu muß sich der Kopf zur Seite drehen. Andernfalls paßt der Kopf wie auf der rechten Abbildung nicht ins Becken und durch den Ausgang.

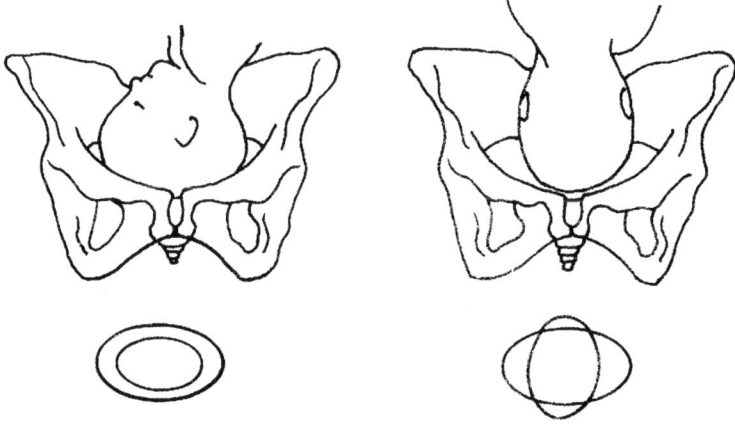

Wenn ein Baby im Bauch seiner Mutter nicht nach rechts oder links schaut, sondern nach vorn oder hinten, nennt man das einen »hohen Geradstand« (der Kopf ist gerade).

Solange das Baby in dieser Richtung liegt, kann die Mutter durchaus für einige Stunden Geburtswehen haben, ohne daß sich das Köpfchen ins Becken senkt. Auch die Öffnung des Muttermundes erfolgt oft langsamer oder kommt zum Stillstand. (Der kindliche Kopf steht zu hoch, daher »hoher Geradstand«.)

Ursache für den hohen Geradstand kann eine Beckenano-
malie sein, etwa ein relativ langes oder insgesamt enges Bek-
ken. Meistens liegt jedoch kein medizinischer Grund für einen
hohen Geradstand vor. (Vielleicht sträubt sich das Baby einfach noch dagegen, schon geboren zu werden.) Dann heißt es
abwarten und durch eine günstige Lagerung, oder indem Sie
zwischendurch das Becken kreisen lassen, das Drehen und Tie-
ferrutschen des Kopfes zu unterstützen.

Obwohl es in den meisten Fällen am besten ist, sich während des Geburtsprozesses möglichst viel aufrecht zu halten, ist
es bei hohem Geradstand sinnvoll, sich hinzulegen. Das Baby
hat dann während der Wehen weniger Druck auszuhalten, und
Sie selbst können sich besser ausruhen, während Sie auf die
Drehung warten.

Falls die Zeit drängt, kennen die Geburtshelfer außerdem
spezielle Handgriffe, um den Kopf des Kindes besser einzustellen. Da das Hochschieben für die Mutter schmerzhaft ist, wird
dazu örtlich betäubt oder eine Periduralanästhesie vorgenommen.

In den meisten Krankenhäusern wartet man bei kräftigen
Wehen zwei Stunden lang, ob sich der Kopf dreht – beziehungsweise drehen läßt –, bevor ein Kaiserschnitt (S. 181) gemacht wird. Zange oder Saugglocke können so lange nicht benutzt werden, wie das Baby zu weit entfernt ist – der Kopf zu
hoch steht – und der Muttermund noch nicht genügend geöffnet ist.

Es gibt Berichte, aus denen hervorgeht, daß eine Drehung
auch noch 12 bis 24 Stunden nach Wehenbeginn (von selbst)
eintreten kann. Wenn medizinisch nichts dagegen spricht und
die Gebärende mitmacht, kann mit einem Kaiserschnitt also
viel länger gewartet werden. Manchmal ist es nützlich, wenn
die Frau ruht oder sogar noch eine Nacht schläft. Eventuell
lassen die Wehen von allein wieder nach, oder man gibt wehenhemmende Mittel. Das entspannt unter Umständen die
Mutter und die ganze Situation, so daß das Kind seinen Ausgang findet.

Eine Hebamme berichtet: »*Es ist häufig, daß bei erneuter*

*Untersuchung am nächsten Tag der kindliche Kopf in richtiger
Position im Becken liegt und normal entbunden werden kann.
Die Babys denken sich wohl: So geht es nicht weiter, da muß
ich mich halt drehen.«*

Vor allem wenn Ihr Baby nach vorn schaut, so daß sein
Hinterkopf und die Wirbelsäule bei jeder Wehe gegen Ihr
Rückgrat gedrückt werden, ist es gut, sich viel massieren zu
lassen und Positionen einzunehmen, die Rückenschmerzen
lindern.

Wenn die Wehen zu stark sind, um sie mit der Atmung in
den Griff zu kriegen, ist es besser, sich schmerzlindernde Mittel
zu erlauben. Sie brauchen noch einige Kraft, um mit den Wehen mitzuarbeiten, wenn sich der Kopf erst einmal gedreht und
gesenkt hat. Sobald das geschieht, ist es gut, aufzustehen oder
sich zumindest im Bett aufzusetzen. Das geht auch, wenn Sie
an einen Monitor – etwa für das CTG – oder einen Tropf angeschlossen sind.

Geburtsbericht: Hoher Geradstand

*»Mein Baby blieb für drei Wochen über den errechneten Ge-
burtstermin im hohen Geradstand. Der Muttermund war
schon vor dem Geburtstermin auf drei Zentimeter eröffnet,
der Kopf lag richtig, alles schien bereit. Die Ärztin meinte: ›Ich
sehe Sie bald.‹ Was es unmittelbar nach der Untersuchung be-
wogen hat, nochmals ›zurückzukrabbeln‹ und weitere drei Wochen auszuhalten, wer weiß?*

*Trotz nächtlicher falscher Geburtsalarme (Wehen kamen re-
gelmäßig für einige Stunden, nur um wieder einzuschlafen)
eröffnete sich der Muttermund nicht weiter. Immer dachte ich,
jetzt geht's los. Aber er wollte wohl immer noch nicht kommen. Sein Kopf drehte sich nicht. Senkte sich nicht.*

*Vier Tage nach dem errechneten Geburtstermin machte ich
den 24-Stunden-Urintest. Die Plazenta schien noch gut zu
funktionieren. Ich fühlte mich zwar erschöpft von meinen We-
hennächten, aber sonst gut, und mein Baby hüpfte auch noch*

fleißig (auf meiner Blase herum). Wir beschlossen, weiter zu warten. Dann endlich, nach einer weiteren Woche, brach die Fruchtblase, und am nächsten Tag setzten sehr viel heftigere Wehen ein als je zuvor. Nach einigen Wehenstunden rief ich die Hebamme. Sie stellte fest, daß der Kopf noch immer hoch und gerade lag, und an den drei Zentimetern Eröffnung hatte sich auch noch nichts geändert. Ich fragte halb bangend, halb hoffend (denn ich war zu diesem Zeitpunkt zu allem bereit), wieviel Zeit sie uns geben würde, wann müßten wir ins Krankenhaus, wann Kaiserschnitt? Sie, in ihrer ruhigen Art, sagte: ›Einmal habe ich mit einer Frau schon 50 Stunden gewartet, bis sich das Kind drehte.‹ Das sollte ein Trost sein!? Ich ergab mich, ich war bereit für zwei weitere Tage Warten und Wehen. Aber mein Mann gab nicht so schnell auf, er ermunterte mich ... und dann arbeiteten wir folgendes aus, und es fühlte sich einfach richtig an:

Bei jeder Wehe preßte Peter seine Hand gegen meinen Kopf (ich war meist auf allen vieren, um die Rückenschmerzen zu lindern), und ich wendete und drehte meinen Kopf gegen diesen Druck. Dabei stellten wir uns beide den Kopf unseres Babys vor und dachten ganz intensiv daran, daß er sich drehen sollte. All meine Wehenenergie packte ich in diese Vorstellung hinein, während ich langsam und tief einatmete und ausstöhnte.

Und siehe da, noch keine zwei Stunden waren vergangen seit der letzten Untersuchung, da fühlte ich, wie mein Kind sich in mir bewegte und tiefer nach unten glitt (oder prosaisch: ich spürte die Rückenschmerzen jetzt weiter unten). Jetzt ging es mit den Wehen erst richtig los, und nach weiteren zwei Stunden fühlte ich bereits den Drang zu pressen.

Bisher hatte ich auf der Seite gelegen, auf allen vieren gekniet, nun lehnte ich mich vorwärts über einen Kissenberg und überließ mich völlig dem Tumult der Übergangsphase. Meist wimmerte ich nur ›nein-nein-nein‹; es war mehr ein ungläubiges Staunen, daß mein Körper mit solcher Wucht arbeiten kann, als ein Wehren, dazu war mein ›Ich‹ viel zu schwach. Mit Unterstützung von Peter gelang es mir dann auch wieder

›ja-ja-ja‹ zu sagen, und meine Energie zum Mitarbeiten kam zurück. Schließlich meinte die Hebamme: ›Was denken Sie ... wie fühlt es sich an ... wollen Sie jetzt das Pressen zulassen?‹ Und ob ich wollte. Ich stand auf, und meine Energie war total zurückgekehrt. Stehend und mit den Hüften kreisend wartete ich auf jede nächste Wehe, mit der ich dann in die Knie ging und mich von dem Preßdrang überrollen ließ. Ich hatte kein Gefühl von Anstrengung mehr, ich erlebte nur voll Freude, mit welcher Energie sich der Kopf meines Kindes in mir weiter nach unten schob. Als er gut sichtbar war, legte ich mich zurück, denn ich war ziemlich sicher, daß ich wegen meiner Narben am Damm einen Schnitt brauchte. Doch Wunder ... mein Baby schlüpfte ohne Probleme aus mir heraus. Ich glaube, er genoß es auch. Er war so ein zufriedenes Kind ... Ich bin sicher, wäre er Tage oder gar Wochen vorher (gegen seinen Willen) geholt worden, er wäre nicht so zufrieden gewesen.«

Steißlage

Nicht ganz fünf Prozent aller Babys werden in Steißlage geboren – man spricht auch von Beckenendlage (BEL). Die meisten dieser Kinder kommen mit dem Po voran auf die Welt, wenige mit den Füßen oder einem Fuß zuerst.

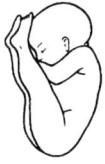 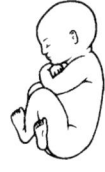 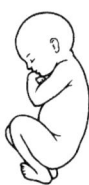 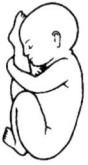 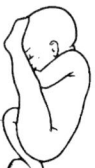

Verschiedene Formen der Steißlage

Bis zum achten Schwangerschaftsmonat liegen die Babys in allen möglichen Positionen in der Gebärmutter. Die meisten drehen sich in den letzen zwei Schwangerschaftsmonaten so, daß der Kopf unten ist. Einigen Babys gelingt das nicht, weil sie schon zu groß sind oder die Gebärmutter zu straff ist. Manchmal ist der Uterus allerdings so nachgiebig, daß sich die Babys sogar in den letzen Wochen noch drehen können und dann zum Zeitpunkt der Geburt mit dem Po nach unten liegen. Babys, die in der Gebärmutter die Beine angezogen haben, finden eher die normale Position. Sind die Beine gerade ausgestreckt, können sie sich nicht so gut drehen.

Bei einer Steißlage können Hebamme oder Arzt versuchen, das Kind zwischen der 31. und 38. Woche durch eine kräftige Massage der Bauchdecke zu wenden. Manchmal drehen sich diese Babys jedoch bis zum nächsten Tag wieder in ihre »Lieblingsposition« zurück. Das können Sie eventuell verhindern, indem Sie einen langen Spaziergang machen. Das Baby kann dann leichter mit dem Kopf nach unten ins Becken rutschen. Und sobald sich erst einmal der Kopf so weit gesenkt hat, wird es sich nicht mehr zurückdrehen.

Doch eigentlich sind die Ängste der Mutter und auch Drehversuche meist unnötig. Manche Mütter haben vor der Geburt mit Steißlage mehr Angst und sind dadurch verspannter. Dabei werden diese Geburten von Frauen, die beide Erfahrungen haben, oft gar nicht als besonders schmerzhaft empfunden – häufig sogar als einfacher.

Nur weil Steißlagen sehr viel seltener vorkommen, sind sie in der Regel nicht viel komplizierter. Bei einer ansonsten normal verlaufenden Schwangerschaft birgt die Steißlage allein keine besonderen Risiken. Für die Geburt ist allerdings wichtig, daß kein Mißverhältnis zwischen kindlichem Kopfumfang und mütterlichem Becken besteht.

Geburtsbericht: Steißlage

»Unser erstes Baby war in Steißlage im Krankenhaus unter vielen Medikamenten und mit der Zange geboren worden und kam für die ersten 48 Stunden auf die Intensivstation.

Als es sicher war, daß unser zweites Baby auch in Steißlage lag und wir deswegen im Krankenhaus entbinden mußten, waren wir sehr enttäuscht und entmutigt. Wir hatten uns auf eine natürliche, sanfte Hausgeburt gefreut. Doch dann unterhielten wir uns mit Freunden darüber, rappelten uns auf, stellten eine ›Wunschliste‹ zusammen und sprachen mit unserem Krankenhausarzt darüber. Wir forderten: keine Medikamente, außer wenn wir darum bitten; keine Anwendung des Wehenschreibers; eine ruhige Atmosphäre; Unterstützung der Lamazemethode, nach der wir uns vorbereitet hatten; daß das Baby auf meinen Bauch gelegt wird, bevor es versorgt wird; daß mein Mann die ganze Zeit dabeisein kann, auch wenn Forzepszangen notwendig werden; daß ich mich frei bewegen kann und nicht zum Liegen gezwungen werde.

Der Arzt erklärte sich damit einverstanden, vorausgesetzt, alles verliefe normal. Aber das war selbstverständlich auch unser Wunsch.

Ich war bereits in fortgeschrittener Eröffnungsphase, als wir im Krankenhaus ankamen, und kam sofort ins Entbindungszimmer. Alles lief, wie wir es uns wünschten. Einmal boten sie mir an, ob ich nicht doch lieber eine Periduralanästhesie wollte. Es schien, als ob sie nicht begreifen konnten, daß jemand eine Steißlagengeburt ohne Schmerzmittel überstehen konnte. Ich lief viel herum, um mich abzulenken. Unser Baby wurde ohne Forzepszangen entbunden, und nur ein kleiner Dammschnitt war nötig. Wir bekamen sie direkt auf meinen Bauch gelegt, es wurde Schleim abgesaugt, und dann saugte sie an meiner Brust. Mein Mann durfte sie baden, und alles in allem war es eine glückliche und natürliche Krankenhausentbindung.«

Kaiserschnitt

Für einen Kaiserschnitt wird ein ungefähr zehn Zentimeter langer Schnitt knapp oberhalb des Schambeins gemacht. Bei dieser Art der Operation entsteht (nur) eine tiefliegende Schnittnarbe in der Gebärmuttermuskulatur, die bei der Geburt des nächsten Kindes die längslaufenden Muskelzüge nicht daran hindert, sich zusammenzuziehen. Deshalb ist es auch nicht (mehr) notwendig, bei jeder Geburt, die einem Kaiserschnitt folgt, wieder eine Schnittentbindung zu machen. Die alte Narbe muß allerdings während der Schwangerschaft und bei der Geburt beobachtet werden, um eventuell Einrisse oder Verhärtungen an ihr zu entdecken.

Der Kaiserschnitt (Sectio caesarea) – oft auch kurz und knapp »Sectio« (= Schnitt) genannt – ist bis heute für die Mutter eine relativ gefährliche Operation, dennoch kommen mehr als zehn Prozent der Kinder so auf die Welt. Die Hauptrisiken sind Narkosezwischenfälle und Harnblasenverletzungen beziehungsweise nach der OP Harnwegsinfektionen, Blutgerinnsel (Thrombosen), Wundinfektionen und Sterilität – alles Gründe, die Operation so oft es nur geht zu vermeiden.

Doch manchmal ist der Eingriff lebensrettend – oder der einzige Weg – für Mutter und Kind. Das gilt gleichermaßen für Situationen, die bereits vor dem Geburtsprozeß absehbar sind (geplante oder primäre Sectio) oder sich erst in seinem Verlauf ergeben (Not- oder sekundäre Sectio). Gründe für einen Kaiserschnitt sind:

- eine besonders ungünstige, nicht zu korrigierende Lage des Kindes,
- ein Kopf-Becken-Mißverhältnis bei Steißlage,
- eine angeborene oder krankhafte Verengung des mütterlichen Beckens (durch Rachitis oder einen Unfall),
- eine tief- oder vorliegende Plazenta (Die Plazenta würde sich von der Gebärmutterwand lösen, wenn sich der Muttermund öffnet; Verblutungsgefahr für Mutter und Kind.),
- ein längerer Geburtsstillstand, weil die Wehen zu schwach sind, der Muttermund sich nicht weit genug öffnet und die Gebärende und/oder ihr Kind gefährdet sind,
- der dringende Verdacht, daß das Kind nicht ausreichend mit Sauerstoff versorgt ist – meist in der Endphase der Geburt.

Die große »Kaiserschnittwelle« scheint vorbei zu sein, trotzdem werden auch heute noch unnötige Schnittentbindungen durchgeführt. Etwa jedes sechste Kind kommt bei uns durch eine Sectio auf die Welt.

Häufig steht der Kaiserschnitt am Ende eines Prozesses, der
mit der »künstlichen« Beschleunigung der Geburt begonnen
hat. Durch Wehenmittel wurden womöglich zu starke Kontraktionen ausgelöst, die zu Einrissen am Muttermund, zu
unregelmäßigen kindlichen Herztönen oder zu so starken
Schmerzen führten, daß (mehr) Schmerzmittel erforderlich
wurden. Diese aber können bewirken, daß die Wehen nachlas-
sen oder nicht mehr spürbar sind, so daß die Mutter nicht mitarbeiten kann.

Zu oft wird im übrigen ein Kaiserschnitt geplant, wenn die
Frau ein enges Becken hat, anstatt ihr zu ermöglichen, in einer
Position zu gebären, in der der Geburtskanal optimal erweitert
ist (Positionen für die verschiedenen Phasen, S. 105). Dies läßt
sich zum Teil damit erklären, daß die Geburtshelfer dadurch
Risiken für Mutter und Kind vermeiden wollen. Außerdem
müssen sie immer juristische Konsequenzen fürchten, wenn bei
der Geburt etwas schiefgeht. (Weil Unterlassungen eher geahndet werden, macht man eher zu viel.)

Ich bin sicher, daß viele Frauen auch bei einem engen
Becken normal entbinden können. Das zeigt unter anderem
eine interessante Studie bei einem westafrikanischen Volks-
stamm, wo fast alle Gebärenden ein so enges Becken haben,
daß unsere Ärzte in jedem Fall einen Kaiserschnitt durchführen
würden. Aber alle diese Frauen haben eine natürliche Geburt:
im Stehen! (Chard, T. und Richards, M.: *Benefits and Hazards
of the New Obstetrics*, London 1977)

Falls Sie einen Kaiserschnitt brauchen, ist zu überlegen, ob der
Eingriff unter Vollnarkose oder mit einer Periduralanästhesie
(PDA, S. 148) durchgeführt werden soll. – Bei einer Vollnarko-
se können Sie die Geburt nicht miterleben und leiden in den er-
sten Lebenstagen Ihres Kindes möglicherweise noch an den
Nachwirkungen der starken Betäubung. Zwar können Sie bei
einer Periduralanästhesie den Einschnitt und die Geburt des
Kindes auch nicht mit ansehen, weil ein »Vorhang« zwischen
Gesicht und Bauch hängt, aber Sie können die ersten Töne Ih-
res Kindes hören, es gleich darauf sehen und – wenn Sie wollen

– schon im Arm halten, bevor und während der Schnitt vernäht wird. Da das Neugeborene bei der PDA kaum Betäubungsmittel abbekommt, hat es nach der Geburt auch weniger Atem- und Saugschwierigkeiten.

In beiden Fällen braucht die Mutter häufig noch Stunden nach der Geburt Schmerzmittel, die sich natürlich mit dem Stillen vertragen müssen. Nach einer PDA ist sie aber schon früh in der Lage, ihr Kind bei sich zu haben und zu stillen. Das ist nicht nur für das Neugeborene, sondern auch für die Frau wichtig, denn es beschleunigt die Rückbildung der Gebärmutter und damit den Heilungsprozeß (S. 103). – Nach einem Kaiserschnitt brauchen Sie zwar mehr Unterstützung des Pflegepersonals, wenn Sie Ihr Kind versorgen (beispielsweise beim Anlegen des Babys), aber gerade nach diesem Eingriff ist die Nähe zwischen Mutter und Kind sehr wichtig.

Wenn die Wehen nicht in Gang kommen

Falls das Baby schon einige Tage überfällig ist, oder wenn Sie bereits seit einem Tag leichte Wehen haben und es nun endlich losgehen soll, können Sie ein Abführzäpfchen nehmen oder sich selbst einen Einlauf machen. Beides verursacht Durchfall und stimuliert oft den Geburtsbeginn, sofern alles bereit ist und nur noch der letzte »Schubser« fehlt.

Bei Rizinusöl gehen die Meinungen auseinander: Einige Hebammen meinen, daß es besonders gut wirkt, andere betonen, daß den Frauen von Rizinus leicht übel wird. (Gut vertragen wird es offenbar zusammen mit Apfelsinensaft: Drei Eßlöffel Rizinusöl einrühren.)

Solange die Fruchtblase noch intakt ist, kann auch Geschlechtsverkehr ein gutes Mittel sein, die Geburt anzustoßen: Sowohl der Orgasmus als auch das Hormon Prostaglandin im männlichen Samen können die Gebärmutter dazu bringen, sich zusammenzuziehen, und dadurch regelmäßige Geburtswehen auslösen. Das klappt aber nur, wenn Mutter und Kind auch wirklich »geburtsbereit« sind.

Manchmal hilft es, an den Brustwarzen zu spielen, zu saugen oder zu zupfen. Jedesmal wenn der Nippel stimuliert wird, wird auch eine kleine Menge von dem Wehenhormon Oxytocin produziert. Um wirklich Geburtswehen auszulösen, können Sie sogar die Brüste einige Stunden lang mit einer Handpumpe aus der Apotheke abpumpen. – Dabei erhalten Sie die Vormilch, das Kolostrum. Da es für Neugeborene und vor allem für Frühgeborene die beste Nahrung ist, können Sie es im Kühlschrank für Ihr Baby aufbewahren.

Wenn Sie die Vormilch nicht verwerten wollen, ist es besser, die Brüste und die Handpumpe mit etwas Puder – Mehl geht auch – zu bestäuben. Dann werden sie von dem stundenlangen »Saugkontakt« nicht wund.

Bei zwei von zehn Frauen führt die »Abpumpmethode« übrigens zu geburtswirksamen Wehen. Mütter, die auf diese Weise die Geburt auslösten, hatten später keine Probleme mit dem Einschießen der Milch. Da die Milchkanäle bereits geöffnet waren, wurden die Brüste sogar weniger wund und produzierten dennoch viel Milch.

Doch warum soll frau eigentlich ihr Baby herauslocken? Das Kind hat vielleicht Gründe, warum es noch nicht geboren sein will. Solange die Mutter sich wohl fühlt und die kindlichen Herztöne und Bewegungen normal sind, besteht in den ersten ein bis zwei Wochen nach dem errechneten Termin keine Eile. Nie mehr ist das Kind uns so nah!

Übertragung

Von Übertragung spricht man, wenn der errechnete Geburtstermin bereits um sieben bis zehn Tage überschritten wurde. Doch »echte« Übertragungen sind selten, viel häufiger sind Rechenfehler schuld, wenn Babys zu lange auf sich warten lassen.

Manche »übertragenen« Babys kommen nach 14 Tagen oder drei Wochen zur Welt – nach eingeleitetem oder spontanem Wehenbeginn, ohne daß sie Anzeichen für eine Übertragung haben. Offensichtlich lag für sie der richtige Geburtstermin einfach später.

Die Zeichen für ein übertragenes Kind sind:
- fehlende Käseschmiere oder »Vernix« (Sie wurde bereits von der Haut absorbiert.),
- eine insgesamt trockene und faltige Haut,
- grünliches Fruchtwasser als Hinweis, daß die Plazenta nicht mehr gut funktioniert (Der Sauerstoffmangel des Babys regt seine Darmtätigkeit an, so daß Stuhl – das »Kindspech« oder »Mekonium« – ausgeschieden wird.),
- lange Fingernägel, die offenbar viel Zeit hatten zu wachsen,
- und schrumpelige »Waschfrauenhände« (Die bekommen wir auch, wenn wir zu lange im Badewasser liegen.).

Ärzte und Hebammen befürchten bei einer Übertragung hauptsächlich, daß die Plazenta nicht mehr ausreichend funktioniert. Das läßt sich jedoch feststellen: Während früher vor allem die Hormonkonzentrationen in Blut- oder Urinproben zu Rate gezogen wurden, setzt man heute zunehmend auf die Ultraschalldiagnostik.

Zu beurteilen, wie gut es dem Kind (noch) geht, hilft das CTG. Eventuell wird ein Belastungstest gemacht, das heißt, Sie müssen sich körperlich anstrengen – zum Beispiel Kniebeugen machen – oder bekommen Wehenmittel, und anschließend wird geschaut, wie sich der Herzschlag des Kindes verändert. Daran läßt sich ablesen, ob es durch die Gebärmutteraktivität gestreßt ist.

Manchmal wird versucht, am Fruchtwasser zu erkennen, wie »alt« das Kind ist und wie es ihm geht (Fruchtwasserspiegelung, Amnioskopie). Dazu wird ein schmales Instrument in die Scheide eingeführt, mit dem sich die Flüssigkeit in der Fruchtblase betrachten läßt. Die Ergebnisse sind allerdings nicht sehr zuverlässig.

Vorzeitiger Fruchtwasserabgang

Wenn sich der Kopf des Kindes noch nicht vollständig ins Becken gesenkt hat und die Eihäute – sie bilden die Fruchtblase – reißen, kann mit einem Mal eine größere Menge Fruchtwas-

ser abgehen. Unter Umständen fließt dabei das Wasser rings
um das Baby heraus, weil der kindliche Kopf nicht wie ein
Pfropf den Abfluß blockiert (dann tröpfelt es nur). Passiert das
am errechneten Geburtstermin, ist es wichtig zu wissen, warum sich der Kopf noch nicht tiefer gesenkt hat. Ist das Becken
zu eng? Liegt das Baby im hohen Geradstand? (S. 175)

Falls das Fruchtwasser wie ein Schwall abgeht, sollten Sie
sich flach hinlegen. Denn es kann passieren, wenn auch selten,
daß das Wasser die Nabelschnur vor den Kopf des Kindes spült
und sie zwischen Kopf und mütterlichem Becken eingeklemmt
wird. Nach einer Untersuchung können Arzt oder Hebamme
Ihnen sagen, ob Sie aufstehen und herumlaufen können, um
die Wehen in Schwung zu bringen – oder besser liegen bleiben.

Es kommt vor, daß Fruchtwasser bereits im siebten Schwangerschaftsmonat oder noch früher abfließt. Dann können Wehen einsetzen oder auch nicht. Wenden Sie sich in jedem Fall
unbedingt an Ihre Hebamme oder gleich an die Klinik. Dort
bekommen Sie Bettruhe und Medikamente verordnet, um eine
Frühgeburt zu verhindern. Durch wehenhemmende Mittel (Tokolyse) will man Zeit gewinnen, damit das Kind im Uterus
weiter heranreifen kann. Andere Medikamente helfen, die
Lungen des Ungeborenen früher reif und funktionsfähig zu
machen. (Das erleichtert die Atmung, wenn das Kind vorzeitig
zur Welt kommt.)

Übrigens, wenn das Fruchtwasser lange vor dem Geburtstermin abgeht, verschließt sich die Stelle, an der die Häute ge-
rissen sind, bei einem »hohen« Blasensprung – also oberhalb
des Muttermundes – manchmal wieder. Aber Sie brauchen in
dieser Zeit Bettruhe. Nachdem der Riß völlig verklebt ist, können Sie wieder aufstehen und sich auf eine normale Geburt
vorbereiten.

Wenn einige Tage vor dem errechneten Geburtstermin Fruchtwasser abgeht, ist es wahrscheinlich, daß bald Wehen einsetzen. Bis dahin können einige Stunden vergehen, es kann aber
auch noch einige Tage dauern.

Leider werden die meisten Ärzte und Hebammen ungeduldig, wenn eine Schwangere kurz vor dem errechneten Termin Fruchtwasser verliert. Plötzlich wird davon gesprochen, daß das Baby »austrocknet«, oder es ist die Rede von Infektionsgefahr. (Dabei sind oft die vaginalen Untersuchungen der Geburtshelfer schuld an solchen Infektionen.) Das macht der Frau natürlich Angst, setzt sie unter Druck und fördert nicht gerade die Wehen.

»Zehn Tage vor dem errechneten Termin hatte ich gegen fünf Uhr morgens einen Blasensprung. Ich lag im Bett und fühlte, wie es um mich herum feucht und warm wurde. So wie ich es zuvor gelernt hatte, blieb ich erstmal liegen, mein Mann verständigte einen Krankenwagen, und ich ließ mich – froh, daß es nun losgehen würde – in die Klinik transportieren.

Die Untersuchung dort ergab, daß ich aufstehen und herumlaufen durfte, und als wir über den Gang wandelten, spürte ich plötzlich auch erste Wehen. Als sie immer häufiger und heftiger wurden, sagten wir Bescheid, und eine Hebamme kam, um mich an einen Wehenschreiber anzuschließen.

Leider hatte ich gerade sie aus dem Vorbereitungskurs nicht in bester Erinnerung, und mein Vorurteil bestätigte sich: Als erstes verkündete sie, daß die Geburt eingeleitet werden würde, falls bis 17 Uhr keine regelmäßigen Wehen da seien. Die Konsequenz dieser Bedrohung: Meine Wehen waren jetzt weder für mich zu spüren noch auf dem Wehenschreiber sichtbar, als sie mich ans CTG angeschlossen hatte.

Dafür bekam ich ein Frühstück serviert! (Nach dem Motto: Da tut sich sowieso nichts.) Durfte dann aber wieder herumlaufen – mit dem Erfolg, daß die Wehen wiederkamen und der Muttermund zwei Stunden später auf sieben Zentimeter eröffnet war. Die unwirsche Hebamme mußte mich nun mit fliegenden Fahnen in den Kreißsaal bringen. Zum Glück war kurz darauf Schichtwechsel angesagt ...«

In vielen Krankenhäusern geht man davon aus, daß ein Baby 12 bis 24 Stunden, nachdem das Fruchtwasser abgeflossen ist, geboren sein muß. Das sehen manche Geburtshelfer anders und warten länger, sofern es keinen Hinweis auf eine Infektion gibt.

Wenn die Fruchtblase vorzeitig platzt, ist es in jedem Fall wichtig, auf Reinlichkeit zu achten. Das ist zu Hause oft kein besonderes Problem, eher in der Klinik, wo viel mehr Krankheitserreger herumschwirren und manche von ihnen besonders hartnäckig sind.

Sollte es tatsächlich zu einer Infektion kommen, können die Frau und ihr ungeborenes Kind mit bestimmten Antibiotika behandelt werden. Sie vorbeugend zu geben, wird nicht in jedem Fall empfohlen.

Auch das Argument »Gefahr der Austrocknung« greift nicht. Die Zellen der Eihäute bilden pro Stunde bis zu einem Liter Flüssigkeit, die sie dann auch wieder aufnehmen (absorbieren). Das Baby ist also kontinuierlich von Fruchtwasser umspült. Selbst nach einem Blasensprung entsteht so viel Feuchtigkeit, daß die Geburt nicht »trocken« enden wird.

Vorzeitiger Wehenbeginn

Manchmal zieht sich die Gebärmutter bereits im 7. oder 8. Monat regelmäßig zusammen, so daß über einige Stunden oder Tage hinweg Wehen auftreten. Solange sich der Schleimpfropf noch nicht gelöst hat und die Fruchtblase noch intakt ist, lassen sich die Wehen wahrscheinlich noch einmal aufhalten. Dazu einige Tips:

• Legen Sie sich hin, damit das Gewicht des Baby nicht auf den Muttermund drückt und ihn dehnt.
• Probieren Sie, sich zu entspannen. (Ein warmes Bad ist in diesem Fall ungünstig, weil es die Wehen anregt.)
• Versuchen Sie vor allem nicht, Ihren Bauch zu reiben oder zu massieren, wenn Wehen spürbar sind. Das regt nur die Gebärmutter zu Kontraktionen an.

Falls eine Frühgeburt droht, wird man Ihnen wehenhemmende Medikamente geben, zum Beispiel Magnesium oder Betamimetika, um die Uterusmuskulatur zu entspannen, Stoffe zur Hemmung der Prostaglandinbildung oder Alkohol (Ethanol), um die Freisetzung von Oxytocin zu blockieren.

Frühgeburt

In der Erforschung und Entwicklung neuer Geräte und Methoden, die frühgeborenen Kindern eine größere Lebenschance geben, hat die Medizin ungeheure Fortschritte gemacht.

Mittlerweile hat sich auch herumgesprochen, daß es nicht nur auf die Technik ankommt. Gerade kleine Problemkinder gedeihen besser, wenn sie viel Liebe, Zärtlichkeit und Hautkontakt bekommen. In der Krankenhauswelt hat sich seitdem einiges geändert: Auf vielen Neugeborenenintensivstationen wird der Kontakt zwischen dem Frühgeborenen und seinen Eltern bewußt gefördert. (Früher wurden Mutter und Vater vor allem als gefährliche Keimträger betrachtet.)

Falls Ihr Kind zu früh auf die Welt kommt, ist es besser, möglichst gleich in eine Klinik zu gehen, wo es eine Intensivbetreuung für Babys gibt. Das erspart Ihrem Kind den Transport, bei dem der Wärmeverlust für den kleinen Körper besonders belastend ist. Und Sie selbst können von der Entbindungsstation aus Ihr Baby von Anfang an oft und ganz unproblematisch besuchen.

Muß das Kind in eine andere Klinik, dann lassen Sie sich mitverlegen. Das Kind braucht Ihre Nähe.

Gehen Sie so oft wie möglich auf die Intensivstation. Sprechen Sie mit Ärzten und Schwestern darüber, wie Sie das Baby selbst versorgen können und wann Sie es – ganz nah an Ihrem Körper – tragen dürfen. Versuchen Sie Ihre Milch, auch Kolostrum, abzupumpen, wenn das Kind noch zu schwach zum Saugen ist. Gerade für Frühgeborene ist Ihre Vormilch die ideale Nahrung. Oft fließt die Milch besser, wenn Sie Ihr Baby beim Abpumpen anschauen.

Wenn das Baby stirbt

»Totgeburt? Mein Baby hat gelebt. Es hat sich in mir bewegt, es hat in mir geatmet, und ich habe es ernährt. Für euch alle ist mein Baby tot, hat nie gelebt – war nie gewesen ... Doch für mich war es lebendig. Ein Mensch, der in mir wuchs.«

Eltern, deren Baby bei der Geburt oder in den ersten Tagen danach stirbt, erhalten bis heute viel zu wenig Verständnis und Unterstützung. Das Krankenhauspersonal verhält sich oft eher abweisend oder scheinbar neutral und kann kaum mit der Situation umgehen. Nicht weil das Geschehene die Geburtshelfer und Krankenschwestern kalt läßt, sondern weil sie tiefere Gefühle nicht aufkommen lassen wollen oder können. Vielleicht macht der Arzt seine Visite sogar besonders kurz, weil er nichts zu sagen weiß oder weil er Schuldgefühle hat.

Besucher kommen meist auch nicht – aus Scheu oder Takt, um die Mutter in ihrer Trauer nicht zu stören, und weil sie Angst haben, mit Traurigkeit konfrontiert zu werden. *(Was soll ich denn da sagen?)* – So müssen die Eltern meist mit ihrem Schmerz ganz allein zurecht kommen. Keine Freunde, kein verständnisvolles Personal, bei dem man »abladen« kann.

Neun Monate warten auf ein Kind, das nun plötzlich nicht da ist. Babykleider und Bettchen – Vorbereitungen ... Und nun nichts. Ein dicker Bauch. Beschwerlichkeiten der Schwangerschaft. Geburtsarbeit ... und jetzt kein Baby, das reagiert, schaut, sucht, liebt und geliebt werden will. Milch, die die Brüste füllt, und kein Baby, das saugen kann. Eine große Leere – Unglauben – Unverständnis – Schock. Wer von uns ist auf Tod vorbereitet? Dazu kommen Schuldgefühle: Hätten wir ... Wäre ich ...

Ist das Baby zu Hause geboren und gestorben, weil es während der Preßwehen zu wenig Sauerstoff erhielt, denken die Eltern: Wenn wir im Krankenhaus entbunden hätten, wären sofort alle Geräte zur Wiederbelebung dagewesen. Ist das Baby im Krankenhaus geboren und gestorben, nachdem die Mutter in der letzten Stunde der Geburt noch ein Schmerzmittel bekommen hatte und das Neugeborene nicht richtig zu atmen begann, denken die Eltern: Hätten wir doch das Baby zu Hause entbunden, uns besser vorbereitet und versucht, ohne Medikamente auszukommen.

Mann und Frau, die ein Baby erwarten und dann nicht Mutter und Vater sein können, sind oft allein mit ihrer Trauer, der Leere und den Schuldgefühlen.

»Ich fühlte mich wie eine Aussätzige, keiner kam mich besuchen, oder wenn Freundinnen kamen, ließen sie ihre Kinder zu Hause. Als ob ich eine ansteckende Krankheit hätte und kein Kind berühren sollte. Und gerade jetzt hatte ich ein solches Bedürfnis, ein weiches, kleines Wesen zu halten und zu streicheln. Alle versteckten ihre Kinder vor mir. Sie wollten mich ›schonen‹. Doch diese Art von Schonung half nichts.«

»Ich war wirklich traurig. Weil mein Kind gestorben war, fragte mich niemand, wie lange war deine Eröffnungsphase, wann ist dein Fruchtwasser abgegangen, welchen Namen habt ihr eurem Kind gegeben? Alle anderen Frauen redeten über die Einzelheiten ihrer Geburt, mich ignorierten sie. Sie dachten wohl, die Erinnerung würde mich belasten. Aber ich habe auch geboren. Ich kann mitreden. Nur weil ich kein Endprodukt aufzeigen kann, werde ich nicht in den Club der Mütter aufgenommen.«

»Ich hatte keinen, mit dem ich reden konnte. Meinem Mann ging meine Heulerei auf die Nerven. Die Nachbarn, denen ich begegnete, schauten weg. Ich fühle mich als Versager. Nicht nur, weil ich kein lebendiges Kind gebären kann, sondern auch, weil ich hinterher nicht darüber hinwegkomme.«

»Mein Arzt war erst ganz nett und tätschelte meine Hand und ließ mich in der Sprechstunde weinen. Als ich jedoch nach drei Monaten zu einer Nachuntersuchung kam und wir darüber sprachen, wie groß die Wahrscheinlichkeit ist, daß es beim nächsten Kind noch einmal passiert – und mir die Tränen wieder hochkamen, da sagte er: ›Ja, weinen sie immer noch‹, und wollte mir Tranquilizer verschreiben. Ich war aber nicht depressiv, ich brauchte keine Medikamente, ich war einfach nur

*traurig bei dem Gedanken, daß es noch mal passieren könnte.
Ist das denn nicht normal?«*
*»Alle sagten zu mir: ›Ein Glück, daß ihr noch andere Kinder
habt. Es wäre noch schlimmer, wenn ihr das einzige verloren
hättet.‹ Doch darum ging es gar nicht. Dieses Kind, dieses eine,
war genauso wichtig. Es war doch in mir gewachsen, ich kannte und liebte es.«*
*»Noch im Kreißsaal sagten sie zu mir: ›Nächstes Jahr kommen
Sie wieder zu uns, und dann wird es ein gesundes Kind sein.‹ –
Ob sie wohl auch zu einer Frau sagen, deren Mann gerade
stirbt: Nächstes Jahr sind sie wieder verheiratet?«*

Wenn nahestehende Freunde ihr Neugeborenes verloren haben, ist es gut, all diese Aussagen zu bedenken. Rufen Sie die
trauernden Eltern an, warten Sie nicht auf deren Anruf. Oft
stimmt es nicht, daß sie erst eine Zeit (für sich) brauchen, um
das Geschehene zu verarbeiten. Aber eines brauchen sie sicher:
das Gefühl, nicht allein gelassen zu werden. Wenn sie weinen,
weinen Sie ruhig mit ihnen – oder Sie suchen nach Ablenkung
und unternehmen gemeinsam etwas – ganz wie sie wollen. Viele, die in ihrer Familie jemanden verlieren, leiden nicht nur unter dem Verlust der geliebten Person, sondern zugleich unter
dem Verlust der üblichen Unternehmungen. Keiner lädt sie ein
zu Wochenendausflügen oder Festen …
   Für Eltern, die ihr Kind verloren haben, ist es wichtig, daß
die Freunde einfach da sind – so wie auch früher. Seien Sie offen für ganz unterschiedliche Gefühle: Meist lösen sich Unglau-
be, Schock, Trauer, Schuldgefühle, Ärger und Akzeptieren ab.
Oft ist es leichter für uns, jemanden zu trösten, wenn er weint,
als seine Wut und Aggression auch als eine Form von Trauer
anzunehmen. Wir dürfen nicht erwarten, daß sich die Eltern,
die sich beim letzten Treffen scheinbar »damit« abgefunden
hatten, beim nächsten Mal nicht doch wieder Trauer oder
Schuldgefühle (mit-)teilen wollen. – Manchmal wollen sie allerdings einfach nur allein sein.

Wenn das eigene Baby gestorben ist, dann hilft am ehesten, geduldig und gut mit sich selbst umzugehen. Überfordern Sie sich nicht. Keiner muß die starke Frau oder den starken Mann spielen. Es ist normal, daß es lange dauert, bis Sie Ihren Alltagsrhythmus wieder gefunden haben. Sie müssen erst lernen, (wieder) ohne das Kind zu leben, auf das Sie sich monatelang, vielleicht jahrelang gefreut haben.

Versuchen Sie nicht angestrengt, erneut schwanger zu werden. Die neue Schwangerschaft tröstet manchmal nur oberflächlich, und eventuell kehrt die Trauer zurück, wenn das nächste Kind geboren ist.

Sprechen Sie mit Freunden, oder suchen Sie eine Beratungsstelle auf. Nicht weil mit Ihnen irgend etwas nicht stimmt, sondern weil Sie im intensiven Gespräch mit anderen neue Aspekte sehen können.

Wenn das Kind behindert ist, gilt dasselbe. Die Eltern gehen durch einen großen Umstellungs- und Anpassungsprozeß, die unterschiedlichsten Gefühle lösen einander ab. Ein Kind, das so gar nicht den Erwartungen und Hoffnungen entspricht, annehmen zu können, verlangt viel.

Lasses Geburt

Wo ist der Anfang?
Nicht akzeptieren, Übelkeit, Müdigkeit, Einsamkeit. Wie mit dem allen fertig werden? Pläne – Diplomarbeit – vieles geht über meine Kraft – doch Leben in meinem Bauch. Lebendiges, Wärme, langsam sich durchkämpfen, sich freuen auf das neue Lebewesen, doch Mühen, Beschwerden – Schwere – sich einstellen auf die Geburt – Angst (doch nicht so viel) vor dem, was auf mich zukommt. Was steht bevor?

Der Koffer ist gepackt. Der Wecker klingelt, Aufstehen, Abschied nehmen vom Kind; der Mann geht mit. Glaswand, der Weg ist allein zu gehen, Schmerzen werden kommen, mich überfluten, doch dann wird Leben sein, – Geschrei, ein warmer Körper – ein Kind. Dafür die Mühe – es soll sein. Krankenhaus – Pforte – Formalien.

*Der Mann bleibt draußen. Ausziehen, Rasieren, Einlauf –
auf der Toilette sitzen – alles hinauslassen – Das Kind? – keine
Zeit, auf das Kind zu achten – bewegt es sich? Ist es starr vor
Angst? Keine Zeit, darauf zu achten. Die Hebamme ist jung –
sie strahlt keine Wärme aus. Kein vertrautes Gesicht. – Der
Arzt kommt – Untersuchung – alles in Ordnung. Mein Mann
darf hereinkommen. Es tut gut, ein vertrautes Gesicht. Spritze.
Die Wehen wollen nicht recht kommen. Zögern, Gürtel um
den Bauch – Monitor – bei mir will sich nicht das rechte Bild
von erwünschten Wehen einstellen. Schmerzen, doch zu ertragen ... Untersuchung. Das Kind hat die Lage verändert. Das
Köpfchen liegt nicht mehr richtig im Geburtsgang. Warten –
Warten – Warten – der Nachmittag verrinnt. Ab und zu schaut
der Arzt herein. Besorgter Blick auf den Monitor. Das Kind –
keine Verbindung zu ihm (in der Erinnerung). Untersuchung.
Das Kind liegt wieder richtig. Erleichterung auf den Gesich-
tern der Ärzte. – Das Warten hat sich gelohnt. Wieder Spritze –
die Wehen setzen ein – überfluten mich – dagegen anatmen,
doch Schmerzen sind trotzdem da.*

*Dann geht es sehr schnell. Zwei, drei Preßwehen – das Kind
liegt zwischen meinen Beinen. Als erstes sehe ich den Po und
das Geschlecht. Ein Junge. Merkwürdig – ich habe es die ganze
Zeit gewußt. – Doch irgend etwas dämpft meine Freude – alles
in Ordnung? Ja, alles in Ordnung. Doch die Stimmung im
Raum ist anders. Die Hebamme ist schweigsam, mürrisch ge-
schäftig, das Kind hat geschrien, doch nicht aus Leibeskräften.
Absaugen, absaugen. Was ist? Wir freuen uns über unseren
hübschen schwarzhaarigen Sohn. Er jedoch ist erschöpft,
schlapp. Er öffnet die Augen nicht, hat ein müdes, uraltes Gesicht; doch er atmet – sieht etwas bläulich aus, doch so sah unser erstes Baby auch aus. Wir wagen nicht zu fragen. – Es ist
auch eigentlich nichts zu fragen. Sie sagen, es ist alles in Ordnung. Nur tief drinnen werde ich ein ungutes Gefühl nicht los,
doch ich schiebe es weg, bin müde, erschöpft, vom langen Tag.
Morgen, morgen werden wir – mein Sohn und ich – uns erholt
haben. Wir nehmen Abschied von ihm. Ich halte ihn noch einmal im Arm. Er atmet schwer. Ist wohl sehr erschöpft. Er ist ja*

auch so zart. Knapp fünf Pfund, ein zartes Kind. Ich werde in mein Zimmer geschoben. – Müdigkeit – Schlaf – Vergessen.

Am Morgen erwachen. Kein Bauch mehr. Ich fühle mich gut, kräftiger als nach dem ersten Kind. Ich freue mich auf mein Kind. Die Zeit wird lang, bis das Kind gebracht wird ... Die Tür öffnet sich. Die Schwester bringt nur ein Kind. Ein rotblondes, kein schwarzhaariges. Was ist? Was ist mit meinem Kind?? Wir bringen es Ihnen gleich – wir müssen es verlegen. Es hat Schwierigkeiten mit der Atmung. Angst schnürt mir die Kehle zu. Angst – keine Luft – Druck auf der Brust. Was ist?? Er wird mir gebracht. Ein Bündel Mensch mit einem kleinen winzigen blauen Gesicht und schweren Atemtönen – mühsam die Luft in sich hineinsaugend. Ich sehe das Kind – ein Stück von mir – ringt mit – um Luft. Tun Sie doch was ... Ich behalte es nicht – ein Fünkchen Hoffnung: Andere können vielleicht noch das Fünkchen Leben retten, das noch in ihm ist. Ich gebe ihn weg, statt ihn in meinen Armen zu behalten, das Stück Mensch, das Fünkchen Leben, das noch in ihm ist. Ich bleibe passiv – ich warte – auf was? Auf Hoffnung. Eine halbe Stunde vergeht – es ist eine Ewigkeit – die Tür geht auf – großer Aufmarsch. Gesichter, die mich anstarren oder wegschauen – ich weiß es nicht. – Leider ... Frau ... es fällt mir schwer ... geben Sie ihr eine Spritze – zur Beruhigung – erstes Aufbegehren. Ich brauche keine Spritze – ich bin leer, leer, leer. – Ich bin wie betäubt – starre aus dem Fenster. Mann, Kind, Oma kommen mit Blumenstrauß – wunderschöne Blumen. Sie wissen noch nicht, daß unser Lasse tot ist. TOT.

Was im Krankenhaus wichtig ist

Marianne Ringler und Martin Langer haben aus ihren Erfahrungen an der Universitätsklinik Wien zusammengefaßt, was Eltern helfen kann, wenn ihr Kind bei oder kurz nach der Geburt stirbt (in: *Psychologie und Gynäkologie*, Weinheim 1991):

- Besonders bei einer sehr schwierigen Geburten ist es wichtig, daß die Frau nicht allein gelassen wird, sondern der Va-

ter des Kindes – oder eine andere nahestehende Person – anwesend sein darf. Immer noch ist es Praxis, gerade bei Komplikationen die Begleitung rauszuschicken.
- Wenn irgend möglich, sollten die Eltern ihr gestorbenes
  Neugeborenes sehen. Vielleicht brauchen Sie etwas Zeit, um
  sich dafür zu entscheiden. Sicherlich ist es gut, wenn die
  Frau sich zunächst erholen kann und dann gemeinsam mit
  dem Vater das Kind betrachtet und befühlt. Selbst wenn das
  Baby nicht lebensfähig war, können so keine unnötigen,
  ängstigenden Phantasien – etwa das Bild eines »Mon-
  strums« – entstehen.
- Die Klinik sollte es den Eltern ermöglichen, sich zurückzu-
  ziehen und in einer persönlichen Atmosphäre zusammenzusein und miteinander zu sprechen. Je früher Sie über das Geschehene kommunizieren können, desto besser.
- Beruhigungsmittel helfen einer trauernden Mutter nicht und
  müssen die große Ausnahme sein. Sie dienen ausschließlich
  der Beruhigung des Personals.

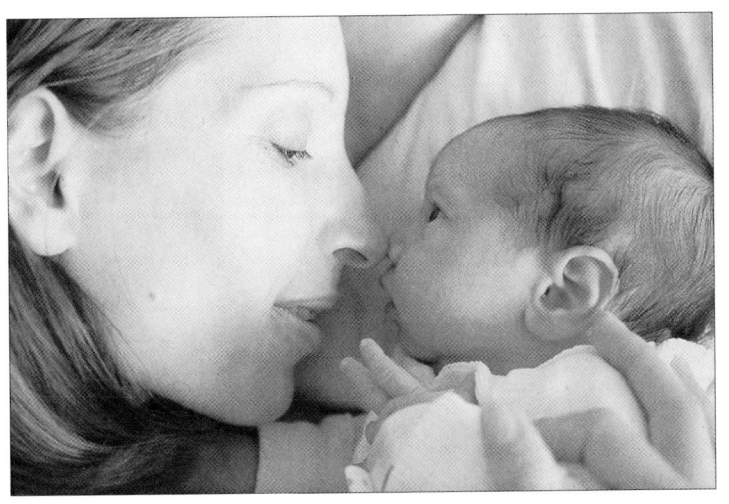

Nach der Geburt

Erste Begegnung mit dem Kind

» Wenn ich du wäre, ich würde nicht warten, bis die Psychologen sich entschieden haben, wie menschlich ein Baby bei der Geburt ist – ich würde einfach mal damit anfangen, die kleine Person kennenzulernen und ihn oder sie dich kennenlernen zu lassen.«

D. W. Winnicott in: *Kind, Familie und Umwelt*

Sobald der Kopf des Kindes geboren ist, schiebt meist schon die nächste oder übernächste Wehe den ganzen Körper des Babys heraus. Da braucht weder am Kopf gezogen, noch von oben gegen den Bauch der Mutter gedrückt zu werden.

Es ist auch nicht nötig, Fruchtwasser, Blut und die Käseschmiere mit einem Tuch abzureiben. Warum nicht dranlassen oder, wenn schon, lieber mit Wasser vorsichtig abspülen, so daß die wasserbeständige Käseschmiere bleibt?

Oft wird das Neugeborene erst in ein frisches Tuch gewickelt und dann seiner Mutter geben. Warum nicht nackt? Und überhaupt, warum nicht gleich?

Ist es wirklich so wichtig zu wissen, wieviel Gramm das Kind wiegt, wie groß sein Kopf und der Brustumfang sind, wenn doch zu sehen ist, daß hier gerade ein normales, gesundes Baby geboren wurde.

Und warum das Baby gestreckt und auf dem Rücken liegend untersuchen – in einer ungewohnten und extrem unangenehmen Lage für ein Neugeborenes, das wochenlang mit rundem Rücken in der Gebärmutter gelebt hat? (Dabei lassen sich wichtige Untersuchungen auch in Seitenlage machen.)

Zum Glück wird heute nicht mehr jedes Neugeborene an den Beinen kopfüber gehalten, damit eventuell geschlucktes Fruchtwasser nicht in die Lungen läuft. Dafür wird häufig noch der Schleim aus Mund und Nase abgesaugt. – Aber was ist das für eine Art, auf die Welt zu kommen? Was ist das für eine unfreundliche Begrüßung?

Das Wohlbefinden des Kindes bei und unmittelbar nach der Geburt stärker zu berücksichtigen hat sich in den letzten Jahren allmählich mehr durchgesetzt. Wichtig ist, Babys als Persönlichkeiten zu sehen, die von Anfang an intensiv empfinden.

Viele Eltern und Geburtshelfer orientieren sich an den Anregungen des französischen Gynäkologen und Geburtshelfers Frédérick Leboyer. Er hat als einer der ersten in seinem Buch *Der sanfte Weg ins Leben* (München 1974) beschrieben, wie wir dem Kind entgegenkommen können, wenn es sich auf das Leben »draußen« – außerhalb der Gebärmutter – umstellen muß.

Fünf Punkte hebt er besonders hervor:
• bei der Geburt gedämpftes Licht und gedämpfte Geräusche;
• Abnabeln, erst nachdem die Nabelschnur aufgehört hat zu pulsieren;
• Hautkontakt auf dem Bauch der Mutter;
• Absaugen nur, wenn es unbedingt notwendig ist;
• ein warmes Bad nach der Geburt.

Zwar haben Leboyers Ideen längst in Lehrbücher und auf Entbindungsstationen Einzug gehalten, aber ob und wie sie umgesetzt werden, hängt von der jeweiligen Klinik ab. Fragen Sie nach den Möglichkeiten für eine »freundliche« Begrüßung Ihres Babys.

Sicher statt sanft?

Für alles, was im Krankenhaus nach der Geburt mit dem Neugeborenen gemacht wird, lassen sich medizinische Notwendigkeiten finden. Die Ärzte sprechen von Prävention und meinen damit, daß Tests gleich nach der Geburt helfen, Erkrankungen und Anpassungsprobleme des Kindes zu erkennen. Für die Babys ist diese Fürsorge aber oft mit Schmerz und Streß verbunden. Ein paar Beispiele:

• Fast alle Neugeborenen bekommen eine brennende Lösung in die Augen geträufelt, so daß sie die Lider zusammenknei-

fen und kräftig schreien. Die Silbernitrattropfen sollen der
Gonorrhöe (Tripper) vorbeugen, denn bei einer an Tripper
erkrankten Mutter kann sich das Baby auf seinem Weg
durch den Geburtskanal anstecken und eine schwere Augenentzündung davontragen.
Zwar können die Eltern diese Behandlung ablehnen, aber
auf den meisten Entbindungsstationen drängt man sie, diese
nicht generell sinnvolle Prophylaxe zu akzeptieren. Übrigens
ist es auch möglich, am Ende der Schwangerschaft (36. Woche) einen Abstrich machen zu lassen. Wenn dann keine Infektion besteht und Sie sicher sind, daß Ihr Partner Sie nicht
anstecken kann, erübrigen sich Silbernitrattropfen.
• In vielen Kliniken bekommen die Neugeborenen Vitamin K
eingeflößt. Es soll die Blutgerinnung fördern und damit Blutungen, die bei jeder Geburt entstehen können, eindämmen
oder verhindern.
Doch wenn man die Kinder nicht mit Wehenmitteln durch
den Geburtskanal jagt und auch beim Pressen der Mutter
und ihrem Kind Zeit läßt, ist das Risiko für die gefürchteten
Hirnblutungen sehr gering. Wenn man dann noch die Nabelschnur auspulsieren läßt, so daß das Kind eventuell zusätzliches Blut und Eisen erhält, scheint diese Medikamen-
tengabe – als Routine – erst recht überflüssig.
• Immer mehr Mediziner empfehlen heute, dem Baby, kaum
daß es geboren ist, eine Sonde bis in den Magen zu schieben
und so zu prüfen, ob die Speiseröhre intakt und der Zugang
zum Magen offen ist.
Doch diese Fehlbildung ist äußerst selten, und es ist sicherlich »humaner«, wenn beim ersten Stillen immer eine Hebamme dabei ist, die sofort merkt, wenn das Kind Trinkpro-
bleme hat.

Daß wir Neugeborenen all diese Torturen in der Regel erspa-
ren können, zeigt bereits die Tatsache, daß die Unterschiede
zwischen verschiedenen Entbindungsstationen enorm sind: Da
gibt es

- einzelne Kliniken, die auf Silbernitrattropfen ganz verzichten,
- einige, bei denen die Atemwege der Neugeborenen in der Regel nicht abgesaugt werden,
- viele, die normalerweise keine Magensonde benutzen,
- ein paar, die nicht routinemäßig Vitamin K geben.

Sie brauchen also bestimmt nicht alles mitzumachen beziehungsweise mit Ihrem Kind machen zu lassen, was als vorbeugende Schutzmaßnahme angeboten wird. Andererseits geht es auch nicht darum, sich sklavisch an ein »alternatives« Programm zu halten. Wir haben im Londoner Birth Centre erlebt, daß viele Eltern meinen, sie müßten einen Arzt oder eine Hebamme finden, der bzw. die genau nach einem Schema, z. B. Leboyers »Fünf-Punkte-Programm«, verfährt. Babys jedoch sind Individualisten, und nicht alle empfinden die »Leboyer-Methode« als angenehm.

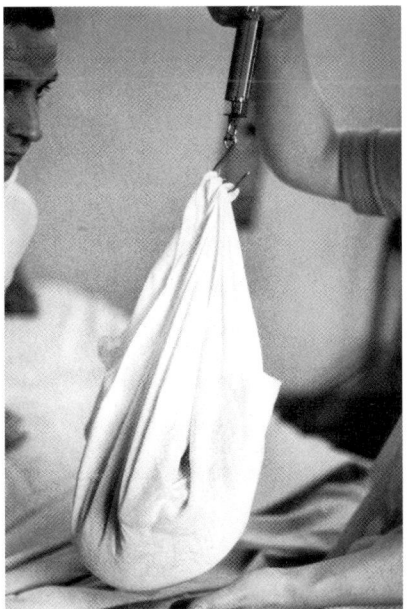

Ein Baby wird gewogen: Eingehüllt wie in der Gebärmutter

Erste Wahrnehmungen

Dämmerlicht

Meistens ist es möglich, bei gedämpftem Licht zu entbinden. Geburtshelfer brauchen bei einer normalen Geburt nicht viel Helligkeit, um den Prozeß zu überwachen. Im Prinzip reicht fast immer eine Stehlampe für die Scheidengegend, während der übrige Raum im Dämmerlicht bleibt. In vielen Kreißsälen läßt sich das Licht dämpfen, aber es wird zu selten auf Dämmerlicht umgeschaltet.

Fast alle Babys haben die Augen bei der Geburt geschlossen und kneifen sie noch für einige Zeit zu, wenn das Licht im Raum hell ist. Wird es nicht gedämpft, können Neugeborene oft nur blinzeln.

Kommt das Kind gleich nach der Geburt auf den Bauch seiner Mutter und liegt außerhalb des hellen Lichtkegels, der die Scheide beleuchtet – wo Hebamme oder Arzt noch mit der Nachgeburt oder der Dammnaht beschäftigt sind –, dann wird es bald seine Augen öffnen: erst eins, dann beide – und es schaut Sie an! Die meisten Eltern sind erstaunt über diesen intensiven Blickkontakt, den das Neugeborene sucht, und sind manchmal erschrocken über das Wissen und Verstehen in diesem Blick.

Gedämpfte Geräusche

Es muß nicht Grabesstille herrschen, wenn ein neuer Mensch geboren wird. Aber warum nicht ein paar Minuten Besinnung, Staunen, Schweigen. Eine Geburt ist ein großer Schritt.

Doch deshalb brauchen Sie Ihre Freude nicht zurückzuhalten und Ihr Temperament nicht zu zügeln. Wenn Ihnen danach ist, zu lachen, zu singen oder Musik zu hören, spürt das Baby, daß die Geräusche mit ihm zu tun haben, Willkommens- und Liebesgrüße sind. Ihr Kind kennt längst die feinen Unterschiede in der Geräuschkulisse, und noch aus dem Bauch sind ihm wahrscheinlich Rhythmus und Melodie vertraut. Und Sie spüren und sehen ja selbst, wie Ihr Kind reagiert. – Nach unserer Erfahrung scheint es Babys weniger auszumachen, wie laut

die Geräusche sind, viel wichtiger sind der Ton und die Atmosphäre, in die sie eingebettet sind.

Abnabeln
In den meisten Krankenhäusern wird unmittelbar nach der Geburt abgenabelt. Mit dem Durchtrennen der Nabelschnur muß
das Kind selbst atmen und wird zum eigenständigen Individuum. Doch vor diesem Schritt können Mutter und Kind durchaus ein paar Minuten Ruhe gebrauchen. Warum wartet man
nicht, bis kein Blut mehr durch die Nabelschnur strömt, sie
also nicht mehr pulsiert?
    Nur ganz selten ist eine sofortige Abnabelung nötig. In der
Regel ist es günstig zu warten, bis Plazentablut in den Kreislauf
des Kindes geflossen ist. Dadurch vermehrt sich die Blutmenge
des Neugeborenen um ein Viertel bis ein Drittel.

Woran aber könnte es liegen, daß man in Kliniken die Nabelschnur oft früh durchtrennt? Vielleicht daran, daß Ärzte und
Hebammen den »Fall« abschließen möchten? Wollen sie sehen, ob das Kind Atemschwierigkeiten hat? Oder fürchten sie,
daß das Baby aus der Plazenta zuviel Blut bekommt? Das kann
vielleicht passieren, aber nur, wenn die Mutter (noch) am Wehentropf hängt oder ihr Oxytocin gespritzt wird, damit die
Nachgeburt schnell kommt. Die zusätzliche Hormongabe verhindert nämlich eine normale Wehenruhe zwischen der Geburt
und der Nachgeburt – jene Zeit, in der die Nabelschnur auspulsieren kann. Statt dessen setzen eventuell sehr heftige Wehen ein, so daß zuviel Restblut aus der Plazenta in den kindlichen Kreislauf gepumpt wird (»Übertransfusion«) und den
kleinen Organismus überfordert.
    Wenn Sie möchten, daß die Nabelschnur erst durchtrennt
wird, nachdem sie aufgehört hat zu pulsieren, dann besprechen
Sie das am besten vor der Geburt mit Hebamme und Arzt. Es
bedeutet nämlich, daß man die Nachgeburt nicht mit Wehenmitteln forcieren darf, sondern sich abwartend verhält. Ein
Kind, das spät abgenabelt werden soll, gleich nach der Geburt
auf den Bauch seiner Mutter zu legen, ist jedenfalls sinvoll: Da-

durch ist der kleine Körper erhöht, so daß (normale) Wehen schwerlich zuviel Blut aus der Plazenta in die Nabelschnur drücken können.

Babys, die ansonsten liebevoll empfangen werden, schadet es nach meiner Erfahrung jedoch auch nicht, wenn ihre Nabelschnur gleich nach der Geburt durchtrennt wird. Sie machen allerdings oft ein paar erschreckte Atemzüge. Ja, in jedem Fall ist die frühe Durchtrennung des Bandes zur Mutter bei gesunden Kindern ein unnötiges und unnatürliches medizinisches Vorgehen. Bei kranken Kindern kann es dagegen nötig sein.

Absaugen

Es sieht nicht nur grausam aus, wenn kleine Plastikschläuche in Nase und Rachen eines Neugeborenen geschoben werden – »unendlich« tief –, es tut auch weh. Oft würgen die Kinder, und möglicherweise haben sie Erstickungsgefühle. Sicherlich ist das Absaugen von Schleim nicht immer und vor allem nicht so tief notwendig. Meist reicht es, Gesicht, Mund und Nase des Babys mit einem weichen Tuch oder Tupfer zu reinigen, oder es genügt, Mund und Nase, nicht aber Speiseröhre und Magen abzusaugen.

Manche Babys bewahrt das Absaugen vor einer Infektion, falls das Fruchtwasser nicht in Ordnung war, anderen erleichtert es das Atmen.

Als Routine ist das Absaugen jedoch unsinnig. Wenn nämlich das Kind bei der Geburt den Scheidenkanal passiert, wird ein Zuviel an Flüssigkeit durch den Druck auf den Brustkorb von selbst aus den Atemwegen gepreßt. Der Rest wird in der ersten halben Stunde nach der Geburt vom Gewebe resorbiert.

Hautkontakt

Nicht jede Mutter mag gleich nach der Geburt das kleine, nasse, klebrige Wesen auf ihrem Bauch haben. Es ist auch nicht nötig, sich dazu zu zwingen. Das Kind kann zunächst ruhig zwischen Ihren Beinen liegen bleiben, und wenn Sie dann lieber eine Decke zwischen sich und dem Baby haben möchten, ist das in Ordnung: Liebhaben geht auch ohne Hautkontakt.

Nach der Geburt brauchen Mutter und Kind eine wärmende Zudecke. Die Eltern können ihr Baby trotzdem berühren, streicheln und massieren. Nicht alle Kinder mögen eine Massage, aber alle genießen es, berührt zu werden. Und ihre Glieder entfalten sich dabei langsam.

Sobald die Nabelschnur durchtrennt ist, können Sie Ihr Baby auch weiter hoch nehmen – in den Arm, an die Brust. (Oft ist die Nabelschnur dazu vorher nicht lang genug.) Manche Babys suchen sofort und mit aufgesperrtem Mäulchen nach der Brust, andere sind völlig zufrieden, wenn sie einfach so daliegen. Sie schauen vielleicht ruhig und mit großen Augen, oder sie schlafen viel und wachen erst nach einigen Tagen richtig auf.

Baden

Leboyers Badeidee klingt gut, erstaunlicherweise mögen viele Babys das Baden jedoch nicht. Vielleicht haben sie erstmal genug von den unzähligen fremden Eindrücken und wollen nicht gleich wieder etwas Neues. Oder sie »verwechseln« das Badewasser mit dem Fruchtwasser in der Gebärmutter und denken »Es geht wieder von vorne los«. Viele Neugeborene beginnen zu weinen, wenn man sie ins Wasser hält. Andere lieben es, zu plantschen, zu spielen, entspannen sich, lächeln.

Wenn Sie und Ihr Partner das Baby baden möchten, dann sollte nur sein Gesicht aus dem Wasser herausschauen. (Meist hilft die Hebamme.) Es ist gut, die Käseschmiere nicht abzuwaschen, sondern möglichst lange dranzulassen und sie höchstens in den Hautfalten etwas »auszudünnen«. Die Käseschmiere (oder Vernix) ist ein fettiger Schutzfilm, der die Haut schon vor dem Fruchtwasser geschützt hat und sie nun besser pflegt als jedes Babyöl. Nach dem Baden kommt das Kind gleich wieder unter die warme Decke der Mutter, oder es wird in vorgewärmte kuschelige Tücher gehüllt.

Rooming-in

Rooming-in heißt im Prinzip, daß die Mutter ihr gerade gebo-
renes Baby nicht ins Säuglingszimmer abgeben muß, sondern
bei sich in ihrem Raum (engl. *room)* behalten kann. Aber Rooming-in kann Verschiedenes bedeuten, selbst auf ein und derselben Entbindungsstation.

Wenn Sie Ihr Kind Tag und Nacht bei sich haben möchten,
ist es wichtig, das ganz deutlich zu sagen. Oft wird das Baby
tagsüber bei seiner Mutter gelassen, verbringt die Nacht aber
im Säuglingszimmer. Das bedeutet für viele Mütter, zumal
wenn mehrere in einem Zimmer sind, daß sie besser schlafen
können. Zum Stillen kann eine Schwester das Kind nachts
bringen, sobald es aufwacht und hungrig ist. (Das müssen Sie
in einigen Kliniken noch immer sehr konsequent einfordern, in
anderen ist es längst üblich.)

Manchmal wird den Frauen auch empfohlen, ihr Kind die
ersten zwei Nächte im Säuglingszimmer zu lassen und erst
dann ganz zu sich zu nehmen. Das kann genau richtig sein,
falls Sie nach der Geburt sehr erschöpft sind und wenn Sie befürchten, Ihr Baby nicht zu hören oder bei jedem Piepsen auf-
zuwachen. Andere Frauen schlafen allerdings erst dann ruhig,
wenn sie das Kind nah bei sich haben.

Einige Mütter wollen Rooming-in gar nicht,
- weil sie sonst nachts nicht schlafen können: Wenn nicht das
eigene Baby weint, weint ein anderes.
- Oder sie haben Schuldgefühle, wenn das Baby weint, obwohl es bei ihnen ist.
- Es kann auch sein, daß sie Angst haben, das Neugeborene
nicht richtig zu versorgen, vor allem wenn andere Frauen im
Zimmer »erfahrener« erscheinen.
- Manche Frauen wollen sich erstmal richtig erholen und
überlassen das Wickeln lieber den Schwestern im Säuglingszimmer.

Wenn Sie sich aus diesen Gründen gegen Rooming-in entschieden haben, kann es durchaus sein, daß sie ein, zwei Tage später

Ihre Entscheidung revidieren wollen. (Sie fühlen sich schon
besser und möchten Ihr Baby mehr bei sich haben.) Das ist
kein Problem. Im allgemeinen weinen Neugeborene bei der
Mutter viel weniger als im Säuglingszimmer. Die Nähe der
Mutter tut ihnen gut, oder es ist einfach ruhiger.

Es wird heutzutage in Kliniken zwar nicht mehr rigide kontrolliert, was die Mütter mit ihren Kindern machen, aber noch immer wird nicht gern gesehen, wenn sie das Baby mit in ihr Bett
nehmen. Dahinter steckt die überholte Annahme, daß das Wochenbett unhygienisch ist und die Keime im Wochenfluß für
das Neugeborene gefährlich sind. Doch längst ist bekannt, daß
die eigene Mutter keine große Gefahr bedeutet. Infektionen
auf Neugeborenenstationen haben ganz andere Ursachen.

In immer mehr Krankenhäusern wird daher heute toleriert,
wenn die Mutter ihr Kind im Bett stillt – es darf auch länger
und öfter trinken als früher – oder wenn sie es bei sich schlafen
läßt.

Noch einige Tips:
- Fragen Sie nach Hilfe beim Stillen oder Wickeln oder wenn
  Sie nicht rauskriegen, warum das Baby weint. Vielleicht
  können die Schwestern Ihnen konkrete Tips geben oder wis-
  sen, was sich auszuprobieren lohnt.
- In den ersten Tagen nach der Geburt schläft Ihr Baby viel.
  Machen Sie es ihm nach, auch wenn es schwierig ist, im Kli-
  nikbetrieb mit den festen Mahlzeiten, Besuchen, Visiten und
  Putzfrauen tagsüber zu schlafen.
- Falls es trotz Rooming-in mit Ihnen und dem Baby nicht so
  richtig klappt, brauchen Sie nicht zu verzweifeln. Meistens
  funktioniert zu Hause alles viel besser. Da können Sie Ihr
  Kind versorgen, ohne beobachtet zu werden, und Sie können, wenn das Kind weint, besser überlegen und erfühlen,
  was ihm fehlt – ohne Druck und ohne Angst vor dem, was
  die anderen über Sie denken.
- Nehmen Sie Ihr Kind ruhig mit in Ihr Bett. Es fühlt sich
  meist gut, wenn es nahe an Ihrem Körper liegt, und das Stil-

len ist so viel einfacher: Sie brauchen nur das Hemd aufzuknöpfen, geben dem Kind die Brust und können wieder einschlafen.
• Wahrscheinlich wird es Sie erstaunen, wie oft Ihr Baby niest,
röchelt und Schluckauf hat. Das ist in der ersten Zeit normal, die Atemwege müssen sich noch an die Umstellung gewöhnen.

Was braucht ein Kind?

*»Manche Leute denken, ein Kind sei wie Ton in der Hand ei-
nes Töpfers. Sie beginnen das Kleinkind zu formen, und fühlen
sich für das Ergebnis verantwortlich ...*
*Wenn du so denkst, nimmst du unnötige Verantwortung auf
dich. Die Entwicklung deines Babys ist nicht von dir abhängig.
In jedem Baby ist ein Lebensfunke, und mit diesem Streben
nach Leben und Wachstum und Entwicklung wird jedes Kind
geboren ... Wenn du z. B. eine Tulpenzwiebel pflanzt, weißt du
sehr wohl, daß nicht du die Zwiebel in eine Tulpe verwandelst.
Du gibst die richtige Erde und gerade soviel Wasser wie nötig.
Der Rest tut sich von selbst, denn die Zwiebel hat Leben in
sich ... Wenn du das akzeptieren kannst, ... kannst du dich an
der Entwicklung deines Babys freuen, und es macht dir Spaß,
auf seine oder ihre Bedürfnisse zu reagieren.«*
D. W. Winnicott in: *Kind, Familie und Umwelt*

Was ist die »richtige« Erde, wieviel »Wasser« ist nötig, damit
sich die Persönlichkeit des Babys entwickeln kann? Es braucht
Luft, Wärme und Nahrung, um zu überleben, Zuwendung,
Anregung und Geborgenheit, um sich zu entfalten. Neun Monate hat das Kind im Körper der Mutter gelebt und an allem
teilgenommen, was dieser Körper tat. Viele schwangere Frauen
bestätigten, daß sich das Kind oft gerade dann bewegt hat,
wenn sie selbst etwas verändert hatten – sozusagen als direkte
Antwort darauf. Legt sich die Mutter zum Beispiel abends hin,
prompt fängt das Kind an, sich zu bewegen: Es muß eine neue
Position finden, die zu der Ruhelage seiner Mutter paßt.

Nach der Geburt fühlen viele Babys sich am wohlsten, wenn sie wieder nahe am Körper herumgetragen werden. Es ist dem Kind meist nicht genug, im Arm zu liegen oder zu sitzen. Denn es ist daran gewöhnt, daß sich der Körper seiner Mutter bewegt. Deshalb brauchen Neugeborene beides: Körpernähe und Bewegung.

Viele Eltern machen die Erfahrung, daß sich ihr Baby nicht beruhigt, wenn sie es aus seinem Bettchen holen, sondern daß sie auch noch mit ihm herumlaufen müssen! Ein Freundin von mir, die ein Baby hatte, das nachts herumgetragen werden wollte, stellte sich total darauf ein: Tagsüber ließ sie ihre Hausarbeit liegen und schlief, wenn das Baby auch schlief oder von anderen betreut wurde. Nachts machte sie den Abwasch und andere Hausarbeiten – mit dem Baby in einem Tuch auf ihrem Rücken, so daß sie beide Hände frei hatte. So war ihr Kind zufrieden, und sie hatte genügend Schlaf, ohne daß sich Geschirr und Wäsche ansammelten.

Wenn Sie zwei oder drei Kinder haben, kann es natürlich kompliziert werden. Gerade dann können Sie sich bei den nächtlichen Wanderungen durch die Wohnung mit Ihrem Partner abwechseln. Die meisten Kinder passen sich unserem Tag-Nacht-Rhythmus allerdings ganz gut an. – Wenn Sie nachts kein Licht machen, dem Baby leise etwas vorsingen, es mit in Ihr Bett nehmen und stillen, schläft es am ehesten wieder ein.

In den ersten sechs bis acht Monaten ist ein Baby völlig von der Intuition und Hilfe der Erwachsenen abhängig, wenn es sich fortbewegen oder einfach eine andere Position erreichen möchte. Doch dieses Bedürfnis, sich fortzubewegen, sich umzudrehen oder aufrecht zu gehen und zu stehen, hat das Kind lange bevor es die Fähigkeit dazu hat. Seinen Bewegungsdrang kann es befriedigen, indem es mit den Armen kreist, mit den Fingern spielt und mit den Beinen strampelt. Und es kann sich lange damit beschäftigen, seinen eigenen Körper zu entdecken.

Die meisten Kinder lieben den beruhigenden Platz an Vaters oder Mutters Brust. Von diesem sicheren Ort aus bekommen sie Eindrücke und Einsichten, die die Entwicklung ihrer Persönlichkeit beeinflussen. Umgekehrt erleichtert diese Nähe es den Eltern, ihr Kind kennenzulernen und die Welt mit seinen Augen zu sehen.

Einer Mutter fällt auf: »*Wenn ich mit meinem Baby im Arm einkaufen gehe, ist es für mich ein ganz anderes Erlebnis, als wenn ich allein einkaufen gehe. Das Kind reagiert auf jedes Geräusch und schaut mit großen Augen. Es scheint die Welt in sich aufzusaugen. Und ich selbst nehme auch wahr, was das Kind wahrnimmt. Eine rote Haustür, eine Hecke, die klappernden Schuhe einer Passantin. Die Welt ist voll neuer Eindrücke ...*«

Wir tun Kindern einen schlechten Dienst, wenn wir sie von der Realität fernhalten und in einer anregungsarmen Umgebung erziehen – selbst wenn wir sie dadurch vor Gefahren schützen möchten. Wenn Kinder sich geborgen fühlen, dann wollen und können sie auch die Welt erkunden.

Warum weint ein Baby?

Babys können sich mit ihrer Stimme ganz verschieden und aus den unterschiedlichsten Gründen zu Wort melden. Mit feinen Lauten teilen sie uns ihre Zufriedenheit mit. Wenn ihnen etwas nicht gefällt, fangen sie förmlich an zu »meckern«, und wenn keine Abilfe geschaffen wird, beginnen sie bald zu weinen oder lautstark – und je älter, desto kräftiger – zu schreien.

Das Weinen oder Schreien ist ein sehr intensives Signal, wir können es oft kaum ertragen – doch gerade so erfüllt es seinen Zweck! Um zu helfen, lassen wir nichts unversucht. Manchmal ist es schwer herauszubekommen, was das Kind möchte:

• Hunger ist wohl der häufigste Grund, warum ein Baby weint. Ein leerer Magen verursacht ein beißendes Gefühl im Bauch. Wenn wir selbst hungrig sind, können wir uns etwas zu essen machen. Aber ein Baby weiß zunächst nicht einmal, was dieser Schmerz in seinem Magen bedeutet. (Im Bauch der Mutter gab es immer Nahrung.) Ein Baby, das Hunger hat, fühlt sich einfach sehr unwohl. Und erst allmählich lernt es, daß und wie sein Schmerz gestillt werden kann.

- Manche Kinder weinen, weil sie sich in ihrem Bettchen allein und verlassen fühlen. Ringsherum herrscht eine beängstigende Stille. Im Bauch der Mutter waren sie in konstanter Bewegung und ständig von Geräuschen umgeben. Das fehlt ihnen jetzt. Sie suchen nach Anregung.
- Andere Babys weinen, weil sie müde und durch Licht und Geräusche »überstimuliert« sind. Sie wollen in einem abgedunkelten Raum allein sein und zur Ruhe kommen. Manche Kinder weinen tatsächlich, weil sie liegen wollen. Sie können nicht einschlafen, solange sie herumgetragen werden.
- Außerdem weinen Babys, weil sie wund sind. Ein nasse Windel stört die meisten Kinder wenig, solange sie warm und die Haut nicht angegriffen ist. Um das zu vermeiden, würde ich nicht nur öfters wickeln, sondern auch dafür sorgen, daß der Po immer mal wieder einige Zeit an der Luft ist. Machen Sie es dem Kind dort, wo Sie wickeln, schön warm. Dann genießen es die meisten Babys, ausgepackt zu werden, gegen Ihre Hand oder Ihren Bauch zu strampeln und beim Waschen oder Einölen eine Massage zu bekommen.
- Manchmal weinen Babys, weil sie zu warm oder zu kalt angezogen oder zugedeckt sind.

Wenn alle diese Punkte abgeklärt sind und das Baby noch jammert, bleibt nur ein Grund: Magenschmerzen. Viele Säuglinge leiden gerade in den ersten drei Lebensmonaten unter heftigen Magenkrämpfen oder Blähungen. Ihr Verdauungssystem beginnt gerade erst zu funktionieren, und da es kann leicht zu Schwierigkeiten kommen.

Auch deshalb ist es für ein Kind besser, gestillt zu werden. Denn Muttermilch ist seinen Bedürfnissen ideal angepaßt. Aber Kinder, die gestillt werden, leiden manchmal ebenfalls unter Blähungen. Sie weinen, ziehen die Beine an, und der kleine Körper krümmt sich nach vorn. Wenn Ihr Baby Blähungen hat, helfen oft einfache Mittel: Nehmen Sie Ihr Kind beim Trinken zwischendurch hoch, legen Sie es aufrecht an oder über die Schulter und geben Sie ihm Gelegenheit, in Trinkpausen aufzustoßen und geschluckte Luft rauszulassen.

Ein Kind mit Blähungen empfindet oft Erleichterung und kann einschlafen, wenn es getragen wird. Besonders günstig ist der Fliegergriff, bei dem Sie sich das Baby mit dem Bauch auf den Unterarm legen und mit der Hand ein wenig den Bauch massieren können. Viele Babys haben besonders in den späten Nachmittagstunden Bauchweh. Wenn Sie gleich bei den ersten Anzeichen reagieren, wird es häufig nicht so schlimm. Auch ein Tragetuch oder ein Tragesack, mit dem Sie oder Ihr Partner in der Wohnung umherlaufen, einkaufen oder spazierengehen können, wirkt oft Wunder.

Manchmal schreien Babys, obwohl ihnen körperlich nichts fehlt. Oft wollen sie »nur« dabeisein. Weinen ist eines der wichtigsten Mittel eines Kindes, etwas mitzuteilen. Nehmen Sie sich deshalb Zeit, wenn Ihr Baby weint, und versuchen Sie herauszubekommen, was es sagen möchte.

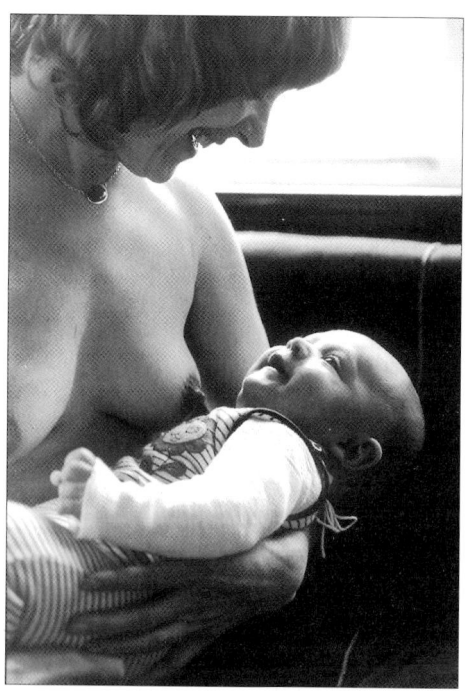

Stillen

Besonders in den ersten Wochen macht das Baby, wenn es zu trinken bekommt, seine wichtigsten Erfahrungen. Die Nahrungsaufnahme und das ganze Drumherum sind das Zentrum seines Lebens. Wir Erwachsenen können essen und trinken, was und wann wir wollen, und wir können es uns dabei so gemütlich machen, wie wir wollen. Ein Neugeborenes aber ist völlig darauf angewiesen, daß es von uns Nahrung bekommt und daß wir es ihm gemütlich machen.

Ernähren hat nicht nur mit körperlicher Gesundheit zu tun. Während das Baby trinkt, sei es an der Brust oder aus der Flasche, können wir ihm Liebe und Wärme geben. Wir sind ihm so nah, daß es uns gut riechen (der Geruchssinn ist von Geburt an voll entwickelt), gut sehen (im Arm ist der Abstand gerade richtig, um unserer Gesicht deutlich zu sehen) und auch berühren kann. Ein Baby, das beim Trinken zärtlich umarmt ist, kann sein Bedürfnis nach Liebe und Anerkennung stillen. Es spürt, daß es angenommen wird, daß es gut ist, zu leben. Und dieses Selbstwertgefühl ist die Basis, auf der sich sein Charakter und seine Persönlichkeit entwickeln können.

Ich gehe in diesem Buch nur auf das Stillen ein, weil völlig neue Erfahrungen auf uns zukommen, wenn wir unser Baby die ersten Male anlegen. Außerdem überhäuft die Babynahrungsindustrie Mütter ohnehin mit Informationen über Flaschennahrung – immer auf der Suche nach Gründen, warum es besser ist, Flaschen, Sauger, Milchpulver und Reinigungsutensilien anzuschaffen, statt dem Kind einfach die Brust zu geben.

Doch auch hier gilt: Wenn eine Mutter glücklicher ist und sich ihrem Baby mehr zuwenden kann, wenn sie nicht stillt, ist das für alle Beteiligten richtig. Mehr als Muttermilch braucht ein Baby Mutterliebe.

Vorbereitung auf das Stillen während der Schwangerschaft

Mit Beginn der Schwangerschaft verändern sich die Brüste – ohne unser Zutun. Hormone bereiten sie auf das Stillen vor.

Die Brüste werden größer, im Innern verdrängen die wachsenden Milchdrüsen das Fett- und Bindegewebe, und an der Brustwarze werden Drüsenausgänge sichtbar, die ein öliges Sekret abgeben und dadurch Nippel und Vorhof geschmeidig machen.

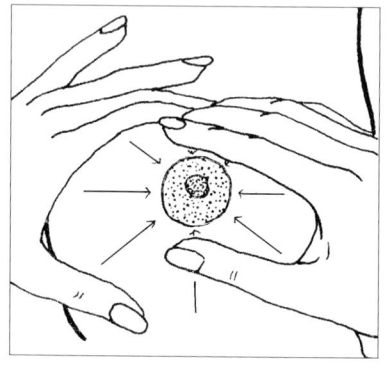 Es ist gut, sich daran zu gewöhnen mit dem »neuen« Busen umzugehen, ihn anzufassen, am Nippel zu zupfen oder die Brüste hin und wieder leicht zu massieren: Nehmen Sie Ihre Brust in die Hand und streichen Sie mit dem Daumen zur Brustspitze. Indem Sie nun die Hand kreisen lassen, so daß der Daumen von allen Seiten zum Nippel hin streicht, erreichen Sie, daß die Milchkanäle sich öffnen.

Anfangs kommt wahrscheinlich noch nichts heraus. Aber wenn Sie es immer wieder versuchen, erscheinen gewöhnlich kleine gelbe Tropfen. Das ist Vormilch (Kolostrum). Für viele Frauen ist es beruhigend und irgendwie spannend zu sehen, daß die Brüste schon Milch produzieren können. Zugleich macht es verständlich, warum ein zu enger oder schlecht sitzender BH in den letzten Schwangerschaftswochen und in der Stillzeit problematisch ist: Er zwängt den Busen ein und fördert Stauungen. Die Brüste stehen natürlicherweise nicht parallel, und es ist besser, sie auch nicht in diese Stellung zu drängen.

Gehen Sie so normal wie möglich mit Ihrem Busen um. Sie brauchen die Brüste weder regelmäßig zu bürsten noch zu frottieren und erst recht nicht extra zu waschen. Falls Sie sonst Seife benutzen, dann lassen Sie die jetzt lieber weg, um den natürlichen Schutzfilm der Haut zu schonen.

Wenn viel Luft und Sonne an Ihre Brüste kommt, werden sie am wenigsten wund. Dem ganzen Körper tun Sonnenlicht

(natürlich kein »Braten« in der Sommerhitze) und frische Luft
gut.

Falls Ihnen Massieren gefällt, können Sie beispielsweise
Mandel- oder Weizenkeimöl benutzen, normales Babyöl tut es
auch. Ob Öl und Massage helfen, Schwangerschaftsstreifen
vorzubeugen, ist fraglich, aber zumindest lindern sie Hautrei-
zungen und Jucken der gespannten Haut.

Spezielle Stillbüstenhalter sind übrigens überflüssig und teu-
er. In der Schwangerschaft müssen Sie sich wahrscheinlich sowieso zwei größere BHs anschaffen. Praktisch zum späteren
Stillen sind Modelle, die sich vorn öffnen lassen. (Ob und wie
lange Sie einen BH tragen, ist eine Frage des Lebensgefühls.
Sinnvoll ist es in der ersten Zeit nach der Geburt, weil die Brüste dann sehr gespannt und empfindlich sind und leicht Milch
rausfließt.)

Die Milchbildung

Im letzten Schwangerschaftsdrittel bildet das Hormon Prolaktin die erste Milch, die jedoch vor allem durch Hormone aus
der Plazenta noch zurückgehalten wird. Erst mit der Geburt
der Plazenta wird diese hemmende Wirkung aufgehoben, so
daß die Drüsenbläschen der Brust Milch produzieren.

Auch wenn das Baby zu früh oder mit Kaiserschnitt auf die
Welt kommt, ist also Muttermilch da. Und stirbt ein Baby bei
der Geburt, so ist trotzdem Milch vorhanden. Der Körper stellt
sich nur langsam um.

Falls Ihr Baby zum Saugen zu schwach ist, können Sie versuchen, die Milch abzupumpen und Ihrem Kind zu geben. Viele Frauen finden, daß ihre Milch leichter fließt, wenn sie ihr
Baby beim Abpumpen anschauen.

Das hat damit zu tun, daß zum Stillen die Prolaktinausschüttung nicht ausreicht. Damit das Baby die Milch abtrinken
– oder die Pumpe sie abpumpen – kann, muß sie aus dem Drü-
sengewebe in die Milchkanäle und Milchseen hinter den Brustwarzen fließen. Für diesen Milchflußreflex (Let-down-Reflex,
Milchspendereflex) ist das »Wehen«hormon Oxytocin zustän-

dig. Ob es ausgeschüttet wird, hängt aber in hohem Maße von den Empfindungen, Gefühlen und Wahrnehmungen der Frau ab. Der Anblick des Kindes fördert die Milchbildung. Übrigens hängt Prolaktin auch von der Psyche ab: Streß, Ängste und Anspannung können die Prolaktinausschüttung hemmen.

Normalerweise trinkt das Kind zunächst die gefüllten Milchseen und -kanäle leer, und während es saugt und sich an seine Mutter schmiegt, kurbelt Prolaktin die Milchbildung weiter an. Zugleich sorgt Oxytocin dafür, daß die neu gebildete Milch in die größeren Reservoirs gelangt und vom Kind abgetrunken werden kann.

Wenn Sie nicht stillen möchten, brauchen Sie keine Spritze, um die Ausschüttung von Prolaktin zu hemmen. Die verwendeten Mittel stehen im Verdacht, Bluthochdruck, Krämpfe und Schlaganfall auszulösen, und haben noch andere unerwünschte Wirkungen. Viel besser ist die alte Abstillmethode: Brüste mit kalten Umschlägen kühlen, hochbinden (zum Beispiel mit einem gut sitzenden BH) und eventuell kleine Mengen Milch über dem Waschbecken ausstreichen oder abpumpen, um die Spannung in der Brust zu lindern. Da Abpumpen die Milchproduktion stimulieren kann, sollte es wirklich nur wenig sein.

Bericht einer Mutter, die eigentlich vorhatte, nicht zu stillen

»Als ich erwachte, wußte ich, daß meine Milch da war. Was für ein seltsames Gefühl. Gestern war da noch nichts – heute plötzlich Milch; und meine Brüste sind geschwollen. Nein nicht wirklich Milch, sondern ekliges, dünnes, bräunliches Zeug – ist das Kolostrum?

So, dachte ich ein bißchen verzweifelt: Jetzt ist es da, warum soll ich's nicht benutzen? Ich werde mir später Vorwürfe machen, wenn ich's nicht wenigstens versucht habe ... Ich konnte mir nicht vorstellen, daß ein natürlicher Prozeß so schmerzhaft sein kann. Als ob blendendes Licht meine Augen überfließen oder ein betäubender Lärm meine Ohren füllen würde. Ein Organ, an eine gewisse Stimulation gewöhnt (in diesem Fall Berührung), bekommt dieselbe Art von Stimulation, aber viel zu stark. Die Kinderschwester sagte liebvoll: ›Ein guter, kleiner Sauger.‹ Sie meinte damit wahrscheinlich die Art, wie mein Baby wie ein hungriger Hecht nach mir schnappte. Nach dem ersten Biß war es jedoch nicht mehr so schlimm. Eigentlich sogar angenehm. Ich konnte fühlen, wie sich meine Gebärmutter zusammenzog und warmes Blut aus mir herauslief. Mit dieser körperlichen Reaktion hatte ich gerechnet, doch die seelische Reaktion, die Wärme, die mich irgendwo noch tiefer durchlief, hatte ich nicht erwartet.«

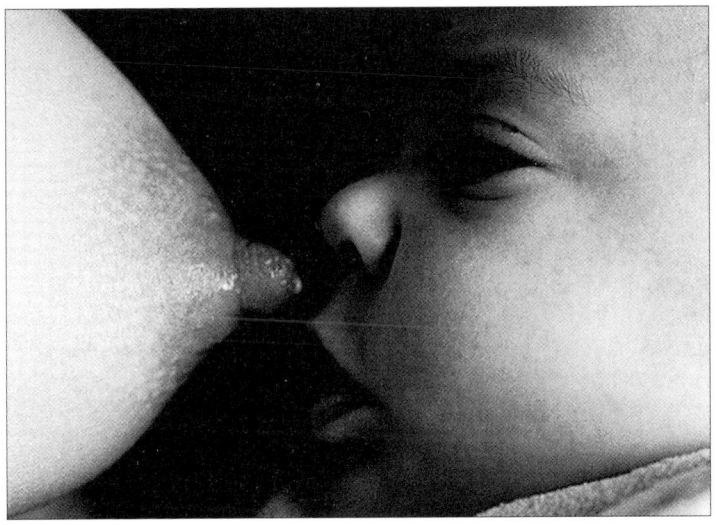

Tips für den Anfang

Am besten ist es, das Kind in der ersten halben Stunde nach der Geburt anzulegen. Sofern das Baby nicht durch Schmerzmittel der Mutter schläfrig ist, ist der angeborene Saugreflex dann besonders stark.

Wenn Ihr Baby an der Brust saugt, regt das nicht nur die Milchbildung an und erweitert die Milchgänge, sondern das freigesetzte Oxytocin ruft Kontraktionen der Gebärmutter hervor und beschleunigt so die Rückbildungsprozesse.

Seien Sie nicht enttäuscht oder entmutigt, wenn das Stillen in den ersten Tagen (noch) nicht klappt. Ich kenne viele Mütter, die im Krankenhaus keine oder falsche Ratschläge erhielten, sogar auf »Flasche« umstiegen, und erst, als sie wieder zu Hause waren, richtig zu stillen begannen. Die ruhigere Atmosphäre, das Gefühl, unbeobachtet zu sein, und die Ratschläge von Freundinnen, einer nachbetreuenden Hebamme oder in einer Stillgruppe können dabei helfen.

Wie schon gesagt, wird die Milch ja dadurch produziert, daß das Baby saugt. Und je mehr es saugt, desto mehr leisten die Milchdrüsen. So gesehen ist es egal, wann Sie mit dem Stillen anfangen – es kann der zweite Tag oder der zehnte Tag nach der Geburt sein. Und mit etwas Geduld ist es auch möglich, daß Sie erst nach einem Monat beginnen. Wie sehr es auf das Saugen ankommt, zeigt sich daran, daß frau auch ein adoptiertes Kind stillen kann.

Entsprechend können Sie selbst regulieren, wieviel Brustmilch Ihr Baby bekommt: Braucht es mehr, dann müssen Sie es übergangsweise häufiger anlegen. Wollen Sie langsam abstillen, dann locken Sie das Kind am besten mit anderer Nahrung und lassen es seltener an die Brust.

Bevor die Milch einschießt

- Gleich nach der Geburt bekommt das Kind »nur« Kolostrum. Erst zwischen dem zweiten und fünften Tag schießt irgendwann die Milch ein. Manchmal ist die Brust gleich so prall gefüllt, daß Sie kalte Umschläge brauchen. Besonders günstig sind Quarkpackungen. Oder es ist sogar nötig, ein wenig Milch abzupumpen oder mit der Hand abzudrücken, bevor das Baby saugen kann.
- Das Kolostrum, die Vormilch, ist sehr gehaltvoll und enthält Vitamine, Mineralien und wichtige Abwehrstoffe, die vor Infektionen schützen. Bis das körpereigene Abwehrsystem aufgebaut ist, vergehen noch Wochen, und in dieser Zeit profitiert das Baby ganz besonders von den Schutzfaktoren in der Muttermilch.

- Außerdem hat die Vormilch eine abführende Wirkung, so daß der Darm vom Kindspech »gereinigt« wird. Dabei werden auch die Abbauprodukte der roten Blutkörperchen, die die Neugeborenengelbsucht verursachen, herausgespült.
- In den ersten Tagen brauchen Babys nicht viel Nahrung – und nehmen normalerweise auch etwas ab. Sie schlafen viel und trinken nur wenige Gramm. Legen Sie Ihr Kind an, wann immer es will. Wenn es schläft, dann lassen Sie es getrost schlafen. Ist es unruhig, können Sie es »stillen«.
- Es ist am günstigsten, dem Neugeborenen die Flasche gar nicht erst anzubieten und jegliches Zufüttern zu vermeiden. Sonst ist das Kind nicht richtig hungrig und saugt nicht kräftig genug an der Brust, um die Milchbildung anzuregen. Außerdem hört es wahrscheinlich zu früh auf zu saugen, weil es sehr viel anstrengender ist, eine Brust – als eine Milchflasche – leerzutrinken.
- Nur selten ist es sinnvoll, bevor die Milchbildung bei der Mutter so richtig in Gang gekommen ist, dem Neugeborenen Tee oder »Zuckerwasser« (Glukoselösung) einzuflößen.
- Wenn das Baby nach dem Stillen noch durstig ist, kann man auch versuchen, ihm mit einem Teelöffel etwas Flüssigkeit zu geben. Das gelingt oft gut und ist besser, als das Neugeborene mit einem Sauger zu verwirren. Der ist und schmeckt anders als die Brust der Mutter, die aber den Saugreiz zur Milchbildung braucht. Deshalb ist es auch nicht sinnvoll, Neugeborenen in den ersten zwei Wochen einen Beruhigungssauger anzubieten.

Stillen ist anders

- Überall sieht man Photos oder Anzeigen, auf denen Babys mit der Flasche gefüttert werden. Dabei liegen sie rücklings im Arm ihrer Mutter.
  Viele Frauen versuchen, beim Stillen ihr Kind genauso im Arm zu halten, und wundern sich, daß es nicht richtig an die Brust will. Kein Wunder, wer ißt schon gern mit einem zur Seite gedrehten Kopf! Deshalb: Drehen Sie den ganzen

Körper des Babys zu sich hin – dann liegen Sie praktisch
Bauch an Bauch –, und wenden Sie nicht nur seinen Kopf
zur Brust.

- Noch eins: Wenn Sie mit dem Finger die äußere – abgekehr-
te – Wange des Kindes berühren, um es an Ihre Brust zu di-
rigieren, wird sich das Gesichtchen automatisch in die ver-
kehrte Richtung drehen. Säuglinge haben nämlich den
Reflex, mit dem Mund nach dem zu suchen, was ihre Wange berührt. Deshalb streichen Sie am besten mit dem Brustnippel über die Wange des Kindes, dann findet es die Milch-
quelle.

- Stillen können Sie in ganz verschiedenen Positionen, auf
dem Rücken oder auf der Seite liegend, im Sitzen und sogar
im Gehen. Wichtig ist, daß der Rücken des Kindes gestützt
ist, damit es nicht von der Brust wegrollt. (Daraus können
nämlich wunde Brüste entstehen, da das Baby den Nippel
nicht losläßt und an ihm zieht.)

- Wenn das Baby zu saugen beginnt, ist anfangs nicht viel
Nahrung da – für einige Sekunden oder Minuten. Es hängt
davon ab, wie schnell der Milchflußreflex (Let-down-Reflex)
funktioniert, der die vollen Milchgänge und -seen öffnet. Bei
manchen Müttern ist er so stark, daß die Milch aus ihren
Brüsten herauströpfelt, wenn sie das Kind nur anschauen, es
hören oder an es denken. Bei anderen Müttern fließt die
Milch erst, nachdem das Kind eine Weile gesaugt hat.

- Die Sekunden oder Minuten, in denen das Baby noch nichts
bekommt, können recht schmerzhaft sein, weil es dann besonders kräftig saugt. Versuchen Sie, sich vor dem Stillen zu
entspannen, dann fließt die Milch leichter und schneller.

- Wärme hilft am besten, den Milchflußreflex anzuregen. Sie
können sich vor dem Stillen in die Sonne setzen, warme
Tücher auf die Brust legen, baden oder duschen.

- Geben Sie dem Kind nicht nur den Nippel der Brust, sondern möglichst viel vom Vorhof in den Mund. Beim Saugen
ist der Zug sonst leicht zu stark und macht die Brust eher
wund (S. 226).

Damit es reicht

- Die meiste Nahrung, zirka 75 Prozent, bekommt das Kind in den ersten drei Minuten, nachdem die Milch fließt. Wenn Ihr Baby also fünf Minuten saugt, brauchen Sie keine Angst zu haben und denken: »Meine Brust ist schon leer, es kriegt nicht genug.« Manche Kinder saugen so kräftig, daß sie bereits dann nicht nur die Milchreserven leergetrunken, sondern auch genug von der neugebildeten – fetthaltigeren – Milch bekommen haben. Auch wenn Ihr Kind 15 Minuten saugt, brauchen Sie nicht zu befürchten, »es ist noch hungrig, es versucht, den letzten Tropfen zu bekommen«. Ihr Baby saugt einfach gern. Und wenn es Ihnen gefällt und Ihre Brüste nicht zu empfindlich sind, dann lassen Sie es einfach noch etwas weiternuckeln. Dieses Nuckeln stimuliert die Milchbildung nicht; das machen die ersten Minuten intensiven Saugens.

- Vor einigen Jahren dachte man noch, gestillte Kinder hätten alle vier Stunden Hunger, so als gäbe es einen angeborenen Vier-Stunden-Rhythmus. Es ist aber so, daß die Flaschennahrung etwa vier Stunden Verdauungszeit braucht. Daher hatte sich der Rhythmus – vor allem in Kliniken – eingebürgert und wurde den Müttern aufgedrängt, den Kindern anerzogen. Brustmilch ist jedoch leichter verdaulich als Flaschennahrung, so daß die meisten Babys besonders in den ersten Wochen oder Monaten alle zwei bis drei Stunden an der Brust trinken.

  Das alles scheint viel Aufwand zu sein, aber Sie werden bald merken, wie einfach es ist, nur den Pulli hochzuschieben oder das Nachthemd aufzuknöpfen, damit das Kind trinken kann. Flaschennahrung zuzubereiten, die Gefäße zu säubern und nachts zwei, drei Mahlzeiten zu erwärmen ist viel aufwendiger.

Normale Probleme

- Grundsätzlich ist es gut, viel zu trinken, und manchmal entsteht beim oder gleich nach dem Stillen auch enormer Durst. Es gibt einige Kräutertees, die besonders oft empfohlen werden und die Milchbildung anregen sollen. Doch hauptsächlich kommt es auf die Trinkmenge an.
  Denken Sie daran, daß viele Inhaltsstoffe unserer Nahrung in die Brustmilch übergehen. Kaffee und Tee können zum Beispiel das Baby aufgeregt machen, und wenn Sie etwas Alkoholisches trinken, wird es eher schläfrig sein. Es ist gut, wenn Sie sich in der Stillzeit ähnlich gesund ernähren wie in der Schwangerschaft. Manchmal werden Sie feststellen, daß Ihr Kind von bestimmten Nahrungsmitteln oder Getränken leicht wund wird, da die Reizstoffe selbst im Urin und Stuhl noch vorhanden sind. Am besten, Sie probieren aus, was Ihnen und Ihrem Kind guttut.
  Genießen Sie Ihren Kaffee oder Tee (genauso wie ein alkoholisches Getränk) lieber unmittelbar nach dem Stillen, so daß bis zur nächsten Mahlzeit einige Zeit vergeht.
- Wenn es mit dem Stillen nicht klappt, kann das auch daran liegen, daß Sie dem Baby erst dann die Brust anbieten, wenn es schon vor Hunger schreit und ganz aufgeregt ist. Das sieht dann manchmal so aus, als würde es die Brust ablehnen.
- Es kann aber auch sein, daß Ihr Kind die Brust immer wieder losläßt und schreit, weil es eigentlich nur nuckeln will – ohne Milch. Finden Sie heraus, was Ihr Kind wirklich möchte!
- Manche Frauen fürchten, daß ihre Brust wund wird oder sich entzündet. Das passiert zwar, aber wenn Sie sich bei ersten Anzeichen an Ihre Hebamme oder eine Stillgruppe wenden, wird es kaum zu einer richtigen Entzündung kommen.
- Fast alle Mütter bekommen in den ersten Wochen kleine Risse an den Brustwarzen, oder die Haut wird wund, da die Brüste sich erst an das Stillen gewöhnen müssen. Früher wurde häufig empfohlen, dann vorübergehend mit dem Stil-

len aufzuhören – bis die Wunden geheilt sind. Aber das kann einen Milchstau oder eine Entzündung (S. 226) geradezu fördern, und Abpumpen schafft nicht bei jeder Frau die gewünschte Abhilfe. Am besten, Sie stillen weiter und sorgen dafür, daß viel Luft und Sonne an den Busen kommt. Im Winter ist Rotlicht gut.

- Wenn die Einrisse am Brustnippel breits verschorft sind, sollten Sie nicht versuchen, diesen Schorf zu lösen oder aufzuweichen. Für das Stillen ist dies unnötig, und es behindert genauso wie alles Ölige den Heilungsprozeß.
- Falls Ihr Baby unter Blähungen leidet, können Sie ihm eventuell helfen, indem Sie es zwischendurch aufstoßen lassen.
- Den meisten Kindern ist es bei Bauchweh angenehm, aufrecht im Arm oder über der Schulter hängend getragen zu werden. Auch der Fliegergriff bringt vielen bei Blähungen Erleichterung (S. 214).
- Wenn Sie das trinkende Kind aufstoßen oder an der anderen Brust trinken lassen wollen, können Sie einen Finger seitlich von dem Brustnippel zwischen die Kiefer des Säuglings stecken. Dann wird sich der Mund öffnen und die Brust loslassen. Andernfalls »beißt« sich das Kind leicht fest, weil es noch Hunger hat.
- Manchmal schläft das Baby und will und will nicht wach werden, obwohl die Brüste längst voll und schwer sind. Dann können Sie Ihr Kind ruhig wecken: Zum Stillen gehören zwei. Und Sie sind genauso wichtig wie Ihr Baby.

Veränderungen mit der Zeit

- Ungefähr am zehnten Tag nach der Geburt sind die Brüste nicht mehr so prall gefüllt, und manche Mütter denken, sie hätten keine Milch mehr. Dabei hat sich der Busen nur auf den neuen Normalzustand »Stillen« eingestellt.
- Wenn das Baby etwa zwei Wochen alt ist, ändert sich die Zusammensetzung der Milch. Sie wird fett- und kohlehydratreicher und entspricht damit den veränderten Bedürfnissen des Kindes.

- Falls es Ihnen zwischen der sechsten und achten Woche so vorkommt, als bekäme das Baby nun nicht mehr genug, liegt das normalerweise an dem gestiegenen Energiebedarf Ihres Kindes. Durch häufigeres Anlegen können Sie die Milchmenge schnell erhöhen.

Pflege der Brust

Nur weil Sie stillen, braucht die Brust keine besondere Pflege. Es ist sinnvoll – aber nicht notwendig –, einmal am Tag zu duschen oder die Brust lauwarm abzuwaschen (mit klarem Wasser). Alle Zusätze sind überflüssig, viele schaden sogar dem schützenden Säuremantel der Haut.

Der Speichel des Kindes und die Muttermilch enthalten Bestandteile, die antibakteriell wirken und vor Infektionen schützen. Keime können sich am ehesten so stark vermehren, daß sie eine Brustentzündung auslösen, wenn die Kleidung oder die Einlagen im Büstenhalter durchfeuchtet sind oder eine Brust über längere Zeit nicht richtig leergetrunken wurde. Daher stammt die Empfehlung, das Kind immer zuerst an der Brust trinken zu lassen, an der es zuletzt aufgehört hatte. Mit aller Kraft holt es dort die Reste heraus und verhindert einen Stau, bevor es an die pralle Brust kommt. (Dieses Schema muß aber nicht sein, vielleicht kommen Sie und Ihr Kind besser damit zurecht, wenn jedes Mal nur die volle Seite leergetrunken wird.)

Einen Milchstau erkennen Sie an Spannungsgefühlen und Schmerzen in der Brust, die häufig an einer Stelle gerötet, verhärtet oder geschwollen ist. Meist ist nur eine Seite betroffen.

Damit aus einem Milchstau keine Entzündung (Mastitis) wird, sollten Sie Ihr Kind länger und öfter auf der schmerzenden Seite trinken lassen und dabei den Milchfluß durch eine warme Auflage – etwa einen warmen Waschlappen – und Streichen in Richtung Brustwarze fördern. Nach dem Stillen ist es gut, die Stelle zu kühlen, besonders geeignet sind Quarkwickel und feuchtkalte Umschläge. Achten Sie auch darauf, daß nichts die Brust einengt, das kann ein zu knapper BH sein, aber auch der Tragegurt für das Baby. – Zum Abstillen auf

Grund einer beginnenden Brustentzündung rät heute zum
Glück niemand mehr.

Ernsthafte Entzündungen entstehen eher in der Klinik, weil
die Mutter dort mit vielen fremden Krankenhauskeimen in
Kontakt kommt. Nur wenn eine Mastitis trotz physikalischer
Maßnahmen bleibt, werden Antibiotika gegeben, und nur ganz
selten bildet sich ein Abzeß, der chirurgisch entfernt werden
muß.

Manche Frauen glauben, sie dürften nicht baden oder zum
Schwimmen gehen, solange sie stillen. Aber: Ihre Brust ist kei-
ne offene Wunde. Sie können also schwimmen, wenn Sie dazu
Lust haben.

Schadstoffe in der Muttermilch

Viele Frauen fragen sich, ob ihre Milch nicht zu stark mit
Schadstoffen belastet ist, um sie dem Kind zu geben, und ob es
nötig ist, die eigene Milch chemisch analysieren zu lassen.

Muttermilch enthält zweifellos Chemikalienrückstände. Da
die Einschätzung des Risikos aber kompliziert ist, können Sie
sich nur an den Empfehlungen industrieunabhängiger Organisationen orientieren – und die entwarnen: Weil Brustmilch für
Babys am bekömmlichsten ist, das Immunsystem stützt und
bisher keine Erkrankungen von Säuglingen, Kindern oder Ju-
gendlichen auf den Schadstoffgehalt von Muttermilch zurück-
geführt werden können, rät unter anderem die Weltgesund-
heitsorganisation generell zum Stillen.

In Deutschland empfehlen verschiedene Organisationen
übereinstimmend, vier bis sechs Monate voll zu stillen. Danach
müssen Sie nicht etwa abstillen – was viele Frauen vermuten –,
nur braucht das Kind dann allmählich auch andere Nahrung
und möchte oft sogar gern bei Ihnen »mitessen«. An der Brust
kann es noch monatelang weitertrinken.

Die Schadstoffe in der Muttermilch stammen vor allem aus
der Landwirtschaft, genauer gesagt von Chemikalien gegen
»Unkraut« und »Schädlinge«, beziehungsweise aus der chemi-
schen Industrie und der Müllverbrennung (zum Beispiel die

PCBs und Dioxine). In den Körper der Frau gelangen sie hauptsächlich mit der Nahrung. Im Laufe des Lebens sammeln sich die fettlöslichen Chemikalien dann im Fettgewebe an und werden bei der Milchbildung wieder freigesetzt. So kommen sie zum Kind.

Doch Chemierückstände finden sich heute in allen Nahrungsmitteln, auch in der relativ gut kontrollierten Gläschenkost für Babys, dem Milchpulver und dem Wasser für die Flaschenmilch. Manche Schadstoffkonzentrationen (HCH = *Lindan*, Dioxine und andere) waren in der Muttermilch vor rund zehn Jahren recht hoch. Aber durch strikte Verbote beziehungsweise strengere Vorschriften bei der Produktion, der Verwendung und Entsorgung von Problemstoffen sind die Meßwerte im Laufe der Zeit gesunken.

Es hat übrigens wenig Zweck, sich in der Schwangerschaft oder Stillzeit speziell zu ernähren, um die Milch zu verbessern (da bei der Milchbildung vor allem die alten Fettspeicher verbraucht werden). Versuchen Sie auch nicht abzunehmen, solange Sie stillen, weil das zusätzliche Fettreserven mobilisiert.

Die eigene Milch chemisch untersuchen zu lassen, ist normalerweise überflüssig. Dazu sind die Unterschiede zwischen den einzelnen Frauen zu gering.

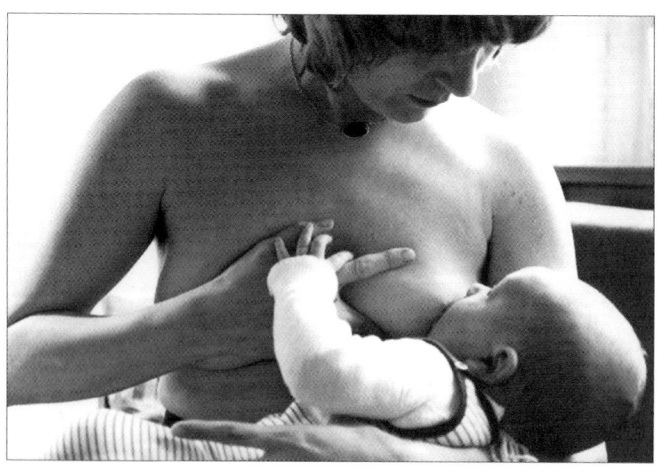

Glückliche Mutterschaft?

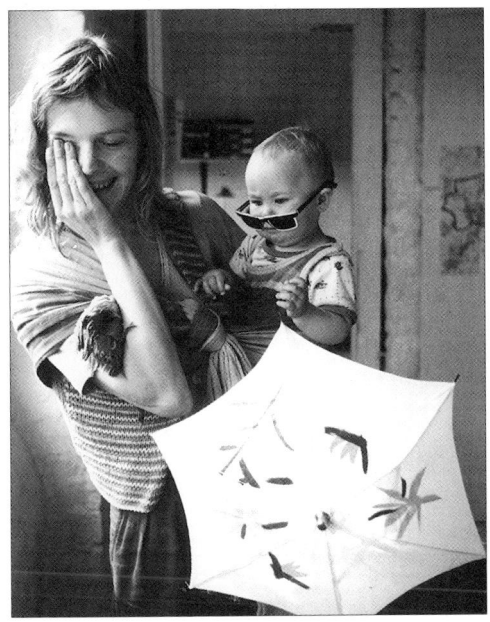

O diese Wut, die mich manchmal packt, besonders in der Nacht! Dieses Kind hat Nerven, unverschämt. Saugt mich aus ohne Einladung. Wer hat es zu diesem Festschmaus eingeladen? Merkt es nicht, wann es unwillkommen ist?
Ob das Adrenalin, das durch meine Wut erzeugt wird, durch die Milch auf das Kind übergeht? Kann zuviel Adrenalin tödlich sein? Die einzige Möglichkeit, in der Wut töten könnte.

Abigail Lewis, Schriftstellerin und Mutter

Auch nach einer sogenannten »leichten« Geburt ist die Mutter ruhebedürftig. In ihrem Körper vollzieht sich ein intensiver und oftmals ermüdender Umstellungsprozeß.
Die »neugeborene« Mutter hat das Bedürfnis und das Recht, es erholsam und schön zu haben, sich selbst nach der Anstrengung von Schwangerschaft und Geburt zu verwöhnen. Sie

braucht aber nicht die Rolle der glücklichen Mutter zu spielen. Dieses Bild, das in der Öffentlichkeit – aber auch von der Verwandtschaft – so gerne hochgehalten wird, war schon immer eine echte Belastung für die meisten Mütter und ist es noch heute: Sie müssen fürchten, daß etwas mit ihnen nicht stimmt, oder sie fühlen sich von diesem schreienden Baby betrogen.

Kleine Alltäglichkeiten

In den ersten Tagen nach der Geburt findet im Körper der Frau eine Riesenumstellung statt. Gebärmutter und Bauchdeckenmuskulatur bilden sich zurück. Herz und Kreislauf stellen sich auf eine kleinere Blutmenge ein. Die Milchdrüsen arbeiten, die Brüste schwellen an. Der Darm hat plötzlich so viel mehr Platz, und auch die Blase kann sich weiter ausdehnen.

Aus der Gebärmutter blutet es noch einige Tage nach der Geburt, das ist der Wochenfluß. Er stammt von der Wunde, die durch die Ablösung der Plazenta von der Gebärmutterwand entstanden ist. In den ersten zwei Tagen kommt meist noch frisches, hellrotes Blut. Danach hat der Ausfluß einige Tage – bei langsamer Rückbildung einige Wochen (auch das ist normal) – eine bräunlich-rosa Farbe. Manche Mütter spüren besonders beim Stillen, daß etwas aus ihnen herausläuft. Andere haben beim Stillen auch noch schmerzhafte Nachwehen.

Einige Tips für diese Zeit

- *Nachwehen:* Eine Wärmflasche auf dem Bauch kann helfen. Entspannen Sie sich, atmen Sie tief und regelmäßig – wie bei den Wehen am Geburtsbeginn –, und versuchen Sie die positive Seite zu sehen: Jede dieser Nachwehen unterstützt die Rückbildung der Gebärmutter. Bei besonderen Schmerzen oder dunkelroten Blutklümpchen im Ausfluß ist es sicherer, gleich Arzt oder Hebamme zu informieren. Es könnte sein, daß Reste von der Plazenta noch in der Gebärmutter sind.
- *Wasser lassen:* Die meisten Frauen können aufstehen und selbst zur Toilette gehen – sofern sie nicht von Medikamen-

ten benebelt sind. Lassen Sie sich von einer Schwester begleiten, falls der Kreislauf noch nicht in Ordnung ist. Auf der Toilette ist es viel einfacher, Wasser zu lassen, als im Bett liegend in einen »Nachttopf« hinein. In dieser Stellung fließt der Urin außerdem über die Dammnaht und könnte brennen. Setzen Sie sich auf der Toilette möglichst weit nach hinten. Wenn Sie sich dann mit dem Oberkörper vorbeugen, läuft der Urin am wenigsten über den Damm. Oder Sie benutzen gleichzeitig eine warme Dusche – wenn Sie haben, ein Bidet. Es ist gut, am Schluß die Vulva mit warmem Wasser von vorn nach hinten abzuspülen.

Wundern Sie sich nicht, wenn Sie häufiger zur Toilette gehen müssen. In den ersten Tagen nach der Geburt entsteht oft mehr Urin, da der Körper nun das Wasser abgibt, das sich während der Schwangerschaft im Gewebe angesammelt hat.

- *Stuhlgang:* Die Krankenschwester oder Hebamme möchte meist, daß Sie spätestens am dritten Tag nach der Geburt Stuhlgang haben. Es ist jedoch völlig normal, wenn Sie vier bis fünf Tage warten müssen. Bei den meisten Frauen ist der Darm ja bei der Geburt leer, vor allem wenn sie vorher einen Einlauf oder ein Zäpfchen bekommen haben. Außerdem hat der Darm jetzt sehr viel mehr Platz.

  Versuchen Sie durch ballaststoffreiche Ernährung Ihren Stuhl weich zu halten, so daß er – wenn er kommt – nicht mit großer Anstrengung herausgedrückt werden muß. Die Scheidengegend, besonders mit einer Dammnaht, ist wund und möchte geschont sein. Falls Sie geschnitten wurden, hilft es, beim Pressen ein gefaltetes Gazetüchlein oder weiches Toilettenpapier gegen die Naht zu halten.

- *Damm:* Auch ohne Dammschnitt kann die Scheidengegend in den ersten Tagen oder Wochen auf Grund von Blutergüssen oder Schwellungen noch wund sein, so daß frau keine Lust hat aufzustehen, und jeder Schritt noch weh tut. Das geht vorbei! Selbst wenn es sich so anfühlt, als würde es nie wieder normal. Heiße Spülungen oder Sitzbäder helfen oft noch besser als kalte Umschläge – und im Liegen zu stillen, ist angenehmer als sitzend. Machen Sie Ihre Beckenbodenübungen (S. 37), auch wenn's mal etwas weh tut, denn dadurch wird frisches Blut samt Sauerstoff in die Muskelzellen gepumpt.

Soviel zu den körperlichen »Nebensächlichkeiten«, mit denen die Mutter jetzt zu tun hat. Und was kommt noch dazu? Die nächtlichen Störungen von einem Baby, das nicht durchschläft. Viel Besuch, sei es im Krankenhaus oder zu Hause. Womöglich ein sexuell frustrierter Mann. Die Enttäuschung, daß der Bauch zwar weg, aber die alte Figur noch nicht wieder da ist. Ältere Geschwister, die eifersüchtig reagieren. Eine Krankenschwester oder Ärztin, die kein Verständnis hat, und eine Tante, die dreinredet. Und dann schreit das Baby auch noch – dieses Baby, um das sich alles dreht und wegen dem alles weh tut.

Glückliche Mutterschaft? Es wird viel geredet und geschrieben über Wochenbettdepression. Die Folge ist, daß ich oft Frauen erlebe, die zur Geburtsvorbereitung kommen und Angst haben: »Werde ich depressiv? Werde ich verrückt?«

Es kann völlig normal sein, wenn Sie in den ersten Tagen nach der Geburt – meistens beginnt es mit dem Einschießen der Milch – wegen jeder Kleinigkeit weinen, verzweifelt sind und Angst haben, daß Sie es nie schaffen, ein Baby zu versorgen – und daß sie es auch überhaupt nicht mehr wollen. (»Heultag« hat man das früher, recht unsensibel, genannt. Heute spricht man neudeutsch von »Babyblues«.)

Zu den neuen Anforderungen des Alltags, die sich mehr oder weniger schnell geben (die gestörte Nachtruhe und die viele Wäsche bleiben auf jeden Fall für eine Weile), können noch psychologische und hormonelle Faktoren kommen.

Hormonumstellung

Während der Schwangerschaft bildet die Plazenta das Hormon Progesteron. Es trägt unter anderem dazu bei, daß Sie sich trotz aller Unbequemlichkeiten wohl fühlen, wirkt sozusagen wie ein Beruhigungsmittel – von der Natur produziert. Viele Frauen machen die Erfahrung, daß sie sich in der Schwangerschaft bes-

ser fühlen als je zuvor. Untersuchungen haben gezeigt, daß
während der Schwangerschaft normalerweise auch keine Psy-
chosen ausbrechen. Progesteron scheint das zu verhindern.

Für die Geburt wird sogar noch zusätzliches Progesteron gebildet. Das hilft der Gebärenden wahrscheinlich, besser mit der
enormen Belastung zurechtzukommen.

Manche Frauen produzieren mehr, andere weniger Progesteron. Hieraus versucht man auch Unterschiede in den Ge-
mütsschwankungen im Verlauf eines Menstruationszyklus' zu
erklären: Bei einigen ist das seelische Tief extrem, wenn der
Progesteronspiegel vor der Monatsblutung abfällt. Andere
merken davon nur wenig.

Nach der Geburt fehlt die Plazenta und damit ein großer
Teil des von ihr gebildeten Progesterons. Mit den Problemen
des Alltags muß die Mutter nun ohne die »natürlichen Tranquilizer« zurechtkommen. Das schaffen die meisten Frauen
ohne Medikamente – zum Glück, denn die üblichen Mittel vertragen sich nicht mit dem Stillen. (Wenn Sie aber das Stillen
aufgeben, fällt ein angenehmer Teil Ihres neuen Alltags weg.)
Und Unterstützung und Hilfe sind erheblich bessere »Tranquilizer« als alle Arzneimittel.

Nun könnten Sie denken, die erste Zeit nach der Geburt sei
schrecklich und äußerst kompliziert. Ich schreibe hier jedoch
nur über die eine Seite, die weniger schöne, im Leben einer
»neugeborenen« Mutter. Für diese brauchen Sie wahrscheinlich Verständnis und Hilfe. Die andere Seite, das Glück, ist
aber auch da. Das können Sie einfach genießen, dazu brauchen
Sie keine Informationen.

Mutter sein und Beruf

Wahrscheinlich machen Sie sich bereits viele Gedanken über
dieses Thema, wenn Sie plötzlich schwanger werden oder dann
im achten Monat aufhören zu arbeiten. Es scheint, daß Frauen
mit einem intellektuellen Beruf größere Schwierigkeiten haben,
mit der Realität der Mutterschaft klarzukommen: Plötzlich
sollen Wärme, Liebe und Instinkt das Wichtigste sein.

Es kommt darauf an, auch als Mutter Freiräume zu behalten – Zeiten, in denen Sie weiterhin Ihre Fähigkeiten ausleben können. Nur wenn Sie selbst ausgefüllt und zufrieden sind, können Sie Liebe und Wärme geben.

Falls es notwendig ist, früh wieder zu arbeiten, brauchen Sie deswegen kein schlechtes Gewissen zu bekommen. Denn wenn Sie mit dem Kind zu Hause bleiben, dabei aber viele Probleme und Sorgen haben, wird das Kind diese Spannungen spüren.

Versuchen Sie keine im voraus festgelegten Pläne zu haben, selbst wenn alle fragen: Wirst Du wieder arbeiten und wann? Lassen Sie sich von Ihren Gefühlen leiten, und entscheiden Sie, wenn es soweit ist. Sie selbst wissen, was für Sie und das Baby am besten ist, und ob es Ihnen darauf ankommt, daß das mit den Idealen der Gesellschaft oder den Vorstellungen von Verwandten und Freunden übereinstimmt – oder nicht.

Umstellung im Arbeits- und Schlafrhythmus

Das erste Kind kann unseren gewohnten Alltag ziemlich auf den Kopf stellen. Zuvor gab es bestimmte Zeiten für Arbeit, für die Freizeit mit Freunden oder allein, für Schlaf. Nun ist alles durcheinandergewürfelt, kommt in kleinen Portionen: ein bißchen Arbeit hier, ein unterbrochenes Gespräch da, eine gestörte Nachtruhe dort ... Es fällt den meisten schwer, sich einem ungeordneten Tagesablauf zu überlassen. Wir verlieren den Überblick, fragen, was wir eigentlich tun, und sind frustriert, daß wir nicht wie früher etwas in einem Stück durcharbeiten können. Und dazu kommt noch die Müdigkeit.

Es ist wichtig, daß Sie sich von Anfang an Ihren Tag so organisieren, daß ein Stückchen Freizeit übrigbleibt. Das kann täglich eine Stunde sein, in der Sie ziemlich sicher sind, daß Ihr Kind schläft und eine Bekannte in der Wohnung ist, die nach dem Baby schaut. Oder es ist ein Abend pro Woche, an dem Sie sich ohne Baby mit Freunden treffen und Ihr Partner zu Hause bleibt. Oder Sie suchen sich einen Babysitter und gehen gemeinsam aus.

Das soll nicht heißen, daß man nicht auch mit einem Säugling weggehen kann. Viele Eltern nehmen Ihr Baby mit ins Kino, ins Museum oder in ein Restaurant – eingekuschelt in eine Tragetasche oder ein Tragetuch. Es lohnt sich, gewohnte Lebensbereiche und beliebte Aktivitäten beizubehalten und nicht nur Mutter und Vater zu sein.

Konfrontation mit der Realität

Wo wir hinschauen, wird uns Mutterschaft als rosig vorgeführt und die Mutter als beglückt, ewig lächelnd. Die Gesellschaft scheint Kinder zu mögen.

Und dann ... wohnt frau mit Baby im Kinderwagen im Hochhaus, und der Lift funktioniert nicht ... setzt der Busfahrer eine genervte Miene auf, wenn die Frau sich mit Einkaufstüten samt Kinderwagen und Baby aufs Trittbrett quält ... schauen die anderen Cafébesucher ärgerlich herüber, wenn das Baby weint (Wie kann die Frau nur mit einem Kind im Café herumsitzen!) ... im Hausflur dürfen keine Kinderwagen stehen ... die Leute schauen, wenn ein Baby einen verspuckten Strampelanzug anhat. (In der Werbung sind sie immer sauber!) – Es gibt natürlich auch ganz gegenteilige, freudige Erfahrungen, aber die negativen treffen uns besonders.

Wen wundert es da, daß manche Frauen lieber zu Hause bleiben und überhaupt nicht rausgehen wollen, ja schon nicht mal mehr auf Türklingel oder Telefon reagieren – besonders, wenn das Baby die Unsicherheit der Mutter spürt und viel weint. (Aber lassen Sie sich nicht einreden, Ihr Baby würde nur schreien, weil Sie selbst unsicher sind ... es gibt so viele Gründe.)

Andere Frauen wiederum können es nicht zu Hause aushalten, sie fühlen sich eingesperrt oder haben Angst, sie könnten dem Baby etwas antun, wenn es gleich noch einmal schreit.

»Ich wollte immer, daß mein Mann dabei ist, wenn ich unser Kind bade, ich hatte Angst, daß ich das Baby ertrinken lasse.«

»Ich saß vor dem Bettchen unseres Kindes, und es schluchzte im Schlaf. Ich war so traurig, daß ich es nicht trösten konn-

te, ich war voller Liebe in dem Augenblick, aber ich wußte, wenn ich es jetzt in den Arm nehme, wacht es auf und beginnt zu heulen, und dann schlage ich es wieder, denn ich kann es nicht ertragen, wenn es heult.«

Für viele Frauen ist es schwierig, mit den Schuldgefühlen umzugehen, die hochkommen, wenn das Baby nicht immer so strahlend lächelt, wie viele »Bunte Blätter«, Plakate und Filme es uns vortäuschen. Einige Frauen leiden darunter so sehr, daß sie meinen, Haushalt und Baby nicht mehr allein versorgen zu können, und möchten, daß der Mann daheim bleibt.

Es kann auch sein, daß die »neugeborene« Mutter eifersüchtig wird auf das Baby, das scheinbar immer nur nimmt. Sie will selbst versorgt werden. Oder frau ist eifersüchtig auf den Mann, der weiterhin seinen Beruf oder ein Studium hat, seine Freunde und Kollegen sieht. (Darunter leiden besonders Frauen, die ihre Berufstätigkeit wegen des Babys aufgegeben haben.)

Sie sind nicht krank oder neurotisch, wenn Sie so reagieren. Jede Frau geht in dieser Zeit durch einen ungeheuren Lernprozeß. Seien Sie freundlich zu sich selbst, behutsam und fürsorglich. Sprechen Sie mit Ihrem Partner über all die neuen und widerstreitenden Gefühle. Schon das Aussprechen und Verstandenwerden hilft. Treffen Sie sich mit anderen Frauen, denn nur andere Mütter wissen, wie sich Ihre Müdigkeit anfühlt. Wenn es in Ihrem Wohnort noch keine Gruppen gibt, wo sich Mütter mit oder ohne Babys treffen, dann setzen Sie einfach ein Inserat in die Zeitung und organisieren selbst ein Treffen.

Veränderung der Identität

Es ist schwierig, plötzlich Mutter zu sein – bei allem, was an Erwartungen damit verbunden ist.

Woher soll eine Frau, die nie zuvor ein Baby versorgt hat (Wie viele von uns sind mit Neugeborenen umgegangen, ehe wir selbst Kinder hatten?), wissen, was zu tun ist, wenn das Baby mitten in der Nacht spuckt? Aber weil Frauen neun Monate lang ein Kind in sich trugen, wird automatisch erwartet, daß sie instinktiv wissen, wie sich eine (gute) Mutter verhält.

»Mutterschaft kam für mich nicht einfach so. Ich brauchte vier Monate, ehe ich mein Kind nicht nur als ›das Baby‹ sah. Und nur durch den alltäglichen Umgang mit ihm lernte ich, was es brauchte, und meine Liebe wuchs. Genauso wäre sie für einen Mann in derselben Situation gewachsen.«

Eine Frau, die vorher gut in ihrem Beruf war, hat es als Mutter oft sehr schwer, denn sie ist plötzlich hilflos in diesem neuen Beruf. Und was wir nicht können, beginnen wir zu hassen.

Dazu kommt noch die Umstellung in der Familie. Vorher hatten Sie Zeit für einander, für lange Gespräche, zum Schmusen, zum Ausgehen. Jetzt sind Sie dazu viel zu müde, haben den Kopf nur beim Kind. Überall, wo man Sie anfaßt, tut es möglicherweise noch weh, und was Sie anziehen möchten, paßt noch immer nicht. Außerdem kriegt alles ganz schnell Milchflecken. Es ist zum Heulen!

Daß die Mutter nach der Geburt Umstellungsschwierigkeiten hat, ist nichts Neues. Schon der Grieche Hippokrates entwickelte dazu eine Theorie: Wochenbettdepressionen sollten ihre Ursache darin haben, daß die Mütter ihre Kinder zu wenig an der Brust saugen lassen, dadurch überschüssige Milch ins Gehirn der Mutter dringt und dort eine Störung verursacht.

Es machen also nicht nur die Frauen von heute – hin- und hergerissen zwischen Beruf und Mutterschaft – ein seelisches Tief durch. Mütter haben schon in vorchristlicher Zeit mit Verzweiflung und Traurigkeit reagiert und geglaubt, »sie würden nie mehr die alte«. Und doch geht es vorüber. Die meisten von uns brauchen nur Geduld, Liebe und Aktivitäten außerhalb der Mutter-Kind-Beziehung.

Ich glaube, am wichtigsten ist zu akzeptieren, daß es harte Arbeit bedeutet, ein Kind zu haben, und daß dabei auch negative Gefühle entstehen können. Lassen Sie den Ärger und Ihre Niedergeschlagenheit zu, sie ändern nichts an einem liebevollen Grundgefühl.

Geburt einer Familie

Bei der Geburt eines Kindes wird gleichzeitig eine neue Familie geboren. Vorher ein Paar: Frau und Mann. Nun eine neue Identität: Mutter und Vater. Vorher war es eine Zweierbeziehung, jetzt ist es eine Dreierbeziehung.

In dieser Dreierkonstellation entstehen für die (Ehe-)Partner Beziehungen in zwei Richtungen: Jeder hat nicht nur Gefühle über seine eigene Beziehung zum Partner und zum Kind, sondern auch Gefühle über die Beziehung, die sich zwischen seinem Partner und seinem Kind entfaltet. Ebenso entwickelt das Baby, der ganz kleine Säugling, eine Beziehung zu jedem Elternteil und spürt gleichzeitig die Beziehung zwischen seinen Eltern.

Wie oft hört man von Babys, die weinen, wenn ihre Eltern Streit haben, obwohl diese sich nicht einmal lautstark auseinandersetzen. Auch und gerade dann spüren Kinder die »geladene« Atmosphäre.

Eventuell sieht eine neue Familienstruktur auch so aus: Zwischen Mutter und Kind gibt es eine Beziehung, über die beide zusätzlich eigene Gefühle haben. Weder zwischen Mann und Frau, noch zwischen Vater und Kind besteht jedoch eine echte Beziehung. Entweder ist kein Vater da, oder er ist nicht an Kontakt und Nähe interessiert. Beide, Kind und Mutter, haben jedoch über diese nicht existierende Beziehung Gefühle. (Und die Männer, die von ihrem Kind wissen, wohl meistens auch.)

Frauen können sich bewußt für ein Kind ohne Mann entscheiden. Manchmal ist »der Dritte« im Bunde dann eine Freundin – oder es bleibt eben wirklich ein unbesetzter Platz.

Wichtig ist nicht so sehr, ob da eine weitere Beziehung ist, sondern wie die Mutter darüber empfindet. Wenn es für die Frau eine gute und befriedigende Entscheidung ist, ohne Mann mit ihrem Baby zu leben, dann wird sich auch das Kind wohlfühlen.

Gegenseitige Entwicklungshilfe

Das Neugeborene ist auf die Nähe seiner Mutter angewiesen. Es möchte sie fühlen, ihre Stimme, ihren Atem hören, ihren Herzschlag. Die Geräusche sind ihm längst vertraut, aus der Zeit in der Gebärmutter. – Zusätzlich braucht das Baby Versorgung – rund um die Uhr, möglichst von Mutter und Vater.

Aber es ist nicht nur ein einseitiges Geben. Immer wenn Sie sich um Ihr Kind kümmern, lernen Sie etwas dazu, lernen Sie auch etwas von ihm. Das Kind bringt Ihnen bei, es zu lieben. Und lieben lernen ist ein allmählicher Prozeß.

Sich mit einem anderen Menschen vertraut zu machen, geht nur schrittweise. Erst im Umgang miteinander gewöhnen wir uns aneinander. Können einander nahe sein, einander anschauen, einander begreifen.

Liebe wächst langsam. Wie viele von uns haben Liebe auf den ersten Blick erlebt? Wie viele mochten den späteren Freund zunächst nicht besonders? Wie viele haben erst mit dem allmählichen Kennenlernen auch zu lieben begonnen?

Das ist mit dem Baby nicht unbedingt anders. Zwar ist es körperlich, biologisch ein Teil von uns – und doch ist es zunächst ein fremdes Wesen.

Wir wissen nicht, wie und wer unser Kind ist und sein wird. Es mag körperlich dem Vater, der Mutter oder beiden ähnlich sein. Aber es ist doch ein neuer, eigenständiger Mensch. Ein Individuum. Es ist eine Persönlichkeit, bereits bei der Geburt. Deshalb geht es auch nicht darum, zehn goldene Regeln zu befolgen, nach dem Motto: »Wie behandle ich einen Säugling?« Es gilt zu schauen, zu spüren: »Was will dieses Kind von mir?«

Glückliche Vaterschaft?

Ein Vater kann sein Kind nicht in seinem Körper herumtragen. Er fühlt es zum ersten Mal wirklich, wenn das neugeborene Baby in seinem Arm liegt.

Deshalb kann es schön sein, wenn Väter an der Geburt teilnehmen. Je mehr ein Mann über Schwangerschaft und Geburt

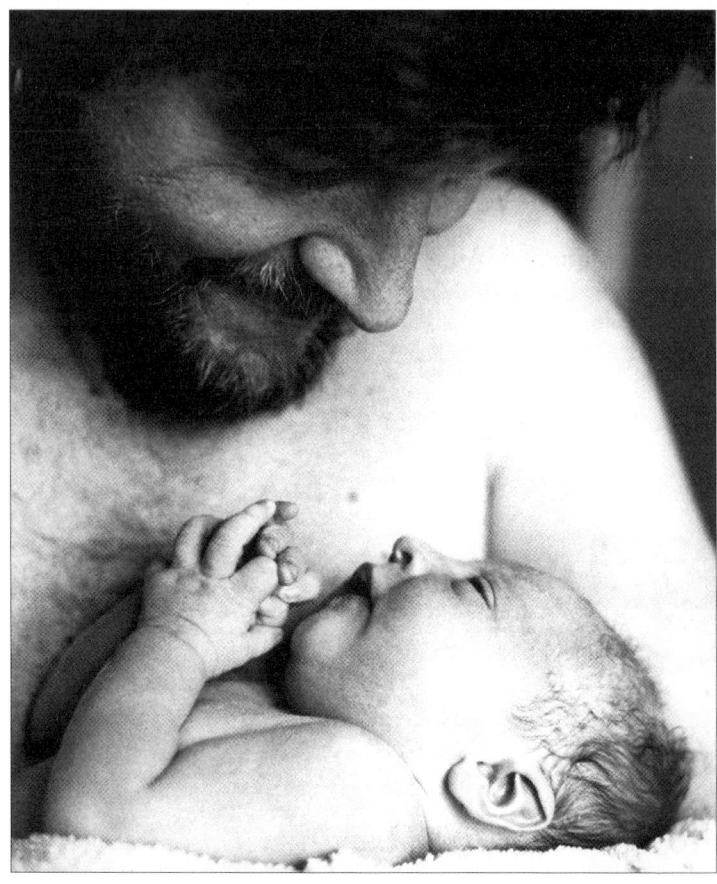

weiß, desto mehr kann er verstehen, daß die »neugeborene« Mutter oft müde ist und eine Menge Liebe, Ermunterung und Hilfe braucht. Dabei kann er auf vielerlei Weise helfen.

Aber auch hier ist es nicht einseitiges Geben. Durch die Pflege des Babys kann der Vater schon von den allerersten Lebenstagen seines Kindes an einen intimen körperlichen und seelischen Kontakt begründen. Die Nähe zum Kind stärkt automatisch den Zusammenhalt der Familie und intensiviert die Beziehungen untereinander.

Auch das Baby – Mädchen wie Junge – profitiert vom Kontakt zu seinem Vater oder einer anderen männlichen Person. Der Vater geht mit dem Kind anders um als die Mutter, sei es beim Wickeln, Spielen oder Spazierengehen (wo es im Tragetuch oder Tragesack ganz nah an seinem Körper gut aufgehoben ist). Und dieses Andersartige ist für das Kind ein wichtiges Erlebnis.

Wenn Mutter und Vater sich um ihr Baby kümmern, fördert dies die Entwicklung seiner Individualität, seiner »männlichen« und »weiblichen« Elemente. Bereits in den ersten Stunden nach der Geburt entstehen wichtige Grundlagen für die Mutter-Kind-Beziehung. Die Fähigkeit, sich als Mutter des Neugeborenen zu fühlen, hängt stark davon ab, daß Mutter und Kind unmittelbar nach der Geburt zusammen bleiben. (Zwar verhindert eine Trennung nicht, daß eine intensive Bindung entsteht, soll den Prozeß aber komplizierter machen.)

Gilt das nicht in gleicher Weise für den Vater? Um so mehr, als Männer schlechtere Voraussetzungen haben, um sich auf die Vaterschaft gut vorzubereiten. Wenn ein Vater schon früh beständigen Kontakt zu seinem neugeborenen Kind sucht und bekommt, hat er die besten Chancen, von Anfang an intensive Gefühle und Nähe zu empfinden.

Das Wichtigste ist allerdings, daß auch der Vater von seinem Kind lernen kann. Es bringt ihm von neuem bei, was Zärtlichkeit, Liebe und Vertrauen sind. Erwachsene haben das oft vergessen. Ich bin immer wieder beschämt, wenn ich feststelle, wie leicht Kinder vergeben, selbst wenn wir sie für eine schmerzhaft lange Zeit verlassen oder sie ungerecht behandeln. Sie lieben und vertrauen uns trotzdem. Je kleiner sie sind, desto mehr.

Eine Szene aus dem Film »Stroszek« von Werner Herzog geht mir nicht aus dem Kopf: Da experimentiert ein Arzt mit einem Frühgeborenen in grausamer Weise. Das Baby schreit verzweifelt. Einige Sekunden später beendet der Arzt seine Experimente – und das Baby kauert sich vertrauensvoll an diese Hand, die es soeben noch gequält hat.

Ein Säugling lebt total im Hier und Jetzt. Wenn er sich wohl

fühlt, ist der Kummer von vorher vergessen. Fühlt er sich jedoch unwohl, hat Hunger oder einen wunden Po, dann fehlt
ihm jede Vorstellung davon, daß sich das zum Guten ändern
kann. Erst nach ein paar Monaten lernen Kinder, daß es Ver-
gangenheit und Zukunft gibt. Sie können nun auch mal eine
Weile auf ihre Mahlzeit warten, denn sie wissen, sie kommt.
Aber sie können sich auch erinnern, daß sie eben noch einsam
und unglücklich waren.

Geburtsbericht eines Vaters

Erster Teil: im Wartezimmer des Krankenhauses geschrieben,
kurz nach unserer Ankunft, während Lisa untersucht wird.

5. September, 10 Uhr 30.
Das Fruchtwasser ging ab um 5 Uhr morgens.
Regelmäßige, milde Wehen. Eine Minute Dauer, alle
sechs Minuten.
»Nein, noch nicht. Ich will noch schlafen. Laß es morgen
kommen.« – »Nein. Heute.« – »Schau auf die Uhr.« – »Ja, sie
sind regelmäßig.« – »Ruf das Krankenhaus an.« – »Alles ist
bereit.«
Lisa muß oft pinkeln.
Wir frühstücken.
Lisa entscheidet, daß sie noch ihre Haare waschen will.
Unter der Dusche kommt auch der Schleimpfropf.
Ich räume auf. Packe alles zusammen.
Lisa will noch Geschirrspülen.
Um Himmels willen, beeil dich, Lisa, du bekommst ein Baby.

Im Auto. 7 Uhr.
Achtzig Kilometer vom Krankenhaus entfernt. Ruhig bleiben.
Ein wunderschöner Morgen. Die Sonne kommt hervor.
Ich liebe dich.
Ist es wirklich wahr? Heute kommt unser Baby.
Zufrieden. Alles ist in Ordnung.
Lisa atmet tief und entspannt auf dem Rücksitz des Autos.

Die Wehen kommen inzwischen alle drei bis vier Minuten.
Einige stärker. Andere mild.
Lisa sagt, ich solle langsamer fahren.
Aber es sind immer noch 40 Kilometer.
Ich phantasiere schon, daß ich das Kind entbinde.

9 Uhr 15, im Krankenhaus.
»Warten Sie bitte draußen. Wir rufen Sie, wenn's soweit ist.«
Ich bin wütend. Es ist meine Lisa. Mein Baby.
Warum kann ich nicht dabeisein, wenn sie untersucht wird?
Was ist daran so Besonderes, daß ich es nicht sehen soll?
Ich kenne sie besser als ihr.
Nicht mal ein Lächeln gebt ihr mir. Keine von euch.
Ihr kennt mich nicht. Ich bin nur der nächste in der Reihe.
Noch ein ängstlicher Vater.
Helft mir. Das Baby ist vielleicht schon geboren.
Ich hasse es, nicht zu wissen, was passiert.
Ich bin wütend, daß sie mich ausschließen.
Es gibt keinen Grund.
Es ist Platz genug da drin.
Schwestern. Hebammen. Lauter Frauen beieinander.
Mich schließen sie aus.
Ich war so glücklich im Auto.
So glücklich, mit Lisa zusammenzusein.
Lisa war ein bißchen traurig, daß das Baby jetzt bald nicht mehr in ihrem Bauch sein würde.
Ich war glücklich bei dem Gedanken, unser Baby kommen zu sehen.
Zu sehen. Nicht nur zu spüren durch die Bauchdecke hindurch.
Was machen die so lange da drin?
Es ist nicht fair. Ich möchte reingehen. Dabeisein.
Vielleicht geben sie Medikamente.
Ich wünsche, ich könnte ihnen mehr vertrauen, könnte ihnen Lisa wirklich überlassen.
(Kurz danach konnte ich hineingehen und die ganze Zeit dabei sein und sah, wie meine Tochter geboren wurde.)

Zweiter Teil: geschrieben, als unser Kind geboren ist.

Es ist immer noch schwierig, das Wunder der Geburt zu
begreifen.
Die Geburt, die wir zusammen erlebten.
Das Wunder, das ich kaum ertragen konnte mitanzuschauen.
Es kamen so viele Gefühle hoch.
Ich hielt Lisas Hand.
Und spürte, daß sie Schmerzen hatte, und spürte doch die
Schmerzen nicht.
Die Spritzen.
Eine – zwei – drei Nadeln.
In ihre Scheide.
Harte Frauenärztin.
Hartes Gesicht.
Du mußt wohl hart sein in diesem Beruf.
Was fühlt sie bloß in ihrem eigenen Körper?
Kann sie jemals Sex genießen?
Diese Metzgerin.
Der Schnitt.
Große Scheren.
Schnipp. Schnipp. Schnipp.
Jetzt reicht es aber.
Nein.
Noch mehr.
Schnipp. Schnipp.
Lisas kostbare Scheide, die ich so gern anfasse.
Forzepszangen hinein.
Erst eine Zange.
Dann eine Wehe.
Zu dumm, wir müssen mit der anderen Zange auf die
Wehenpause warten.
Presse, Lisa, presse.
Aber wofür?
Dann der andere Zangenteil.
Sitzt noch nicht richtig.
Jetzt haben wir's.

Und nun warten wir auf die nächste Wehe.
Blut überall.
Wie kann sie sehen, was sie macht?
Ich kann nicht hinschauen.
Preß, Lisa.
Lisa preßt.
Verzweifelung und Unfähigkeit in ihrem Gesicht.
Und ich kann ihr nicht helfen.
Die Ärztin zieht.
Und da ist der Kopf.
Der Kopf ist da.
Mein Kopf ist weg.
Verwirrt. Leere.
Ich weiß nicht mehr, wie sie den Körper herausbekamen.
Sie saugen Schleim aus ihrer Nase.
Lisa, der Kopf ist da.
Und dann war sie ganz da.
Es ist ein Mädchen, riefen sie.
Das ist mir egal. Schreit doch nicht so. Es ist mein Baby.
Und ich weinte.
Sie legten sie auf Lisas Bauch.
Und ich legte meinen kleinen Finger an ihre Lippen.
Und sie saugte sofort.
Wir sind für dich da,
sagte ich.
Wir sind hier für dich, Karla.
Sei ruhig.
Wir werden die Forzeps,
die Geburt,
die harte Zeit
hinter uns lassen
und neu beginnen,
gemeinsam.

Dritter Teil: Zwölf Tage nach der Geburt – »Vater sein«.

Wenn die Leute nur merken würden,
wie schwer es ist für einen Mann,
Vater zu sein.
Es ist so schwierig am Anfang,
sie als Stück von mir zu akzeptieren.
(Nicht im Sinne von Besitz,
sondern in dem Sinne, daß ich dabei war,
daß mein Körper daran beteiligt war.)
Jahre und Monate habe ich dagegen angekämpft,
daß jemand von mir abhängig sein sollte.
Für so lange Zeit.
Sie würde mich von meiner Arbeit abhalten,
vom Geldverdienen, meine kostbare Freizeit zerstören.
Keine anderen Frauen mehr.
Ich hatte Angst davor,
zu brauchen
und gebraucht zu werden.
Wenn die Leute nur merken würden, daß es den Vater verletzt,
wenn sie in den Raum kommen
und die Mutter beglückwünschen, als ob
sie die einzige wäre,
die ein Kind bekommen hat.
Ich fühle mich ausgeschlossen,
aber ich will es nicht zeigen,
dann gehe ich weg und bin wirklich ausgeschlossen.
So viele Besucher für Lisa.
So wenige für mich.
Meine Freunde, die selbst keine Kinder haben,
getrauen sich nicht zu kommen.
Ich wünschte, ich könnte gebären
oder wenigstens stillen.
Diese verdammte Rolle des Ernährers – Brotverdieners –
hängt mir zum Halse heraus.
So viele Jahre Konditionierung.
Sie sagen:

Liebe sie nicht zu sehr.
Babys sind nicht wichtig.
Du und deine Arbeit sind wichtig.
Gehe hinaus – arbeite.
Schaff dir eine Freundin an.
Werde kein Familienvater.
Und doch – ich bin's.

Aus Briefen von Vätern

»Ich sehe, wie meine Frau stillt, und bin eifersüchtig. Nicht darauf, daß unser Sohn etwas bekommt, das ich nicht bekomme, sondern, daß sie ihm etwas geben kann, das ich ihm nicht geben kann. Ich fühle mich so hilflos, wenn er weint und ich ihm nicht geben kann, was er braucht.«
»Ich habe Angst, daß er mich nicht erkennt, wenn ich von der Arbeit heimkomme. Meine Frau ist mit ihm zusammen, den ganzen Tag. Wird er mich noch mögen?«
»Als wir sie am Anfang nach Hause brachten, war sie eigentlich noch gar kein richtiger Mensch. Ich konnte nicht viel mit ihr anfangen. Erst jetzt allmählich, seit sie einige Monate alt ist, lächelt und reagiert sie, wenn ich mit ihr rede, fühle ich mich als Vater und weiß, daß sie mich auch braucht.«

Und wie glücklich sind die Geschwister?

Ich selbst habe erst kapiert, wie es sich für ältere Geschwister anfühlen muß, wenn sie ein Brüderchen oder Schwesterchen bekommen, als mir jemand den Tip gegeben hat: Nimm mal alle Sätze, die du deinem Kind sagst, um ihm zu erklären, daß es »ein Geschwisterchen bekommt, aber nicht eifersüchtig zu sein braucht«, und übersetze diese Sätze in eine Situation, in der dir dein Mann/deine Frau erklärt, daß er/sie einen Freund/eine Freundin hat, du aber nicht eifersüchtig zu sein brauchst, weil

- ich habe dich doch trotzdem noch lieb,
- du warst doch der/die erste,

- du hast mich doch jetzt so lange allein gehabt,
- eines Tages wird er/sie noch dein bester Freund/deine beste Freundin, dann kannst du mit ihm/ihr spielen usw.

Was wir auch sagen, das Kind wird empfinden wie jeder von uns, wenn die Frau einen Freund, der Mann eine Freundin hat: Warum braucht er sie, sie ihn denn bloß? Er/sie hat doch mich. Bin ich denn nicht gut genug?

Vielleicht hilft Ihnen diese Überlegung, Ihre Kinder besser zu verstehen, wenn sie nach der Geburt eines Geschwisterchens wieder ins Bett machen, zu stottern anfangen, trotzig reagieren, alle möglichen »Unarten« entwickeln und es einem wirklich schwermachen, ihnen zu zeigen, wie sehr man sie (trotzdem noch) liebt.

Wie Sie die Sache auch angehen, es läßt sich nicht ganz vermeiden, daß Eifersucht entsteht. Machen Sie keine großen Szenen, es lohnt nicht, und Sie verstehen ja, worum es geht. Widmen Sie dem älteren Kind Zeit, um etwas ganz Spezielles mit ihm zu unternehmen – ohne das Baby. Schließen Sie vor allem das Erstgeborene nicht aus der Zweisamkeit mit dem Baby aus: Es kann am Stillen, Wickeln und Baden teilnehmen.

Lassen Sie den/die Große ruhig mal an Ihrer Brust nuckeln, er/sie trinken dem Baby nichts weg. Mütter von Zwillingen stillen auch zwei Kinder. Außerdem stimuliert Bedarf ja die Milchproduktion. Meist kommen die Großen sowieso nur für ein paar Züge. Wichtiger als das Trinken ist, daß es erlaubt ist.

Die älteren Geschwister genießen es meist zu erfahren, daß der ganze Umstand, der jetzt mit dem Baby gemacht wird, auch bei ihnen üblich war. Erzählen Sie dem Kind hin und wieder von den kleinen Eigenheiten, die es als Baby hatte.

Schauen Sie jedoch, daß auch für Sie genügend Zeit und ausreichend Schlaf bleibt. Das kommt letztlich den Kindern zugute. Lieber eine Mutter, die den halben Nachmittag schläft und die andere Hälfte lieb und geduldig ist, als eine, die den ganzen Nachmittag müde und ungeduldig ist.

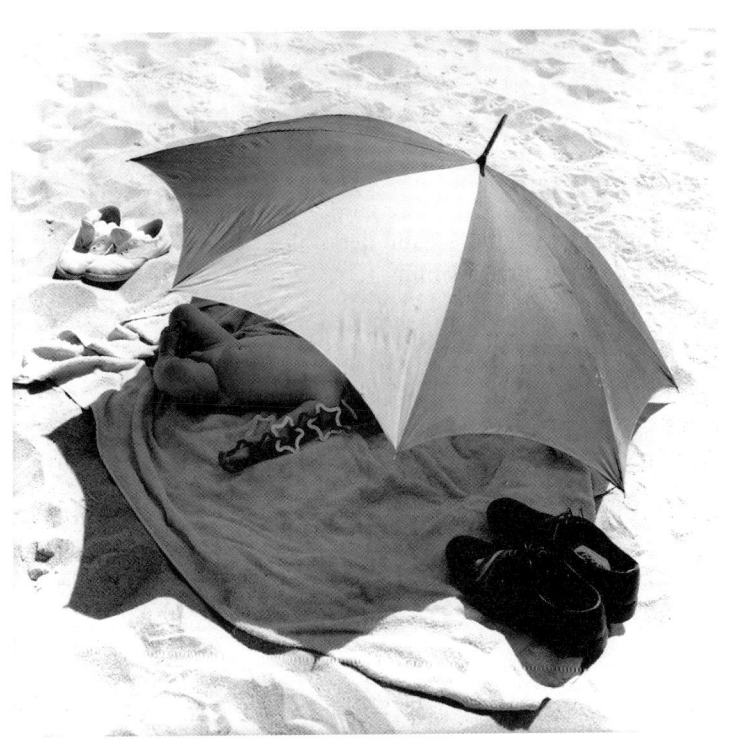

Anhang

Wie Sie sich helfen können

Heilkräuter und Tips

In der Schwangerschaft und wenn Sie stillen, ist es gut, Kräutertees zu trinken. Das spült die Nieren durch, und Sie nehmen viel Flüssigkeit zu sich. Nachts können Sie löffelweise trinken, damit Sie nicht so oft zur Toilette müssen. Kräutertees sind billig und viel kalorienärmer als die meisten Softdrinks und gekauften Säfte.

Zubereitung: Setzen Sie die Kräuter mit kaltem Wasser auf, dann zum Sieden bringen und 5 bis 10 Minuten ziehen lassen. Experimentieren Sie mit der Zusammensetzung und den Mengen verschiedener Kräuter.

In der Schwangerschaft

Sodbrennen:
- Morgens und je nach Bedarf Mandeln oder Haselnüsse ganz klein zerkauen und essen.

Erbrechen:
- Hilfreich ist es, einen Kräutertee z.B. aus Melisse, Himbeerblättern, Pfefferminze oder Dill schluckweise vor dem Aufstehen zu trinken (tagsüber dann je nach Bedarf).
- Kandierter Ingwer oder einige Eßlöffel Ingwerwurzeltee tun ebenfalls gut.

Vorbereitung des Damms:
- In den letzten Wochen vor der Geburt täglich die ganze Vulva und besonders den Damm mit Öl, zum Beispiel Weizenkeim-, Arnika- oder mit Vitamin E gemischtem normalen Babyöl massieren. Dadurch wird das Gewebe elastischer, so daß eher kein Dammschnitt gemacht wird.

Unterstützung der Gebärmutter:
- Beliebt sind Tees aus Himbeerblättern, Kamille, Brombeerblättern oder Frauenmantel. (Nicht zu viel Frauenmanteltee trinken, da er zu Verstopfung führen kann.) Den Geschmack können Sie durch Jasmin, Pfefferminze oder Ingwer variieren.

Während der Geburt

- Zimttee kann beruhigen und entspannen. Für Zimttee läßt man zwei bis drei Stangen Zimt in 1/4 Liter Wasser aufkochen; etwa fünf Minuten ziehen lassen.
- Frauenmanteltee und Himbeerblättertee sollen die Gebärmutter unterstützen.
- Einen kalten Waschlappen auf Stirn oder Schläfen legen. Oder kalte Kompressen mit Lavendelöl, Pfefferminz, Lindenblüten, Rosmarin, Rosen- oder Orangenöl – jeder Geruch, der Ihnen angenehm und vertraut ist.

- Löffelweise Honig essen oder Traubenzucker in ein Getränk geben. Das stärkt besonders schnell, da der Zucker nicht erst verdaut werden muß, sondern direkt ins Blut geht.

Heilungsprozeß nach der Geburt

- Für die Wundheilung Tee aus Arnika oder Schwarzwurzel trinken.
- Frauenmantel- und Hirtentäscheltee helfen bei der Rückbildung der Gebärmutter.
- Beinwurz eignet sich als Kompresse für die Dammnaht. (Dazu zwei Tassen Wasser zum Kochen bringen, zwei Teelöffel Beinwurz hinzufügen und 20 Minuten ziehen lassen.)
- Die Heilung von Dammriß oder -schnitt unterstützen Schwarzwurzelsalbe und Sitzbäder mit Meersalz (ein Teelöffel pro Liter) oder mit Kamille bzw. Kalendula (zirka 10 Tropfen der Tinktur auf einen Liter Wasser).
- Mit Öl den Damm massieren, wenn die Naht etwas geheilt ist. Es kann bis zu einem Jahr dauern, bevor das Gewebe wieder seine normale Elastizität erreicht hat.
- An frischer Luft heilt eine Dammverletzung am besten. Wenn Sie enge Slips oder Strumpfhosen aus Synthetik tragen, schwitzt die Haut und heilt langsamer. Am besten sind lockere Schlüpfer aus Baumwolle, in denen sich keine Feuchtigkeit stauen kann.
- Trainieren Sie die Scheidenmuskulatur, denn das fördert die Durchblutung und damit die Straffheit und Elastizität des Gewebes.
- Machen Sie täglich ein paar Beckenbodenübungen (Fahrstuhlübung, S. 38), um die Schließmuskeln für Darm und Blase zu trainieren. Nach der Geburt geht manchmal zunächst noch unfreiwillig Harn (oder Stuhl) ab. Wenden Sie sich an eine Krankengymnastin oder Hebamme, wenn das ein paar Monate anhält.

Pflege des Babys

- Für das Abheilen des Nabels können Sie Kalendulapuder verwenden. In der Regel brauchen Sie nur darauf zu achten, daß nichts am Nabel scheuert und die Stelle trocken bleibt.
- Bei Magenschmerzen geben Sie Ihrem Kind am besten ein wenig leichten Tee aus Kamille, Fenchel, Dillsamen oder Kümmel.
- Nützlich ist eine Bauchmassage mit Öl im Uhrzeigersinn – und der Fliegergriff (S. 214).
- Lassen Sie viel Luft an den Po. Bevor das Baby wieder seine Windel bekommt, sollte die Haut trocken sein. Tragen Sie die Babycreme – wenn überhaupt – nur dünn auf.

Stillen

Vorbereitung auf das Stillen
- Es ist gut, viel frische Luft und Sonne an die Brust zu lassen und nicht zu enge Büstenhalter zu tragen.
- Reichlich trinken fördert die Milchbildung, zum Beispiel Tee aus Fenchelsamen, Anis, Kümmel, Basilikum, Dill, Melisse, Majoran.
- Wenn Sie den Milchfluß verringern wollen, brauchen Sie nur weniger zu trinken und die Brust hochzubinden (z.B mit einem Still-BH). Tees aus Salbei, Hopfen, Walnußblättern, Petersilie und warme Kompressen mit Minze unterstützen diesen Prozeß.

Beim Einschießen der Milch
- Kalte Umschläge mit Wasser oder Buttermilch lindern die Spannungsschmerzen. Auch Wickel mit kühlendem Quark oder gekochtem Weizenschrotbrei helfen (nicht direkt auf die Brustwarze auftragen).
- Rohe Gurkenscheiben bringen Kühlung und Schmerzerleichterung.
- Vor dem Stillen helfen feuchtheiße Wickel gegen den Spannungsschmerz. Ebenso wie warmes Duschen fördern sie den Milchfluß.
- Manchmal ist Rotlicht angenehm und entspannend.

Wunde Brustwarzen verhindern und behandeln
- Nach dem Stillen die feuchten Brustwarzen an der Luft trocknen lassen.
- Eventuell etwas Muttermilch auf dem Nippel verstreichen, oder Honig, Buttermilch, Traubenzucker beziehungsweise feingemahlenes Maismehl auftragen.
- Brüste nicht extra – und nur mit klarem Wasser – reinigen. Die meisten Zusätze (Seife, Parfüm usw.) zerstören den natürlichen Säuremantel der Haut und machen anfälliger für Schrunden und Risse.
- Bei wunden Brüsten sind Kalendula-, Schwarzwurz- oder Hamamelissalbe oft hilfreich. Sie können auch Umschläge mit Tees aus Schafgarbe, Hamamelis oder Kamille machen – aber nicht zu lange, denn das wichtigste ist, daß die Haut gut abtrocknet.

Fremdwörterverzeichnis

Abdomen: Bauch.

Abortus, Abort: Schwangerschaftsabbruch, Fehlgeburt.

Amnioskopie: Fruchtwasserspiegelung. Durch die Scheide wird ein kleines Röhrchen in den Zervixkanal (siehe Zervix) eingeführt, um das Fruchtwasser durch die intakten Eihäute hindurch anzuschauen und zu beurteilen.

Ist das Fruchtwasser klar und milchig, ist der augenblickliche Zustand des Kindes gut. Ist es grünlich oder gelblich, muß man von einer Gefährdung des Kindes ausgehen.

Bei Übertragung läßt sich am Fruchtwasser erkennen, ob die Plazenta noch ausreichend funktioniert. Bei einer Plazentainsuffizienz (unzureichende Funktion der Plazenta) ist das Fruchtwasser meist mekoniumhaltig und dadurch grünlich verfärbt. Wenn sich durch Sauerstoffmangel die unwillkürlichen Muskeln entspannen, also auch der After, kann leicht Mekonium abgehen.

Amniozentese: Entnahme von Fruchtwasser, um darin enthaltene Zellen und das Wasser auf angeborene (beziehungsweise ererbte) Erkrankungen zu untersuchen (= pränatale Diagnostik). Der günstigste Zeitpunkt für eine A. ist die 15. bis 18. Schwangerschaftswoche.

Analgetika: Schmerzmittel.

Apgar Index: Die amerikanische Ärztin Virginia Apgar hat ein Schema entwickelt, um den Zustand Neugeborener einfach und zuverlässig beurteilen zu können. Dazu werden fünf Zeichen genau eine, fünf und zehn Minuten nach der Geburt registriert und klassifiziert. Normal ist eine Punktzahl von 2, die Zahl 0 gibt den schlechtesten Zustand wieder.

Punktwert	*2*	*1*	*0*
Herztätigkeit	*regelmäßig über 100*	*unregelmäßig, unter 100*	*fehlend*
Atmung	*gut, kräftiger Schrei*	*flach, unregelmäßig*	*fehlend*
Muskeltonus	*aktive Bewegung*	*vereinzelte Bewegung*	*fehlend, schlaff*
Reflexerregbarkeit	*Schrei*	*Grimasse*	*fehlende Reaktion*
Hautfarbe	*überall rosig*	*Körper rosig, Gliedmaßen blau*	*ganzer Rumpf blau oder weiß*

Bei einer Gesamtpunktzahl von 8 bis 10 ist das Kind in einem guten Zustand. Bei weniger als 4 Punkten sind intensive Wiederbelebungsmaßnahmen erforderlich.

Viele Kinder, die sanft geboren werden, haben schlechtere Werte, weil sie nicht schreien, sich nur wenig bewegen und keine starke Reflexerregbarkeit zeigen, wenn man sie ein wenig an der Fußsohle kitzelt. Das ist aber so, weil diese Babys sich einfach wohl fühlen.

Areola, Areola mammae: Warzenhof der Brust.

Asphyxie: Erstickungszustand.

Atonie: Kontraktionsfähigkeit der Gebärmutter zu schwach.

Auskultation: Abhören der kindlichen Herztöne mit einem Stethoskop. (Frequenzen zwischen 100 und 160 Schlägen pro Minute sind bei der Geburt normal, sofern der Rhythmus regelmäßig bleibt.)

Bandl'sche Furche: Bei Frauen mit dünner Bauchdecke kann man manchmal einen Querstreifen auf der Gebärmutter erkennen. Das ist die Grenze zwischen den längslaufenden Gebärmuttermuskeln und der Ringmuskulatur am Muttermund.

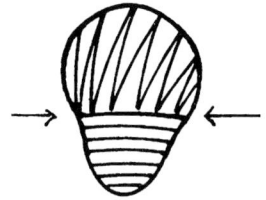

Beckenbodenmuskulatur: Muskelzüge, die Scheide und After in Form einer Acht (8) umschließen. Sie werden bei der Geburt stark gedehnt. Beckenbodenübungen helfen sie zu straffen, so daß keine Inkontinenz (unfreiwilliger Abgang von Harn oder Stuhl) entsteht.

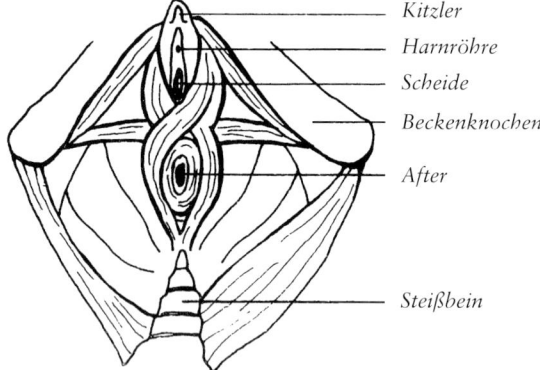

Kitzler

Harnröhre

Scheide

Beckenknochen

After

Steißbein

Blasensprung: Die Eihäute bilden die Fruchtblase, in der sich das ungeborene Kind und das Fruchtwasser befinden. Sie platzt normalerweise, d.h. bei 60 Prozent der Frauen, am Ende der Eröffnungsphase, wenn der Muttermund geöffnet ist und Preßwehen einsetzen. Bei frühzeitigem Blasensprung geht das Fruchtwasser ab, bevor der Muttermund völlständig eröffnet ist. Hat er noch nicht einmal angefangen, sich zu öffnen – also vor Wehenbeginn –, spricht man von vorzeitigem Blasensprung.

Caput, Caput succedaneum: Geburtsgeschwulst. Weiche Schwellung, die an dem vorangehenden Körperteil des Kindes – also meist dem Hinterhaupt – durch den Druck bei der Geburt entsteht.

Cardiotokographie, Cardiotokogramm: siehe Kardiotokographie.

Cervix, Cervix uteri: siehe Zervix.

Cerclage (Zerklage), Shirodkar: Umschlingung des Muttermundes mit einem schmalen Bändchen, Ring oder Reifen, um eine Frühgeburt zu verhindern. Wenn die Ringmuskulatur am Muttermund nicht stark genug ist, um die Frucht zu halten, kann eine Cerclage nötig sein. Manchmal entstehen dadurch Narben am Muttermund, die später seine Eröffnung erschweren.

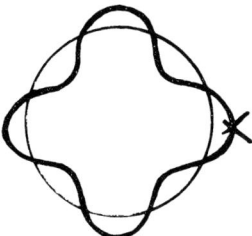

Chorionzottenbiopsie: Entnahme von Zellen aus der Gebärmutterwand (Chorionzotten), um sie auf genetische Abweichungen untersuchen zu können (= pränatale Diagnostik angeborener Erkrankungen). Der Eingriff erfolgt meist in der 10. bis 13. Schwangerschaftswoche.

Corpus uteri, Uterus: Gebärmutter.

Durchschneiden: Damit ist der Durchtritt des vorangehenden Körperteils des Kindes bei der Geburt gemeint. Kopf, Po, Fuß usw. bleiben danach außerhalb der Scheide.

Einschneiden: Vom Einschneiden spricht man in der Austreibungsphase, wenn der vorangehende Teil des Kindes in der Scheide sichtbar wird und mit jeder Wehe tiefer tritt, aber zwischen den Wehen durch die Spannung der Beckenbodenmuskulatur noch wieder zurückgedrängt wird.

Elektrokardiographie (EKG): Registrierung des Herzschlags, bei der die elektrischen Spannungsveränderungen des Herzmuskels gemessen und als Herzstromkurve (Elektrokardiogramm) aufgezeichnet werden.

Endometrium: Schleimhaut an der Innenwand der Gebärmutter.

Embryo: das ungeborene Kind von der Zeugung bis zum dritten Schwangerschaftsmonat.

Episiotomie: Dammschnitt.

Foetus: das ungeborene Kind vom vierten Schwangerschaftsmonat an bis zur Geburt.

Fontanellen: Knochenlücken im Schädel des Kindes, die erst mit dem allmählichen Zusammenwachsen der Knochen verschwinden. Bei der inneren Untersuchung können Arzt oder Hebamme an den Fontanellen erkennen, in welcher Lage das Kind sich während der Geburt befindet.

Fruchtblase, Fruchtblasensprung: siehe Blasensprung.

Fundus uteri: obere Grenze der Gebärmutter, die sich bis zum Absenken vor der Geburt allmählich höher schiebt. Diese Grenze, der Fundusstand, wird durch Tasten ermittelt.

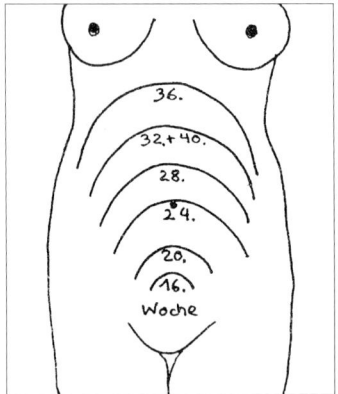

Gravidität: Schwangerschaft.
Herpes: Virus beziehungsweise Viruserkrankung, bei der kleine Bläschen entstehen (häufig am Mund und an den Geschlechtsorganen). Wenn Mütter in der letzten Woche vor der Geburt noch Herpes in der Scheide haben, wird ein Kaiserschnitt gemacht, da die Viren bei normalem Geburtsverlauf das Kind infizieren können. (Herpes kann in der Schwangerschaft behandelt werden.)
Hypertonie: hoher Blutdruck.
Hypotonie: niedriger Blutdruck.
Interspinallinie (ISpL): schmalster Durchgangspunkt des Beckens. Hat der kindliche Kopf die ISpL passiert, so ist normalerweise nicht mehr damit zu rechnen, daß es wegen des knöchernen Beckens zu Schwierigkeiten bei der Geburt kommt.

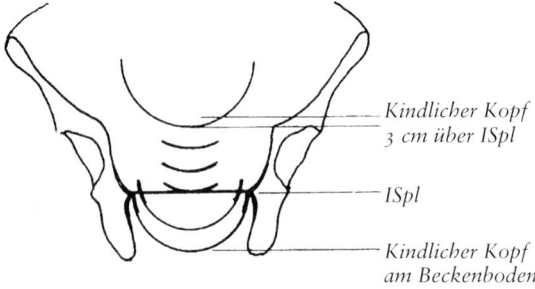

Kindlicher Kopf
3 cm über ISpl

ISpl

Kindlicher Kopf
am Beckenboden

Intrauterin: innerhalb der Gebärmutter.

Kardiotokographie, Cardiotokographie (CTG): Methode zur gleichzeitigen Erfassung der kindlichen Herztöne und der mütterlichen Wehentätigkeit.

Klitoris: Kitzler. Der kleine Schwellkörper – ähnlich dem Glied – ist die zentrale erogene Zone der Frau.

Kolostrum: Vormilch, die erste Muttermilch nach der Geburt.

Lachgas: Narkosemittel, das früher häufig zur Schmerzlinderung bei der Geburt eingesetzt wurde. Zwar kann die Frau selbst bestimmen, wann sie sich die Lachgasmaske vor das Gesicht hält, aber gerade deshalb erhält sie leicht zu wenig oder zuviel Betäubungsmittel. Wegen der ungenauen Dosierung und weil es herzkraftmindernd auf Mutter und Kind wirkt, wird Lachgas kaum noch verwendet.

Lage des Kindes: Die meisten Kinder werden mit dem Kopf voran geboren. Am häufigsten ist die mentoposteriore Hinterhauptslage, bei der Kopf und Kinn des Babys auf die Brust gebeugt sind und das Gesicht zum Steißbein der Mutter gerichtet ist. Bei anderen Lagen ist der Kopf nur wenig gebeugt oder fast gestreckt, und dabei zeigt das Gesicht des Kindes nach hinten beziehungsweise nach vorn. Bei einer Querlage oder Schräglage liegt das Kind quer oder schräg im Bauch der Mutter. Damit es normal, d. h. ohne Kaiserschnitt, geboren werden kann, muß man es drehen. Eine Beckenendlage oder Steißlage kann bedeuten, daß der Po, einer oder beide Füße, der Po und ein Fuß usw. zuerst durchtritt (Abbildung S. 179).

Laktation: Milchproduktion.

Let-down-Reflex: engl. für Loslaßreflex oder Milchflußreflex. Bei jedem Stillvorgang dauert es mehr oder weniger lange (3 Sekunden bis 3 Minuten), bis die Milch von selbst läuft. Wenn der Reflex wirkt, spürt die Frau oft ein warmes Kribbeln in der Brust.

Mamma: Brust.

Mekonium: erster Stuhlgang des neugeborenen Kindes. Mit dem M. wird das getrunkene Fruchtwasser ausgeschieden. Es ist zäh, klebrig und grünlich-schwarz.

Multipara: Mehrgebärende, eine Frau, die schon ein Kind geboren hat und ein zweites (drittes usw.) bekommt.

Myometrium: dreischichtige Muskulatur der Gebärmutter.

Nidation: Einnisten der Frucht (Embryo) in die Gebärmutterschleimhaut und Entwicklung der Plazenta.

Ostipation: Verstopfung. Am besten durch schlackenreiche Ernährung und Bewegung zu beheben. Abführmittel haben Nebenwirkungen und können zur Gewöhnung führen.

Oss coccygis, Ossa coxae, Os sacrum: Bestandteile des knöchernen Beckens. Ihre Größe, Durchmesser und das Verhältnis zu einander werden ermittelt, um festzustellen, ob das Kind durch das Becken paßt.

Placenta, Plazenta: Mutterkuchen, mit dem das Kind über die Nabelschnur verbunden ist und der es versorgt. Die P. wird als Nachgeburt geboren.

Placenta praevia: eine Plazenta, die sich über den Rande des Muttermundes geschoben hat (P. p. partialis) oder ihn ganz bedeckt (P. p. totalis oder centralis). Jede Blutung in der zweiten Schwangerschaftshälfte oder zu Geburtsbeginn kann ein Hinweis auf eine P. p. sein. Die Blutung entsteht durch Einrisse, die unvermeidlich sind, wenn sich der Muttermund öffnet und dadurch der »Boden« unter der Plazenta weggezogen wird. (Risiko: Blutverlust bei der Mutter und mangelnde Versorgung des ungeborenen Kindes; Kaiserschnitt ist notwendig.).

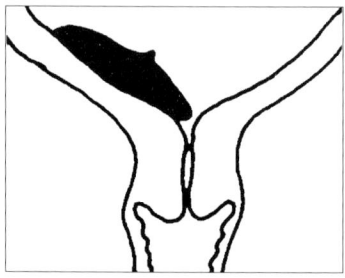 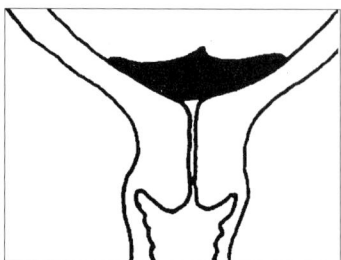

Portio: siehe Zervix.
Primipara: Erstgebärende. Bei Frauen, die ihr erstes Kind bekommen, öffnet sich erst der innere, dann der äußere Muttermund.

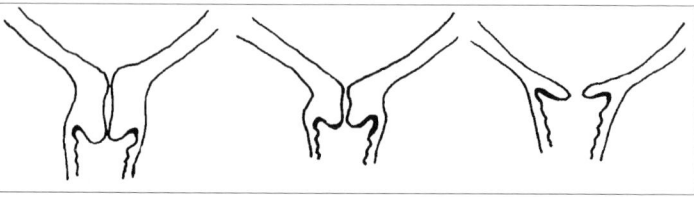

Bei Mehrgebärenden öffnen sich innerer und äußerer Muttermund gleichzeitig. Daher ist die Eröffnungsphase meist kürzer.

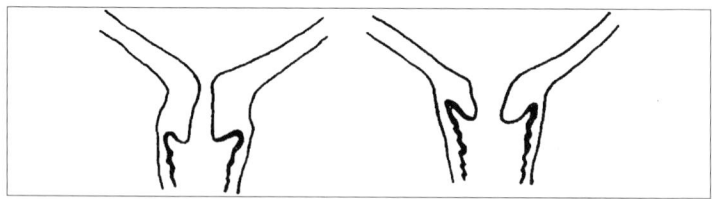

Prophylaxe: Vorbeugung.
Psychoprophylaxe: seelische Vorbeugung.
Protrahierte Geburt: verzögerter Geburtsverlauf.
Rektale Untersuchung: innere Untersuchung durch den After. Da das Gewebe zwischen Scheide und Enddarm verhältnismäßig dünn ist, kann die Lage des Kindes oder die Muttermundsöffnung auch bei einer rektalen Untersuchung erfühlt werden. Vorteil: Weniger Krankheitserreger kommen in die Scheide.

Nachteil: Manchmal schmerzhafter, da der Schließmuskel am After häufig willkürlich angespannt wird.

Sectio: Kaiserschnitt.

Self demand feeding, feeding on demand: engl. für essen/trinken auf Verlangen/nach Bedarf. Gestillte Babys »wissen« selbst, wann sie Nahrung brauchen. Neugeborene gedeihen besser, wenn sie Milch bekommen, wann und soviel sie wollen. (Bei Flaschenkindern ist es besser, sich an einen festen Rhythmus zu halten, da sie sonst leichter überfüttert werden.)

Striae: Schwangerschaftsstreifen.

Tokolyse: Hemmung der Wehentätigkeit durch Bettruhe, Schonung oder Medikamente.

Uterus: Gebärmutter.

Uterusruptur: Einrisse in der Gebärmutter, die auf verschiedenen Wegen entstehen können: Querlage des Kindes, Überstimulation der Wehentätigkeit, Narben an der Gebärmutter (z.b. nach einem Kaiserschnitt) beziehungsweise am Muttermund (z.b. nach Cerclage), Tumore oder Mißbildungen.

Übergangsmilch: Nach dem Kolostrum bildet die Brust etwa für zwei Wochen die Übergangsmilch. Sie ist den Bedürfnissen des Neugeborenen ideal angepaßt, genauso wie die Muttermilch – auch reife Frauenmilch genannt –, die die Brustdrüsen danach produzieren.

Übertragung: Wenn das Kind 14 Tage nach dem errechneten Geburtstermin noch nicht gekommen ist, spricht man von Übertragung. Geburten finden aber selten am Termin statt, 14 Tage vor beziehungsweise nach dem errechneten Datum gelten als normal.

Vagina: Scheide. Eine vaginale Untersuchung ist eine innere Untersuchung durch die Scheide.

Vulva: äußere Geschlechtsteile der Frau.

Zeichen: leicht blutiger, schleimiger Ausfluß während der Eröffnungsphase. Er ist ein Zeichen, daß die Eröffnungsphase beginnt. Das Bluten entsteht durch kleine, harmlose Risse am Muttermund.

Zervix: der untere Teil der Gebärmutter, der auch als Gebärmutterhals bezeichnet wird. Die Zervix reicht vom inneren Muttermund über den Zervixkanal bis zum äußeren Muttermund. Die Portio vaginalis ragt in die Scheide hinein. In der Umgangssprache wird einfach von »Muttermund« gesprochen. In der medizinischen Fachsprache bezeichnet man die Portio als geburtsbereit, wenn der Muttermund weich und dünn ist. Am Eröffnungsgrad der Zervix lesen die Geburtshelfer den Fortschritt der Geburt ab.

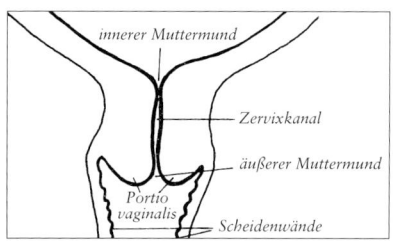

Liste mit angenehmen Extras für Haus- oder Krankenhausgeburt

Vorher besorgen oder vorbereiten

- ein wasserundurchlässiges Tuch (z.B. Molton) unter das Bettlaken spannen, falls nachts Fruchtwasser abgeht;
- ein Haarband, um lange Haare zusammenzubinden;
- einen Handspiegel, damit Sie selbst sehen können, welche Fortschritte Sie in der Austreibungsphase machen;
- Traubenzucker oder Honig, um sich zwischendurch zu stärken;
- um Durst zu löschen und zur Unterstützung der Plazenta, Kräutertee kochen;
- Traubensaft oder einen anderen Saft, den Sie gern mögen;
- einen kleinen Schwamm oder Lappen auskochen (Den können Sie in Tee oder Saft tauchen und dann aussaugen, falls Sie bei der Geburt viel liegen.);
- Öl zum Massieren (Puder wird leicht krümelig, da Sie wahrscheinlich schwitzen.);
- einen Fettstift für die Lippen, die vom vielen Atmen austrocknen;
- warme Socken anziehen, da die Füße leicht kalt werden;
- etwas zum Essen bereitstellen oder mitnehmen, damit sich Ihr Partner oder die Freundin zwischendurch stärken können;
- an wichtige Dokumente denken (Mutterpaß, Versicherungskarte usw.).

Für hinterher einstecken oder griffbereit hinlegen

- Münzen und/oder eine Telefonkarte für den Fernsprecher und die wichtigsten Telefonnummern;
- Briefmarken und Briefpapier, eventuell bereits adressiert;
- Fotoapparat für erste Aufnahmen;
- relativ große Einmalslips aus Zellstoff, so sparen Sie Wäsche, weil Sie in den ersten Tagen noch bluten;
- Salz für Sitzbäder, falls Sie eine Dammnaht haben;
- weiches Toilettenpapier für zu Hause oder im Krankenhaus;
- Schlafanzugjacke, Bluse, Herrenhemd oder ein Nachthemd, das vorne durchgeknöpft ist (Damit läßt sich bequem stillen.);

Auch wenn Sie alles für eine Hausgeburt vorbereitet haben, ist es besser, sich eine kleine Tasche mit den (für Sie) wichtigsten Utensilien zu packen, falls plötzlich Komplikationen entstehen und Sie doch ins Krankenhaus müssen.

Fragen an Hebammen und Ärzte

Bevor Sie sich für eine Haus- oder Klinikgeburt entscheiden, ist es gut, sobald wie möglich die Einstellung der Geburtshelfer herauszufinden. Fragen Sie Ihre Hebamme, den betreuenden Arzt oder im Krankenhaus auf einem der Informationsabende danach, was bei einer normalen Geburt oder bei bestimmten Komplikationen gemacht wird.

Wenn Sie besondere Wünsche haben, etwa zur Schmerzlinderung, Akupunktur oder homöopathische Mittel möchten, müssen Sie sich eine Klinik suchen, die das ermöglicht und eventuell einen weiteren Weg auf sich nehmen. Frauen, die ihr Kind im Wasser gebären wollen, wenden sich am besten an eine darauf spezialisierte Klinik.

Lassen Sie sich auch den Kreißsaal zeigen und eventuell die Station, auf der Sie nach der Geburt wahrscheinlich ein paar Tage bleiben werden.

Es ist natürlich nicht besonders sinnvoll, mit dem folgenden Fragenkatalog loszuziehen und die Hebamme oder den Arzt/die Ärztin Punkt für Punkt abzufragen. Wenn Sie bei jeder Vorsorgeuntersuchung ein paar spezielle Probleme ansprechen, bekommen Sie mit der Zeit eine Menge Informationen.

Reden Sie auch viel mit anderen Müttern. Eine Menge klärt sich im Gespräch mit Frauen, die ihr Kind in dem Krankenhaus geboren haben, in das Sie auch gehen wollen, oder dieselbe Hebamme hatten.

- Legen Arzt und/oder Hebamme Wert darauf, daß die Geburt so natürlich wie möglich verläuft?
- Klären Sie auch, was für Sie beziehungsweise Ihre Geburtshelfer »natürlich« heißt.
- Kann Ihr Mann, ein Geschwisterkind oder/und eine Freundin bei der Geburt dabeisein? Auch wenn Komplikationen auftreten?
- Werden Vorbereitungskurse für Paare angeboten oder empfohlen? Gibt es Geburtsfilme oder spezielle Abende für Väter?
- Wie wird darauf eingegangen, wenn Sie sich nach einer bestimmten Methode vorbereitet haben? Was empfehlen die Geburtshelfer, was machen sie mit? (Was nicht?)
- Gibt es Pezziball, Gebärstuhl, Becken für Wassergeburt in einem der Kreißsäle, in allen Kreißsälen?
- Gibt es gemütlich eingerichtete Kreißsäle (großes, breites Bett)?
- Wie lange dauert der normale Krankenhausaufenthalt? (Denken Sie daran, daß Sie jederzeit nach Hause gehen können.)
- Wird routinemäßig rasiert, ein Einlauf gegeben oder eine Infusion (Braunüle legen) vorbereitet?
- Können Sie sich frei bewegen, umherlaufen, knien, hocken usw.? Oder müssen Sie im Bett liegen, selbst wenn alles normal verläuft?
- Wird zur Herzton- und Wehenüberwachung routinemäßig ein CTG angeschlossen? Welche Art von CTG-Kontrolle gibt es – auch drahtlose, so daß Sie umhergehen können? (Lassen Sie sich die Geräte zeigen und erklären.)
- Welche Medikamente werden meist gegeben (schmerzlindernde, Wehenmittel, etwas für die Nachgeburt)?
- Wieviel Prozent der Frauen gebären mit einer PDA?
- Unter welchen Umständen wird eine Geburt eingeleitet? Wie viele Tage nach dem errechneten Geburtstermin? Nach welchem Schema wird verfahren (erst Fruchtblase öffnen, dann welche Hormone)?
- Wieviel Zeit läßt man Ihnen für die Austreibungsphase, ehe ein Damm-

schnitt gemacht wird und Forzepszangen beziehungsweise Saugglocke genommen wird?

- Wie hoch ist in dieser Klinik/bei dieser Hebamme der Anteil der Frauen, die einen Dammschnitt haben?
- Wieviel Prozent der Kinder kommen hier mit Kaiserschnitt, durch Zange oder Saugglocke auf die Welt?
- Wer wird wahrscheinlich entbinden? Eine Hebamme? Welcher Arzt, welche Ärztin?
- Wie viele Hebammen sind normalerweise für wie viele Geburten zuständig?
- Werden in der Klinik Hebammen und Mediziner ausgebildet? Können die im Kreißsaal anwesend sein und zuschauen? (Sie haben das Recht, das abzulehnen!)
- Wie hell ist es im Kreißsaal? Wird grelles Licht abgeschaltet? Wird der Raum abgedunkelt – zur und nach der Geburt?
- Wann wird die Nabelschnur durchtrennt?
- Können Sie bei der Austreibung in der Hocke sitzen, auf allen vieren knien oder zumindest aufgerichtet sitzen?
- Wird das Baby Ihnen unmittelbar nach der Geburt auf den Bauch gelegt? Oder können Sie es eventuell sogar selbst herausheben?
- Bekommen Sie Ihr Baby nackt, oder wird es erst eingewickelt?
- Können Sie das Kind gleich an die Brust legen?
- Werden die Atemwege routinemäßig abgesaugt? Wird die Speiseröhre mit einer Magensonde geprüft?
- Bleibt die Käseschmiere dran oder wird sie abgewaschen, abgerieben?
- Wann wird das Baby gewaschen und gewogen?
- Können Vater, Mutter und Kind ungestört eine Zeit nach der Geburt miteinander verbringen? Wann, wo und wie lange?
- Wird routinemäßig eine Spritze gegeben, um der Loslösung der Plazenta nachzuhelfen?
- Wieviel Zeit läßt man Ihnen für die Nachgeburtsphase, ohne in den natürlichen Prozeß einzugreifen?
- Können Sie eventuell die Plazenta in der Hocke herauspressen, wenn sie nicht leicht kommt?
- Wer wird Schnitt oder Riß nähen, falls das nötig ist?
- Wie viele Betten stehen auf der Station in einem Zimmer?
- Gibt es Rooming-in? Wie wird es gehandhabt?
- Wie werden Mütter, die stillen wollen, unterstützt? Gibt es Stillzeiten, oder können Sie jederzeit stillen?
- Bringt man Ihnen das Kind, wenn es nachts im Säuglingszimmer weint, oder wird dann etwas (was?) zugefüttert? Oder bekommt es nur ungesüßten Tee?
- Wann wird zugefüttert? Aus welchem Grund?
- Wann muß ein Kind auf die Intensivstation?
- Wo ist die nächste Neugeborenenintensivstation? Können Sie dorthin mitverlegt werden? Können Sie gegebenenfalls Ihre Milch abpumpen, und bekommt Ihr Kind diese Milch?
- Wie sind die Besuchszeiten?

Rechte und Ansprüche auf soziale Leistungen in der Schwangerschaft, bei der Geburt und danach

Das Mutterschutzgesetz

Dieses Gesetz ist für alle werdenden Mütter wichtig. Eine verständliche Broschüre mit der jeweils aktuellen Fassung können Sie beim Bundesministerium für Familie, Senioren, Frauen und Jugend, 53107 Bonn, bestellen.

Das Mutterschutzgesetz gilt für Arbeitnehmerinnen, für Haushaltsgehilfinnen und Heimarbeiterinnen. Für Hausfrauen und Selbständige gilt es nicht. (Ob diese Mutterschaftsgeld erhalten, hängt vor allem von der Art ihrer Krankenversicherung ab.) Im Beamtenrecht sind die Regelungen für Beamtinnen festgelegt.

Kündigungsschutz

Eine werdende Mutter steht unter Kündigungsschutz. Er gilt vom Beginn der Schwangerschaft bis vier Monate nach der Geburt des Kindes. Eine Verlängerung des Kündigungsschutzes tritt ein, wenn die Frau – oder der Mann – Erziehungsurlaub in Anspruch nimmt.

Sobald eine Frau weiß, daß sie schwanger ist, sollte sie ihren Arbeitgeber darüber informieren, auch über den voraussichtlichen Tag der Entbindung.

Wenn es dem Arbeitgeber genügt, nur mündlich unterrichtet zu werden, und er ausdrücklich eine ärztliche Bescheinigung verlangt, muß er die anfallenden Kosten selbst übernehmen.

Der Arbeitgeber ist gesetzlich verpflichtet, dem Gewerbeaufsichtsamt die Schwangerschaft mitzuteilen. Anderen Personen darf er nichts darüber sagen, auch nicht den Kollegen der schwangeren Frau (Ausnahmen sind der Betriebsrat und Sicherheitsingenieure).

Der Arbeitgeber ist auch verpflichtet, das Gewerbeaufsichtsamt zu verständigen, wenn eine Schwangere von sich aus kündigt.

Erhält eine Schwangere trotz vorheriger Schwangerschaftsmeldung eine Kündigung, muß sie innerhalb von zwei Wochen den Arbeitgeber noch einmal, am besten mit Attest, auf ihre Schwangerschaft hinweisen und sich – möglichst schriftlich oder per Einschreiben – gegen die Kündigung wehren. Wenn die Frau noch nichts von ihrer Schwangerschaft wußte, als ihr gekündigt wurde, ist die Kündigung ebenfalls gegenstandslos.

Auf keinen Fall sollten Sie eine Kündigung annehmen, es sei denn, die für den Arbeitsschutz zuständige oberste Landesbehörde – oder eine von ihr bestimmte Stelle – hat die Kündigung bereits für zulässig erklärt. Als werdende Mutter erhalten Sie in diesem Fall von der Behörde eine Nachricht, und für den Zeitraum der Schutzfrist bekommen Sie in der Regel auch Mutterschaftsgeld.

Bei einer nicht genehmigten Kündigung durch den Arbeitgeber empfiehlt es sich, zunächst das Gewerbeaufsichtsamt zu verständigen und sich dort Rat zu holen. Sollte die Vermittlung dieses Amtes erfolglos bleiben, kann eine sogenannte »Feststellungsklage« beim Arbeitsgericht erhoben werden.

Zu beachten ist, daß einer Haushaltsgehilfin, die normalerweise mit hauswirtschaftlichen, erzieherischen oder pflegerischen Aufgaben betreut ist, nach Ablauf des fünften Monats ihrer Schwangerschaft fristgerecht gekündigt werden darf. Bis zum Einsetzen des Mutterschaftsgeldes erhält sie dann eine staatliche Sonderunterstützung, die ihrem Nettogehalt entspricht.

Wer als Haushaltsgehilfin anzusehen ist und welche besonderen Bestimmungen aktuell gelten, können Sie beim staatlichen Gewerbeaufsichtsamt erfahren.

Maßnahmen am Arbeitsplatz

Jeder Arbeitgeber muß zum Schutz von Schwangeren besondere Maßnahmen treffen. Auch der Arbeitsplatz selbst muß entsprechend eingerichtet sein – das gilt vor allem für Werkzeuge und Maschinen.

Wenn eine werdende Mutter bei der Arbeit ständig sitzen muß, hat der Arbeitgeber ihr Gelegenheit zu kurzen Unterbrechungen zu geben. Wenn sie ständig gehen oder stehen muß, ist für Sitzgelegenheiten zu sorgen.

Nach Ablauf des fünften Monats darf eine werdende Mutter nicht länger als vier Stunden täglich stehend beschäftigt werden. Im Gesetz heißt es sogar, daß ein Arbeitgeber verpflichtet werden kann, Liegeräume einzurichten.

Schwangere dürfen nicht mit schweren körperlichen Arbeiten und nicht mit Tätigkeiten belastet werden, bei denen etwa Unfallgefahr besteht oder bei denen die Frauen gesundheitsgefährdenden Stoffen oder Strahlen, Staub, Gasen, Dämpfen, Hitze, Kälte, Nässe, Erschütterungen oder Lärm ausgesetzt sind.

Verboten sind alle Arbeiten am Fließband mit vorgeschriebenem Arbeitstempo und alle Tätigkeiten, bei denen durch gesteigertes Arbeitstempo ein höheres Entgelt erzielt werden kann. Aus diesen Verboten entstehen werdenden Müttern jedoch keine finanziellen Nachteile. Der Arbeitgeber muß den Durchschnittsverdienst aus der Zeit vor der Schwangerschaft weiterzahlen.

Die meisten dieser Bestimmungen gelten auch für stillende Mütter, denen täglich zudem zweimal eine halbe oder einmal eine ganze Stunde Pause zum Stillen zusteht.

In der Schwangerschaft und während der Stillzeit dürfen Frauen nicht nachts zwischen 20 und 6 Uhr arbeiten und auch nicht an Sonn- und Feiertagen beschäftigt werden. In einigen Gewerbezweigen gibt es Ausnahmen. Bei heiklen Grenz- oder Streitfällen schaltet man am besten das Gewerbeaufsichtsamt ein. Wenn nach ärztlichem Zeugnis Leben oder Gesundheit von Mutter oder Kind bei weiterer Beschäftigung gefährdet sind, muß die Mutter von der Arbeit freigestellt werden.

Schutzfristen

Die letzten sechs Wochen vor dem Geburtstermin darf jede Schwangere zu Hause bleiben. Sie muß es aber nicht (bis auf die letzten sechs Tage vor dem Entbindungstermin). Tritt die Geburt des Kindes später ein als angenommen, verlängert sich die Schutzfrist automatisch.

Eine Frau, die weiterarbeiten möchte, muß das ihrem Arbeitgeber ausdrücklich erklären. Sie kann die Entscheidung allerdings jederzeit rückgängig machen. – Solange Sie weiterarbeiten, erhalten Sie kein Mutterschaftsgeld, da ja Lohn gezahlt wird.

Die ersten acht Wochen nach der Geburt darf eine Frau nicht beschäftigt werden, selbst wenn sie es wünschen sollte. Für diese Zeit gilt ein absolutes Beschäftigungsverbot. Bei Früh- und Mehrlingsgeburten verlängert sich die Frist auf zwölf Wochen.

Eine Mutter, die stillt, hat Anspruch auf Stillpausen während der Arbeitszeit, und zwar mindestens zweimal eine halbe Stunde oder einmal eine ganze Stunde täglich – bei einer Arbeitszeit von acht Stunden. Hierdurch darf kein Verdienstausfall entstehen. Auch darf eine Mutter die Stillpausen nicht vor- oder nacharbeiten, und die Zeit darf nicht auf die betrieblich festgelegten Ruhepausen angerechnet werden.

Mit dem Ende der Schutzfristen endet nicht der Mutterschutz. Er setzt sich im Erziehungsurlaub fort.

Kündigung nach der Schutzfrist

Viele Frauen wollen nach Ablauf der Schutzfrist die Arbeit nicht wieder aufnehmen, um ihr Kind selbst zu betreuen. Es kann auch sein, daß eine Mutter nach der Entbindung nur bedingt arbeitsfähig geschrieben wird, dann darf sie nur entsprechend ihrer Leistungsfähigkeit arbeiten.

Sie können Ihr Arbeitsverhältnis während der Schwangerschaft und der Schutzfrist von sich aus auflösen, und zwar zum Ende der Schutzfrist nach der Geburt. Dabei brauchen Sie die Kündigungsfrist nicht einzuhalten. Falls Sie Erziehungsurlaub genommen haben, müssen Sie die Kündigungsfristen einhalten oder drei Monate vor dessen Ende kündigen.

Wird eine Mutter innerhalb eines Jahres nach der Geburt des Kindes in ihrem früheren Betrieb wieder eingestellt, bleiben ihr alle Rechte erhalten, die sie vorher erworben hat (z.B: Vorteile, die mit den Jahren der Betriebszugehörigkeit verknüpft sind). Voraussetzung ist allerdings, daß Sie zwischendurch nicht in einem anderen Betrieb beschäftigt waren.

Frauen, die im öffentlichen Dienst tätig sind, sollten prüfen, ob ihnen ein sogenanntes Übergangsgeld zusteht. Wichtig ist, darauf zu achten, daß nicht unberechtigterweise das 13. Monatsgehalt, Weihnachtsgeld oder andere Gratifikationen vorenthalten werden.

Das Mutterschutzgesetz gilt natürlich auch für Auszubildende. Wenn das Lehrziel nicht gefährdet ist, braucht die Unterbrechungszeit nicht nachgeholt zu werden. Ebenso muß eine Schwangere, die noch zur Schule geht, die Schule nicht verlassen.

Wo gibt es nähere Auskünfte über die verschiedenen Fragen des Mutterschutzes?

- Beim Betriebsrat;
- bei der Rechtsauskunftstelle der Gewerkschaften, sofern Sie Mitglied sind;
- bei Ihrer Krankenkasse;

• beim Gewerbeaufsichtsamt oder einer anderen staatlichen Stelle (Die Adressen erfahren Sie beim Landesministerium für Arbeit und Soziales.).

Mutterschaftsgeld
Das Mutterschaftsgeld zahlen die Krankenkassen, in Abhängigkeit vom Verdienst wird ein Zuschuß vom Arbeitgeber übernommen.

Schwangere, die Mitglied einer gesetzlichen Krankenkasse (oder Ersatzkasse) sind, erhalten normalerweise das Mutterschaftsgeld von ihrer Krankenkasse. Ein Anspruch besteht aber nur, wenn Sie zwischen dem zehnten und vierten Monat vor der Geburt mindestens zwölf Wochen lang beschäftigt waren (oder in dieser Zeit – zum Beispiel als Selbständige – Mitglied der Krankenkasse waren). Zu Beginn der Schutzfrist, also sechs Wochen vor dem voraussichtlichen Geburtstermin, müssen Sie zudem noch in einem Arbeitsverhältnis stehen, sofern dieses nicht zulässig vom Arbeitgeber gekündigt wurde.

Als Mutterschaftsgeld wird das durchschnittliche Nettogehalt der letzten drei Monate gezahlt. Es beträgt höchstens 25 DM für den Kalendertag. Übersteigt Ihr Nettoentgelt diesen Höchstsatz, ist der Arbeitgeber verpflichtet, den Unterschied als Zuschuß zum Mutterschaftsgeld zu zahlen. Der Anspruch auf den Zuschuß besteht nur während der Schutzfrist, er gilt nicht für den Erziehungsurlaub und nur so lange, wie das Arbeitsverhältnis besteht. Er muß vom Arbeitgeber aber auch an privat- und nichtversicherte Arbeitnehmerinnen bezahlt werden. (Der Arbeitgeberzuschuß ist generell lohnsteuer- und einkommensteuerfrei. Das gilt auch für das Mutterschaftsgeld und die Sonderunterstützungen für Haushaltsgehilfinnen, denen zum Ablauf des fünften Schwangerschaftsmonats gekündigt wurde.)

Ab wann Mutterschaftsgeld gezahlt wird, hängt von einem Zeugnis ab, in dem Arzt oder Hebamme den voraussichtlichen Geburtstermin angeben. Die Schwangere muß dieses Zeugnis rechtzeitig bei der Krankenkasse vorlegen. Es darf aber nicht früher als eine Woche vor Beginn der Schutzfrist ausgestellt worden sein. Irren sich Arzt oder Hebamme über den Zeitpunkt der Geburt, verlängert sich die Bezugsdauer des Mutterschaftsgeldes entsprechend.

Schwangere, die nicht Arbeitnehmerinnen sind – also z.B. Selbständige –, aber bei einer gesetzlichen Krankenkasse mit Anspruch auf Krankengeld versichert sind, erhalten von der Kasse Mutterschaftsgeld in Höhe des Krankengeldes.

Ein Mutterschaftsgeld von insgesamt höchstens 400 DM erhalten werdende Mütter, die bis zum Beginn der Schutzfrist in einem Arbeitsverhältnis stehen, aber nicht Mitglied einer gesetzlichen Krankenkasse sind (z.B. privat Versicherte). Auch Frauen, die in einer gesetzlichen Krankenkasse familienversichert sind – z.B. bei geringfügigem Einkommen –, haben Anspruch auf dieses Geld. Zuständig hierfür ist das Bundesversicherungsamt, Reichpietschufer 74-76, 10785 Berlin.

Schwangere, die arbeitslos sind und bei Beginn der Schutzfrist noch Arbeitslosengeld, Arbeitslosenhilfe oder Unterhaltsgeld erhalten, bekommen von der Krankenkasse ein Mutterschaftsgeld in der Höhe ihres Arbeitslosengeldes, der Arbeitslosenhilfe beziehungsweise des Unterhaltsgeldes.

Werdende Mütter, die selbstversichert sind, aber keinen Anspruch auf Mutterschaftsgeld haben, erhalten von ihrer Krankenkasse nur ein einmaliges Entbindungsgeld von 150 DM.

Bei Fragen zur Kranken- und Arbeitslosenversicherung wenden Sie sich am besten direkt an Ihre Krankenkasse. Im Gespräch mit einem Sachbearbeiter ist die Beratung oft besser und verständlicher als durch Broschüren.

Bundeserziehungsgeldgesetz

Erziehungsgeld

Mütter oder Väter können für längstens zwei Jahre nach der Geburt ihres Kindes Erziehungsgeld erhalten. Der höchste – aber bei höheren Einkommen verminderte Satz – beträgt 600 DM monatlich.

Das Geld wird unabhängig von der bisherigen Tätigkeit bezahlt. Sowohl Hausfrauen als auch Arbeitnehmerinnen, Beamtinnen, Selbständige oder mithelfende Angehörige erhalten es. Auch Arbeitslose bekommen Erziehungsgeld. Es kann aber günstiger sein, statt dessen (weiter) Arbeitslosengeld zu beziehen. Das hängt von mehreren Faktoren ab – unter anderem der Dauer der Arbeitslosigkeit. Am besten, Sie lassen sich von der Erziehungsgeldstelle oder beim Arbeitsamt beraten.

Erziehungsgeld wird zusätzlich zur Ausbildungsförderung, zu Wohngeld, Arbeitslosenhilfe und Sozialhilfe gezahlt. Es ist steuer- und pfändungsfrei.

Mütter und Väter entscheiden selbst, an wen das Erziehungsgeld gezahlt wird (sofern beide einen Anspruch haben). Sie können sich auch abwechseln.

Es ist am besten, gleich nach der Geburt Erziehungsgeld zu beantragen, da es nur für sechs Monate rückwirkend bezahlt wird. Ein Antrag deckt jeweils nur ein Jahr ab, muß also für das zweite Lebensjahr des Kindes neu gestellt werden.

Einen Anspruch auf Erziehungsgeld haben Eltern, die ihren Wohnsitz in Deutschland haben, ihr Kind vorwiegend selbst erziehen, Personensorge für ihr Kind haben und nicht erwerbstätig sind beziehungsweise nicht mehr als 19 Stunden pro Woche arbeiten. Ein Anspruch besteht in der Regel auch für nichteheliche Kinder oder Kinder des Ehepartners, ebenso für angenommene oder adoptierte Kinder. Auch Auszubildende, Schüler und Studenten können Erziehungsgeld erhalten, genauso wie Ausländer mit einer Aufenthaltsberechtigung oder Aufenthaltserlaubnis. (Auch in anderen Fällen, etwa für Grenzgänger aus Nachbarstaaten, kann es sich lohnen, Erziehungsgeld zu beantragen.)

Die Höhe des Geldes hängt unter anderem von der Anzahl der Kinder ab. Zum Beispiel ist es bei Zwillingen doppelt so hoch, und wenn in der Zweijahresfrist ein zweites Kind geboren wird, steigt der Betrag ebenfalls. Allerdings wird das Mutterschaftsgeld (bis auf wenige Ausnahmen) auf das Erziehungsgeld angerechnet: Erhalten Sie weniger als 600 DM Mutterschaftsgeld, dann wird der Betrag bis zu dieser Höchstgrenze durch das Erziehungsgeld aufgestockt.

Bei höheren Einkommen wird das Erziehungsgeld vermindert oder gar
nicht gezahlt (z.B. an Verheiratete mit einem Jahreseinkommen von über
100.000 DM, Alleinerziehende 75.000 DM). Nach dem sechsten Lebensmonat liegen die Einkommensgrenzen niedriger: Ehepaare mit einem Kind erhalten zum Beispiel volles Erziehungsgeld bei einem Jahreseinkommen von bis zu
29.400 DM, prozentual verringert wird es bis zu 46.200 DM Jahreseinkommen. Wer mehr verdient, bekommt kein Erziehungsgeld. – Bei der Berechnung
werden Eltern, die in einer eheähnlichen Gemeinschaft leben, wie Ehepartner
behandelt.

In den einzelnen Bundesländern sind unterschiedliche Ämter für den Antrag
auf Erziehungsgeld zuständig (Bezirksämter, Jugendämter, Versorgungsämter
usw.)

Die Broschüre »Erziehungsgeld Erziehungsurlaub« vom Bundesministerium
für Familie, Senioren, Frauen und Jugend, Rochusstr. 8-10, 53123 Bonn nennt
Ihnen die jeweilige Anlaufstelle und wird inhaltlich regelmäßig auf den aktuellen Stand gebracht.

Erziehungsurlaub
Erwerbstätige Mütter und Väter können Erziehungsurlaub beantragen, um ihr
Kind weitgehend selbst zu betreuen.

Erziehungsurlaub kann bis zum Ende der dritten Lebensjahres genommen
werden, in dieser Zeit bleibt das Arbeitsverhältnis erhalten, außerdem besteht
Kündigungsschutz. Sie können jedoch fristgemäß kündigen. (Soll zum Ende
des Erziehungsurlaubs gekündigt werden, beträgt die Frist drei Monate.) Bei
Wiederaufnahme der Arbeit kann man Sie auf einen anderen Arbeitsplatz um-
setzen, der muß aber gleichwertig und darf nicht schlechter bezahlt sein.

Mutter und Vater eines Kindes können nicht gleichzeitig Erziehungsurlaub
nehmen, aber sie können sich bis zu dreimal abwechseln.

Jeweils vier Wochen vor seinem Beginn muß der Erziehungsurlaub beim Arbeitgeber – zur Sicherheit schriftlich – angemeldet werden. Aus der Anmeldung
muß auch hervorgehen, wie lange er dauern soll.

Einen Anspruch auf Erziehungsurlaub haben Eltern, die erwerbstätig, in der
Ausbildung oder arbeitslos sind. Sie müssen mit ihrem Kind in einem Haushalt
leben, es weitgehend selbst betreuen und dürfen nicht mehr als 19 Stunden die
Woche Teilzeitarbeit leisten. Auch bei einer Adoption, für Kinder des Ehepartners und in anderen besonderen Fällen kann Erziehungsurlaub beantragt
werden. In Härtefällen erhalten ihn zum Beispiel sogar Großeltern oder Geschwister.

Einzelheiten zum Erziehungsurlaub erfahren Sie in der bereits erwähnten
Broschüre des Bundesministeriums für Familie, Senioren, Frauen und Jugend,
Rochusstr. 8-10, 53123 Bonn. Dort finden Sie auch die Adressen der Behörden
und Ämter, die bei Problemen und Beschwerden in den einzelnen Bundesländern zuständig sind.

Leistungen für (werdende) Mütter

Jede Schwangere, die in der (gesetzlichen) Krankenversicherung versichert ist, hat nicht nur Anspruch auf Mutterschafts- beziehungsweise Entbindungsgeld, sondern auch auf

- ärztliche Betreuung und Hebammenhilfe;
- Versorgung mit Arznei-, Verband- und Heilmitteln;
- stationäre Entbindung;
- häusliche Pflege;
- eine Haushaltshilfe.

Wenn Sie privat versichert sind, müssen Sie genau nachfragen, welche Leistungen Ihre Kasse erstattet.

Die Krankenkassen übernehmen bei einer Geburt in der Regel bis zum sechsten Tag nach der Entbindung alle anfallenden Kosten. Die meisten Frauen haben dann die Klinik verlassen. Wieder zu Hause, entstehen aber öfter Probleme, etwa mit der Gebärmutterrückbildung, der Dammnaht, dem Stillen oder dem Nabel des Kindes, und meist ergeben sich erst jetzt – gerade beim ersten Kind – viele neue Fragen. Hebammen, die zu Ihnen nach Hause kommen und Sie und das Baby betreuen, können dann mit praktischen Tips und im Erfahrungsaustausch viel Hilfe geben.

Die Hebammenhilfe (Nachsorge) steht Müttern bis zum zehnten Tag nach der Geburt zu. Bei besonderen Schwierigkeiten werden zusätzliche Hebammenbesuche von den Krankenkassen erstattet, und zwar bis zu achtmal in den ersten acht Wochen.

Die Krankenversicherungen kommen nicht nur für stationäre Geburten auf, sondern übernehmen auch bei Geburten in anderen Einrichtungen und bei Hausgeburten die anfallenden Kosten.

Schwangere und Mütter kurz nach der Entbindung sollten Haushaltshilfe beantragen, sofern sie den Haushalt nicht weiterführen können und keine im Haushalt lebende Person diese Arbeit übernehmen kann. Zudem haben Frauen Anspruch auf häusliche Pflege, wenn dies in der Schwangerschaft oder nach der Geburt erforderlich ist.

Vorsorgeuntersuchungen

Die (gesetzlichen) Krankenkassen bezahlen für Schwangere eine regelmäßige ärztliche Betreuung, die sogenannten »Vorsorgeuntersuchungen«. Dazu brauchen Sie nur den Krankenschein oder einen entsprechenden Versicherungsausweis. (Für nicht krankenversicherte Frauen übernimmt die Kosten das Sozialamt.)

Vorsorgeuntersuchungen, die in den ersten Monaten mindestens alle sechs Wochen, in den letzten zwei Monaten alle 14 Tage gemacht werden, sind sehr wichtig. Aber viele Frauen nehmen sie überhaupt nicht in Anspruch. Dabei ist erwiesen, daß die Säuglingssterblichkeit bei Müttern, die nicht zur Vorsorge gehen, doppelt so hoch ist wie bei Müttern, die alle Vorsorgemaßnahmen beachten.

Die Untersuchungen dienen Mutter und Kind. Sie ermitteln unter anderem Blutgruppenunverträglichkeiten, Stoffwechselstörungen oder den fehlenden Schutz der Mutter vor Röteln. (Ein Infektion während der Schwangerschaft kann das Ungeborene schädigen.) Der Arzt überprüft jedes Mal auch den Entwicklungsstand des Kindes.

Jede werdende Mutter erhält von ihrem Arzt einen sogenannten Mutterpaß. In ihn werden fortlaufend die wichtigsten Ergebnisse der ärztlichen Untersuchung eingetragen; außerdem Blutgruppe, Rhesusfaktor und alle anderen wesentlichen Erkrankungen. Ebenso werden alle verordneten Medikamente und der Geburtstermin vermerkt.

Während der Schwangerschaft sollten Frauen den Mutterpaß möglichst bei sich tragen, da dadurch bei einem Notfall alle wichtigen Daten für eine ärztliche Behandlung zur Verfügung stehen.

Krankenschein und Versicherungsausweis gelten auch für die Untersuchung der Mutter in den ersten Tagen nach der Geburt und für die spätestens sechs bis acht Wochen nach der Geburt notwendige zweite Untersuchung.

Privat krankenversicherte Schwangere haben nach den Tarifbestimmungen ihrer Krankenversicherung ebenfalls Anspruch auf Vorsorgeuntersuchungen, auf medizinische Betreuung und Pflege bei und nach der Entbindung. Am besten ist es, wenn Sie sich bei Ihrer Krankenkasse direkt beraten lassen.

Vorsorge für das Kind
In allen Bundesländern gilt seit 1991 ein einheitliches Vorsorgeprogramm für Kinder bis zum sechsten Lebensjahr. Jedes Kind wird sofort nach der Geburt und dann in festgelegten Abständen bis zum Schulalter ärztlich untersucht, damit Krankheiten und Entwicklungsstörungen früh erkannt und behandelt werden können – oder erst gar nicht entstehen.

Die insgesamt neun Vorsorge- und Früherkennungsuntersuchungen (U1, U2, U3 bis U9) bezahlen die Krankenkassen beziehungsweise das Sozialamt.

In den ersten vier Lebenswochen sind drei Termine (sofort nach der Geburt, 5.-6. Lebenstag, 4.-6. Woche) vorgesehen, da die Säuglingssterblichkeit im ersten Lebensmonat fast ebenso groß ist wie in allen anderen Monaten des ersten Lebensjahres zusammen. Die weiteren Termine sind: U4 = 3.-4. Monat, U5 = 6.-7. Monat, U6 = 10.-12. Monat, U7 = 21.-24. Monat, U8 = 3,5 bis 4 Jahre, U9 = 5 bis 5,5 Jahre.

Nicht nur diese Termine, sondern auch was der Arzt oder die Ärztin prüft, können Sie dem gelben »Untersuchungsheft für Kinder« entnehmen, das man Ihnen nach der Geburt aushändigen wird.

Die Gesundheitsämter unterhalten Mütterberatungsstellen für Kleinkinder. Auch dort können Kinder in den ersten Lebensjahren ärztlich untersucht beziehungsweise geimpft werden. Außerdem erhalten Eltern dort Ratschläge zur Pflege und Ernährung, und es wird die Entwicklung des Kindes beobachtet.

Die Beratungen sind kostenlos. Wann und wo sie stattfinden, erfahren Sie im Gesundheitsamt.

Sozialhilfe
Alleinstehende Mütter ohne Beruf und Mütter, die wegen eines Kindes ihren Beruf nicht ausüben können, erhalten auf Antrag Sozialhilfe. Ausschlaggebend sind die Regelungen im Bundessozialhilfegesetz, das eine monatliche »Hilfe zum Lebensunterhalt« (inklusive besonderer Zahlungen wie Heizkosten, Haushaltsanschaffungen usw.) oder auch »Hilfe in besonderen Lebenslagen« gewährt. Sozialhilfe empfängt nur, wer sich nicht selbst helfen kann und auch von anderen keine Hilfe bekommt. Hilfesuchende werden daher aufgefordert, ihr gesamtes Einkommen und verwertbares Vermögen anzugeben, wenn sie den Antrag stellen. Ob ihm stattgegeben wird, hängt von vielen Einzelpunkten ab. Dazu gibt es eine Broschüre vom Verband Alleinstehender Mütter und Väter (VAMV) mit dem Titel »So schaffe ich es allein«. Das Heft ist kostenlos. Sie erhalten es, wenn Sie der Bestellung einen frankierten, an Sie selbst adressierten Briefumschlag in doppelter Postkartengröße zufügen: VAMV-Bundesgeschäftsstelle, Von Groote-Platz 20, 53173 Bonn.

Wenn eine Schwangere in einer finanziellen Notlage ist, kann sie sich außerdem an die Bundesstiftung »Mutter und Kind – Schutz des ungeborenen Lebens« wenden (Godesberger Allee 140, 53175 Bonn). Deren finanzielle Hilfen, die Frauen die Fortsetzung einer Schwangerschaft erleichtern sollen, werden nicht auf andere Sozialleistungen angerechnet.

Viele Bundesländer bieten noch eigene Formen der Familienhilfe an. Auskunft darüber erteilen Ihnen die örtlichen Beratungsstellen von Pro Familia (Zentrale: Stresemannallee 3, 60596 Frankfurt). Die Adresse des jeweiligen Landesverbandes können Sie dem Telefonbuch entnehmen.

Bildnachweis

S. 3: Elke Brüser
S. 29, 32-36: Anette Berns
S. 51: Ute Voss
S. 81, 100, 109, 203, 240: Anthea Sieveking
S. 96: Michel Keller
S. 105, 171, 179: Hopek Quirin-Harder (Aus »Hebammenkunde«,
    © 1995 Verlag Walter de Gruyter, Berlin)
S. 119: © Eltern / Helmut Rüffler
S. 133, 199: © Eltern / Nomi Baumgartl:
S. 138: Schaubild in Anlehnung an Peter Dunns Artikel
    »The Consequences of the dorsal position« in:
    The Lancet, 18. April 1976
S. 219: Gernot Huber
S. 249: Volker Hinz
Alle übrigen Zeichnungen: Evi Langenfass

Erste Auflage 1996
© Verlag Antje Kunstmann GmbH, München 1996
Satz: Frese, München
Lithos: Reproline, München
Druck und Bindung: Pustet, Regensburg
ISBN 3-88897-165-9